Taschenatlas Myofasziale Triggerpunkte 2/e

肌筋膜触发点治疗图解

第2版

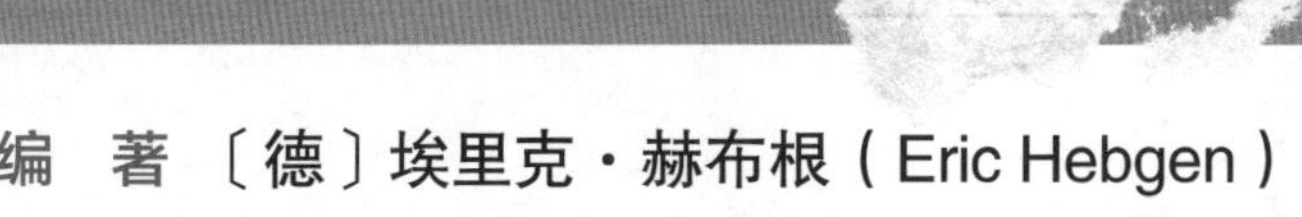

编　著　〔德〕埃里克·赫布根（Eric Hebgen）

主　译　贾延兵　刘四文　刘　浩

北京科学技术出版社

著作权合同登记号　图字：01-2022-5305

图书在版编目（CIP）数据

肌筋膜触发点治疗图解：第2版 / (德) 埃里克·赫布根 (Eric Hebgen) 编著；贾延兵，刘四文，刘浩主译. — 北京：北京科学技术出版社，2024.3

书名原文: Taschenatlas Myofasziale Triggerpunkte, 2/e

ISBN 978-7-5714-3299-7

Ⅰ. ①肌…　Ⅱ. ①埃…　②贾…　③刘…　④刘…　Ⅲ. ①筋膜疾病－治疗－图解　Ⅳ. ①R686.305-64

中国国家版本馆CIP数据核字（2023）第203442号

责任编辑：张真真
责任校对：贾　荣
责任印制：吕　越
封面设计：申　彪
出 版 人：曾庆宇
出版发行：北京科学技术出版社
社　　址：北京西直门南大街16号
邮政编码：100035
电　　话：0086-10-66135495（总编室）　0086-10-66113227（发行部）
网　　址：www.bkydw.cn
印　　刷：三河市华骏印务包装有限公司
开　　本：880 mm × 1230 mm　1/32
字　　数：200千字
印　　张：13
版　　次：2024年3月第1版
印　　次：2024年3月第1次印刷
ISBN 978-7-5714-3299-7

定　　价：128.00元

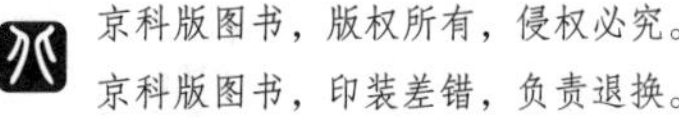

重要提示

像其他任何科学一样，医学也是不断发展的。科学研究和临床经验不断扩展我们的知识，尤其是在治疗方法（包括药物治疗）方面。读者可以信任本书所提及的治疗手法及剂量，编者和出版社均致力于使本书内容与当前的知识水平和学术发展相符合。然而出版社无法对有关剂量的说明和应用方式提供保障。读者应当仔细阅读所用制剂的包装和说明书，如有必要，请咨询专家，以确定其给出的建议剂量或需要遵守的禁忌证的相关信息是否和本书所述有出入。这一点对于应用少见的或新上市的制剂的读者尤为重要。读者遵照本书内容应用的任何制剂或方法所致的相关风险需由读者自行承担。如果发现本书内容有任何不准确之处，请通知出版社。

本书中，受保护的品牌名称（商标）没有特殊的标记，但这并不意味着书中的品牌名称是不受保护的。

书中图片中的人物与疾病无关。

译者名单

主　译

贾延兵　山东第二医科大学

刘四文　广东省工伤康复医院

刘　浩　山东第二医科大学

副主译

王　杨　广东省工伤康复医院

郜志英　德国柏林工伤急救医院

BG Unfallbehandlungsstelle Berlin (UBS)

译　者

邓小倩　广东省工伤康复医院

毛宇宸　宜兴九如城康复医院

王　杨　广东省工伤康复医院

刘四文　广东省工伤康复医院

刘　浩　山东第二医科大学

汪　纯　邳州市中医院

吴金花　广东省工伤康复医院

张春花　广东省工伤康复医院

郜志英　德国柏林工伤急救医院

BG Unfallbehandlungsstelle Berlin (UBS)

贾延兵　山东第二医科大学

译者前言

在治疗患者疼痛的临床实践中，有关肌筋膜触发点的治疗技术已被广泛应用，其操作简单、疗效确切，但方便快速查找的基于手法治疗准确定位的参考图书尚较为少见。由德国物理治疗师 Eric Hebgen 编著的 *Taschenatlas Myofasziale Triggerpunkte—Schmerzguide für Osteopathen und Manualtherapeuten, 2e* 一书则帮从业者解决了这一问题。

初次接触到此书，我们就被其丰富的图片所吸引。全书共用 282 幅精美插图（其中实际操作部分使用真人演示），结合本书最后一章的解剖图例中触发点的细致标注，使得全书便于读者快速理解并准确找到触发点的位置以进行治疗干预。本书的第一部分简要介绍了肌筋膜触发点的分类、病理生理学知识，以及触发点的诊断、治疗和相应的治疗技术指导等方面的基础知识，图文结合、简明扼要，便于读者对肌筋膜触发点的理论和操作基础进行学习掌握。作为本书重点的第二部分，利用 7 个章节，将身体分为 7 大疼痛区域，分别从各疼痛分布区域的肌肉入手，图文并茂地进行详细介绍，这一部分内容包括肌肉的基础解剖部分（肌肉的起止点、功能与神经支配）、触发点放射痛分布与定位，以及触发点治疗的具体应用（病史、检查操作、鉴别诊断、内脏关联情况和治疗操作等）；

其中每块肌肉的触发点都能在最后一章的解剖图例中找到其解剖定位。更为难得的是，本书无论是展示触发点和放射痛，还是实际治疗的操作，均采用真人示图，为广大的整骨和手法治疗师提供了很直接的视觉参考，同时对操作体位的详细描述也大大提高了本书的可读性以及读者学习与掌握的方便性。尤其在肌骨康复的临床实践中，治疗师可以根据患者症状分布，参照本书对与症状有关的每组肌肉进行检查评估，并实施相应的手法治疗。因此，本书是一本非常不错的技术应用参考书，值得广大疼痛治疗相关从业人员阅读和学习。

值得一提的是，本书的译者团队是由有着德国访学 / 工作经历或德语学习背景，并具有丰富疼痛治疗临床经验的治疗师组成。他们丰富的经验为本书的翻译打下了坚实的基础。自本书翻译工作启动以来，在各位译者的共同努力下，我们组织并完成了初译、互审、副主译审稿、主译审稿等多个环节，并经北京科学技术出版社多次编辑校对，力求精准译出原作者的专业思想和专业内容。但由于中德文化差异以及临床实践上的不同，存在一些不准确之处也在所难免，敬请广大读者和同仁不吝批评指正。

贾延兵　刘四文　刘　浩

2023 年 3 月

原书第 1 版前言

我没有亲眼见过我的曾祖父母，他们出生于 19 世纪后期。那时，人类发明了永远改变世界的革命性的东西，最值得一提的是电话、汽车。人们对其中一些事物很快就接受了，而对另一些事物则仍持怀疑态度。再往后，我父母那一代人和我们这代人都会认为这些 19 世纪后期的新发明已经理所当然地成为日常生活中不可或缺的一部分。技术革命还在继续发生，你我必须坦然"应对"，特别是互联网大幅加速并改变了我们的日常生活。我们有时甚至会感慨：互联网到来之前人们是怎样生活的?!

如今信息遍地可得，其传播速度如闪电一般。无论是在工作中还是在私人场合，都需要概括性的、结构化的知识，这就是当今人们的学习方式和每天使用信息的方式。遗憾的是，在这一过程中人们可能失去了对某个主题的深入研究。这种方式可能会使人们错过那些无法通过快速检索而获得的信息。也许有人会拒绝这种新的信息处理方式——就像我们的曾祖父母和祖父母可能拒绝他们那个时代的新鲜事物一样。我的祖父曾经说过："我不理解现在的年轻人了，但你们会理解的。"那时他已经 80 多岁了，我觉得这是一种很好的对待生活的态度。

呈现在您手上的这本《肌筋膜触发点治疗图解》对相关信息做了整合归纳以便读者可以快速查找，旨在提供可以应用于临床实践的治疗参考。本书包含了我从业 17 年以来使用触发点疗法的实践经验。希望读者不仅将本书用于参考学习，还可以从中获得启发，带着好奇心和您自己的创造力去寻求治疗患者的最佳方法。

祝您阅读愉快！

埃里克·赫布根

2012 年 8 月

目录

第一部分　理论

第二部分 各部位的触发点

第三部分　附录

第一部分
理论

1 触发点的定义

触发点是指在高张力的骨骼肌或肌筋膜中条索状的高度易激惹区域。触诊时，触发点处的疼痛可导致触发点特异性的放射痛、肌紧张（亦出现于其他肌肉中）及自主神经反应 。

触发点亦可见于其他组织（如皮肤、脂肪组织、肌腱、韧带、关节囊或者骨膜）中，但这些组织中的触发点不像存在于肌筋膜中的触发点那样始终处于同一位置而稳定不变，此外它们也不会产生放射痛 。

2 触发点的分类

2.1 活跃的触发点和潜在的触发点

活跃的触发点和潜在的触发点之间是有区别的。活跃的触发点无论是在肌肉活动状态下还是在肌肉静息状态下均可导致疼痛；而潜在的触发点虽然与活跃的触发点具有相同的诊断特征（见下文），但只有在按压触诊时才会产生疼痛 。

当触发点的维系因素消失或者肌肉在日常活动中得到有效拉伸之后，活跃的触发点可转变为潜在的触发点。

反之，潜在的触发点亦可在肌肉中沉寂数年之后转变为活跃的触发点。促使这种转变发生的因素比较多，如对肌肉的过度拉伸或者过度使用，即广义上的肌肉超负荷功能障碍。

2.2 症状

具有如下症状提示存在活跃的触发点或者潜在的触发点。

- 受累肌肉被延长（拉伸）及短缩时存在主动和（或）被动活动受限，有明显的僵硬感。
- 受累肌肉无力。
- 每块肌肉有特定的放射性疼痛模式。对于活跃的触发点，放射性疼痛发生于活动时、静息时和触发点被触诊时；潜在的触发点只有在诊断性触诊时才会出现这种典型的疼痛模式。

长时间休息或不活动会使肌肉的僵硬和无力更加明显，典型的例子是晨僵或者久坐之后肌肉启动时会疼痛。

症状的严重程度和活跃触发点对触诊的敏感性可在数小时之内和每天发生变化，部分活跃触发点的症状有时持续很久，比触发因素的存在时长还要长。

触发点可能引起的其他症状如下。

- 疼痛辐射区域的自主神经反应，例如局部血管收缩、出汗、流泪、鼻腔黏液分泌增加及立毛肌运动神经反射增强（起“鸡皮疙瘩”）。
- 深感觉障碍。
- 平衡失调和头晕。
- 运动神经元功能改变，应激性增强。
- 肌肉协调性变差。

2.3　促进因素

触发点的激发因素如下。

- 急性肌肉超负荷。
- 肌肉过劳引起的慢性超负荷。
- 直接创伤。
- 肌肉“过冷”（活动肌肉之前没有热身）。
- 其他触发点。
- 内脏疾病。
- 关节炎性病变。
- 节段反射性功能紊乱（见“8　诱发性节段”）。
- 负面压力（焦虑）。

3 触发点的病理生理学

3.1 触发点的局部张力增高及其疼痛辐射

触发点局部张力增高归因于Ⅲ类和Ⅳ类神经纤维的敏感性增高。这些神经以游离神经末梢的形式在肌肉中形成伤害性感受器。当这些神经纤维变得对刺激更为敏感时，即便是很小的刺激（这里是指疼痛刺激），也会引起身体的剧烈反应。这些反应可能表现为更强烈的痛觉或者更明显的自主神经反应。概括来说，伤害性感受器受到刺激产生的强烈反应可通过传入神经纤维、神经中枢和传出神经纤维引起应答反应，而正常情况下并不会产生这种应答。这些现象的信息加工发生在节段性的脊髓平面上。

引起Ⅲ类和Ⅳ类神经纤维敏感性增高的物质有缓激肽、5-羟色胺、前列腺素或组胺。由Ⅲ类和Ⅳ类伤害性感受器神经纤维传入的冲动，也会导致大脑“错误理解”这些冲动，并以辐射性疼痛和张力增高来应答。相关机制如下。

3.2 聚合投射

脊髓中存在着两种不同的回路，在那里传入神经元切换到传出神经元（图 3.1）。

- 来自皮肤、肌肉或者内脏器官的传入性伤害性感受冲动在脊髓中被切换到负责两种传入神经的中间神经元，然后该神经元被切换到传出神经以对刺激做出应答。

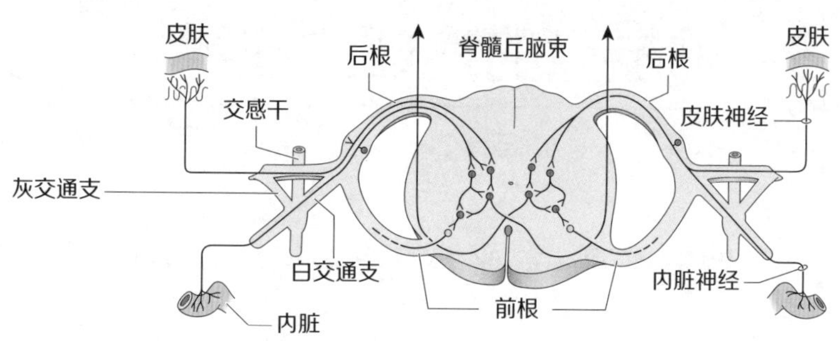

图 3.1　牵涉痛的产生路径（Schmidt u. Lang 2011）

- 在刺激传导到传出神经之前，皮肤、肌肉和内脏的传入神经有共同的终端路径。

传入神经的信息不仅会被传导至传出神经纤维以对刺激做出应答，也会经由脊髓丘脑束被传到中枢神经系统。传入的刺激冲动到达中枢神经系统，中枢神经系统却无法区分在脊髓节段的两种刺激加工模式，无法分辨伤害性感受冲动是来自皮肤、肌肉还是来自内脏器官。由于人体或者中枢神经系统在生命的进程中习得了伤害性感受，即对身体的伤害性刺激一般来自外界，因此它们被解释为来自皮肤或肌肉：通过脊髓丘脑束传导的疼痛刺激也被有意识地感受为相应脊髓节段皮区的辐射性疼痛。

来自触发点的传入冲动会被中枢神经系统按照与来自内脏的伤害性感受相类似的方式处理：疼痛在皮肤中被感知到，即对应相关脊髓节段支配的皮节区域。

3.3　聚合易化

许多传入神经都具有一种潜在基础活性。可以说，它们会产生一种基础干扰，一种不是来自外部（或内部）刺激的活性冲动，但可以从神经生理学角度解释为由离子通道变化导致的刺激阈值降低，这使得动作电位更容易被触发。这可以被看作是对伤害性感受刺激的保护机制，使其能够更快地被识别和应答。

如果某一皮节区域的这种潜在基础活性被来自内部器官或触发点的传入性伤害性感受刺激系列所强化（聚合易化），并且由脊髓丘脑束的神经元传导到中枢神经系统（见“3.2　聚合投射”），则皮区会感觉到更强烈的疼痛。

3.4　轴突分支

传入神经的树突可以分出不同的分支，使身体的不同部位能够通过神经来传递感觉，但也可能导致中枢神经系统对传入刺激冲动的误解：无法从轴丘以下对身体的单个区域进行分辨。由此，疼痛将会被感知为来自神经元所在的整个神经支配区域。

3.5　交感神经

交感神经有可能通过释放一些物质共同作用于辐射性的疼痛，这些物质可以提高疼痛区域传入性伤害性感受的致敏性并降低其刺激阈值。也可以想象，因为交感神经的影响，疼痛区域的传入神经的血液供应减少。

3.6　代谢失常

触发点区域是以代谢功能失常为特征的肌肉区域。由于同时缺乏氧气和能量，那里有更高的能量需求。这一情况的出现可能是由于该区域的血液循环减少，并由此形成恶性循环，最终导致缺少能量供应的肌肉区域发展为触发点。同样由于代谢失常，已经存在的触发点也得以维持。

3.7 肌肉牵伸对肌肉代谢的影响

肌肉由横纹肌细胞或肌纤维组成的肌纤维束构成。单根肌纤维通常含有大约 1000 个肌原纤维，每个肌原纤维都被一种囊状结构的肌浆网所包裹。如果收缩的肌节被牵伸到最大长度，这会对肌肉有直接的影响（图 3.2）：一方面 ，三磷酸腺苷（ATP）的消耗减少，代谢正常化；另一方面，肌肉张力降低。

图片说明。局部放大图（图 3.2）：三磷酸腺苷（ATP）和游离钙（Ca^{2+}）激活肌球蛋白桥（横桥），从而使其拉动肌动蛋白丝。这种拉力使 Z 线相互靠近并缩短肌节（即收缩单位），从而使肌肉短缩。在 Z 线两侧不包含肌球蛋白丝的肌动蛋白丝部分，形成 I 带。A 带对应于肌球蛋白丝的长度。如果只有 A 带而没有 I 带，则为最大限度的短缩。

如果肌肉中的代谢失常使一些物质（如前列腺素）被释放，这些物质能启动各种与触发点相关的病理机制，随着代谢恢复到正常范围，这些物质的浓度会再次降低。还有观点认为，传入性伤害性感觉神经纤维的兴奋性可以通过平衡新陈代谢回归正常。

3.8 高张力可触及的肌肉条索

高张力可触及的肌肉条索是位于触发点周围 1~4 mm 厚的索状肌肉段，触诊时明显比周围组织更硬实。肌肉条索以其感觉过

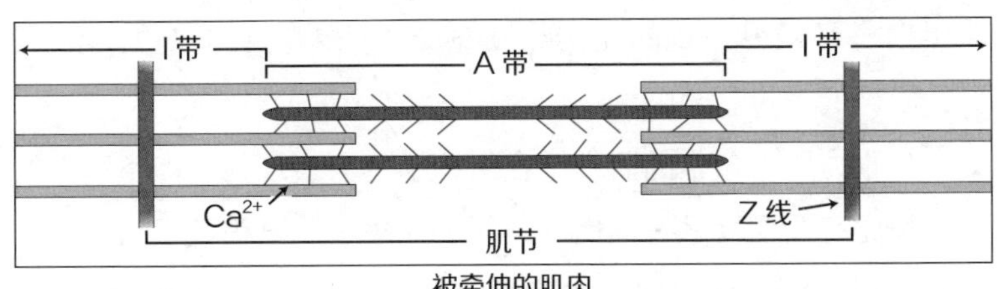

被牵伸的肌肉

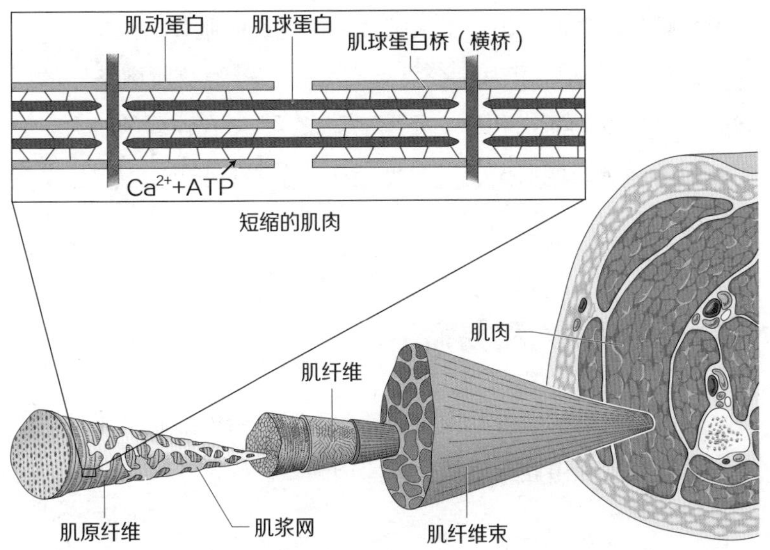

图 3.2　正常骨骼肌的结构和收缩机制（Travell J. Simon 1983）

敏的特性甚至显著的疼痛令人印象深刻。当条索中的肌纤维刚刚被拉伸，而位于肌肉条索外的纤维处于松弛状态时，这些高张力的肌肉条索最容易被触诊到。

通过拉伸或强力收缩肌肉条索，或者通过压迫肌肉条索内的触发点可以引起局部疼痛，并且这种疼痛的产生具有一定的潜伏期，也可以引起辐射性疼痛。

正常肌肉中的肌纤维具有相同长度的肌节。肌节以可允许最大肌力发挥的长度进行排列。为了实现这一点，肌动蛋白丝和肌球蛋白丝必须以一定的比例相互重叠。如果它们重叠太多或太少，肌肉的力量就会降低。

高张力肌肉条索的肌纤维在组织学上可表现为肌肉条索内的肌节长度有改变。触发点周围的肌节缩短，肌电描记显示此处没有肌电活动——它们处于收缩状态（图 3.3）。而作为代偿，在靠近肌腱过渡处的肌肉条索末端存在被拉长的肌节。

这种特性解释了为什么具有高张力、可触及肌肉条索的肌肉既具有较低的肌肉弹性（收缩的肌节），又有较弱的肌力（存在缩短的和延长的肌节，其长度处于肌节最佳长度之外），见图 3.4。

3.9 肌肉无力和易疲劳

存在触发点的患者出现肌肉无力和易疲劳的症状可能是由于血液循环减少和由此产生的受累肌肉缺氧。

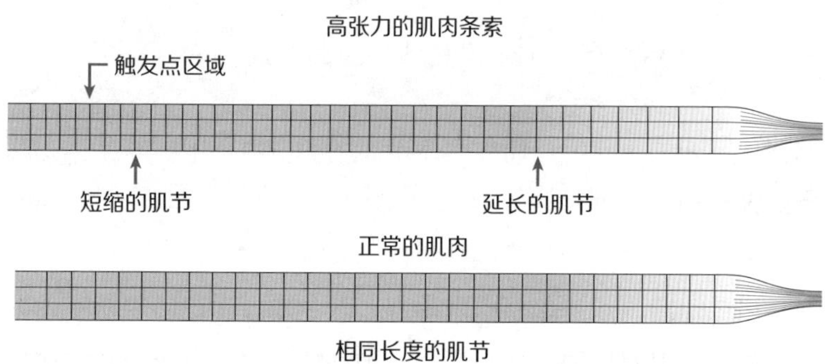

图 3.3　正常肌肉中相同长度的肌节与触发点区域不同长度的肌节的比较。触发点区域短缩的肌节会增加高张力肌肉条索区域的张力并降低该肌肉的弹性（Simons 1987）

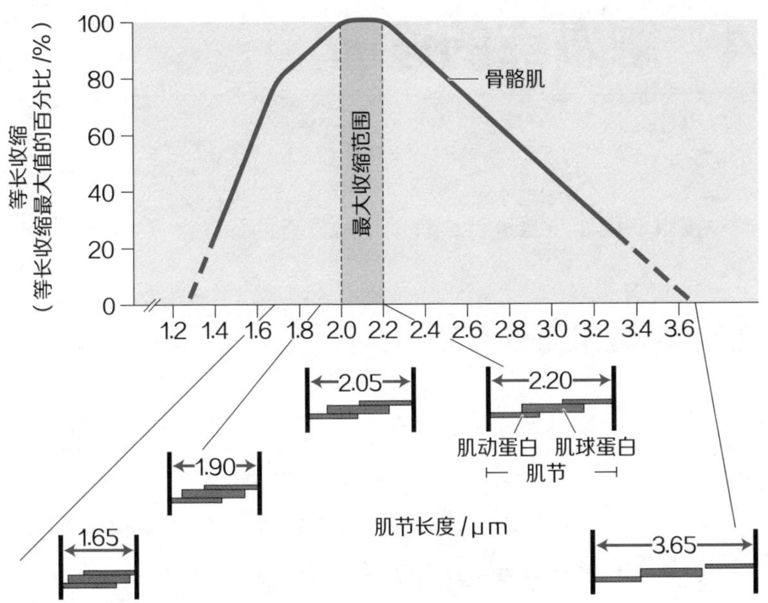

图 3.4 等长肌肉收缩与肌节长度相关性（Silbernagl 2007）

4 触发点的诊断

按以下操作步骤进行，有助于触发点的诊断。

4.1 准确采集既往史

为了对引起当前症状、存在触发点的肌肉进行识别，准确的既往史问诊是非常必要的。问诊内容如下。

- 是否因创伤出现不适？例如在疼痛开始出现的那段时间，是否有过度劳累？或者是否由跌倒导致不适？
- 在哪个体位下或在做哪个动作时第一次出现疼痛？
- 是否有节段性功能障碍（如关节卡顿或椎间盘突出）诱发了整个节段的相关症状？
- 是否存在内脏功能障碍，通过内脏－躯体反射引起相应节段同一神经支配的肌肉的张力增高，从而促使触发点形成？

4.2 记录疼痛模式

把疼痛模式标记到体图上有助于辨别每块肌肉所特有的疼痛模式，且应根据患者病史和表现对疼痛模式进行区分。疼痛模式重叠出现的情况并不少见，对此要尝试回答以下问题。

- 尽管有重叠出现的疼痛模式，能否明确疼痛产生的顺序？能区分肌肉所在的特定区域吗？

- 重叠的疼痛模式有什么共同点吗？例如由相同节段的神经支配提示内脏或结构性神经系统功能回路存在功能障碍。

触发点产生的疼痛（以及张力增高）通常会在和触发点有一定距离的部位被投射和感知。还应注意的是，症状体图会根据诱发疼痛的姿势或肌肉活动而存在很大差异。因此，不适症状在一天之内或每天都可能有很大变化。

如果疼痛不仅在活动时存在，在静止状态时也存在，这表明触发点造成的损害更大。

除了疼痛之外，触发点还可以在肌肉特定部位的皮肤区域引起浅感觉和深感觉的不适，该区域也会出现伴随的自主神经症状。例如，在刺激触发点时，血管的舒缩活动增加、肤色苍白，以及刺激触发点之后反射性地局部充血、起"鸡皮疙瘩"和眼泪及鼻腔分泌物增多 。

4.3 在活动中检查肌肉

对事先确定的肌肉要在活动中进行检查。要注意在整个主动活动路径中引起疼痛的姿势和（或）活动范围。同样也要对肌肉进行到最大拉伸位置的被动和主动检查。既要注意触发点区域的局部疼痛，也要注意辐射性疼痛模式。

当存在触发点时，可能会出现以下检查结果。

- 在主动抗阻测试中，受累肌肉的最大肌力会减弱，但不会出现肌肉萎缩。
- 当肌肉进行等长收缩或离心性收缩时，典型的疼痛模式会出现或加剧。

- 主动和被动拉伸也能引起辐射性疼痛。
- 在主动和被动拉伸时，肌肉的延展性会受限。

4.4 寻找触发点

在各个已经确认的肌肉中寻找触发点（图 4.1）。检查应在中立位下进行，既不靠近也不牵拉无关肌肉。用指尖在浅表肌肉垂直于纵轴触诊组织（平面触诊）。如果遇到紧张度明显增高的带状区域，那就找到了包含触发点的高张力肌肉条索，在肌肉条索中找到的最敏感的点就是触发点。按压触发点可引起明显的局部疼痛，持续按压可诱发辐射性疼痛。局部疼痛可能非常剧烈、尖锐，患者可能会自发性地出现"跳跃征"的反应：他会吓一跳，大声喊"疼"或者从治疗师那里抽出被检查的部位。

a ~ c. 横截面图显示高张力肌纤维束（黑色环）及其触发点的平面触诊。平面触诊适用于仅能从一侧触及的肌肉，如冈下肌。a. 在触诊开始时，皮肤被推开；b. 指尖滑过肌纤维。高张力肌纤维束可以通过其索状结构被识别；c. 随后将皮肤推到另一侧。如果用更快的速度完成相同的动作，则该触诊手法被称为快速触诊。d ~ f. 横截面图显示触发点所在的高张力肌纤维束（黑色环）的钳捏式触诊。钳捏触诊适用于可以用手指抓住的肌肉，例如胸锁乳突肌、胸小肌和背阔肌。d. 拇指和其他手指钳捏住肌纤维。e. 当高张力肌纤维束在指间被滚动的时候，能明显感觉到它们的硬度。通过改变手指末端的角度和位置使其晃动，可以更好地进行识别。f. 当高张力的肌纤维束从指尖滑脱时，会更明显地感受到其紧张的边缘。常常同时会发生局部抽搐反应。

对于更深层的肌肉，其上方覆盖的组织结构使得高张力肌肉

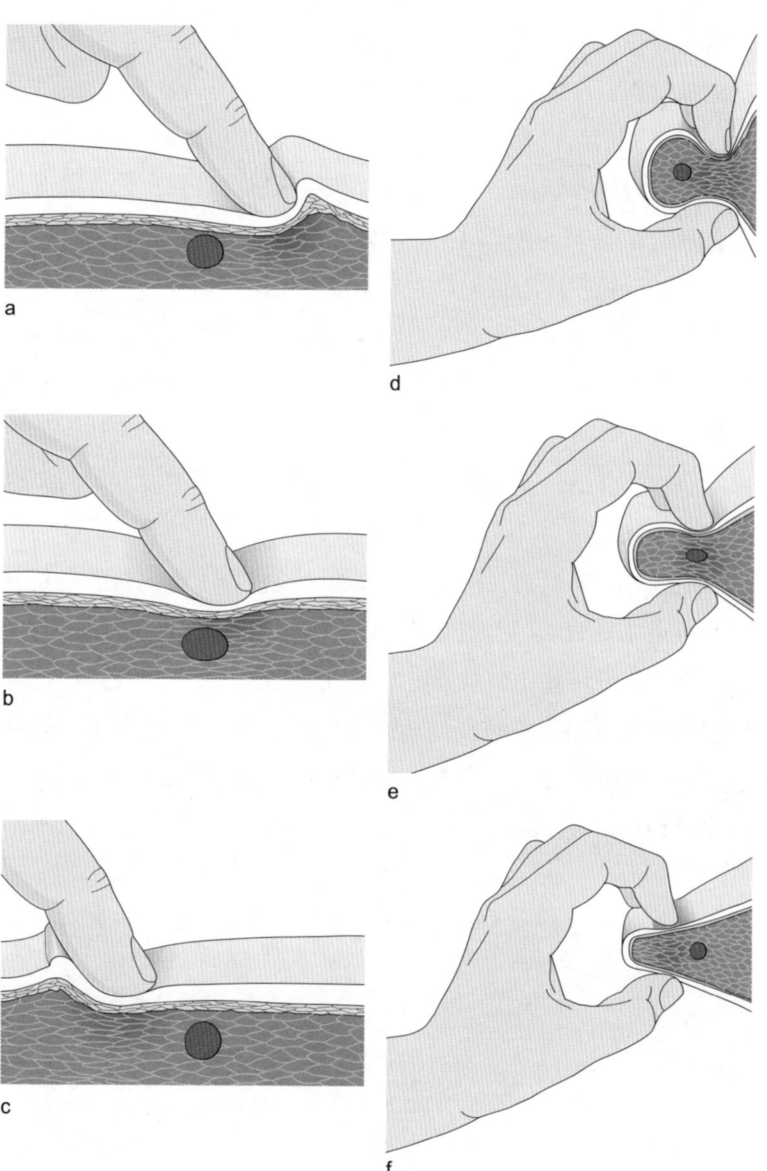

图 4.1 寻找触发点（Travell J, Simons 1983）

条索的寻找变得很困难或者不可能。在此，为了在深层组织中寻找到触发点，可以直接采用按压触诊。

对于能用两根手指抓住的肌肉（例如斜方肌），钳捏法很有帮助：在拇指和示指之间来回滚动肌腹区域以寻找高张力肌肉条索，然后在肌肉条索内用相同的钳捏法找到触发点。

在触诊触发点附近的肌肉条索或者直接触诊触发点时，经常会观察到肌肉条索的肌纤维有短暂收缩。治疗师可以看到或感受到这种肌肉抽搐反应。肌肉的这种局部收缩在进行横跨肌肉条索纵轴的触诊时特别明显：就像拨动吉他弦，让肌肉条索像吉他弦一样在被拨弹后快速回弹。这种局部抽搐反应是触发点的特征性表现（图 4.2）。

a. 触诊被柔软的、松弛的肌纤维（波浪线）包围着的高张力肌纤维束（直线）。黑点的密度表示高张力肌纤维束对压力的敏感程度。肌纤维束中的触发点对压力最敏感。b. 在触发点的位置的肌纤维束在指尖下被快速地滚动（快速触诊），这种手法通常会引发局部抽搐反应，最明显的表现为触发点和肌肉附着点之间的皮肤颤动。

为了最终确定触发点的位置，要反复触诊：活跃的触发点会出现一致的结果。

! 注意：必须将源自肌肉的疼痛和以下原因所致的疼痛区分开。

- 神经性的。
- 风湿性的。
- 肿瘤性的。

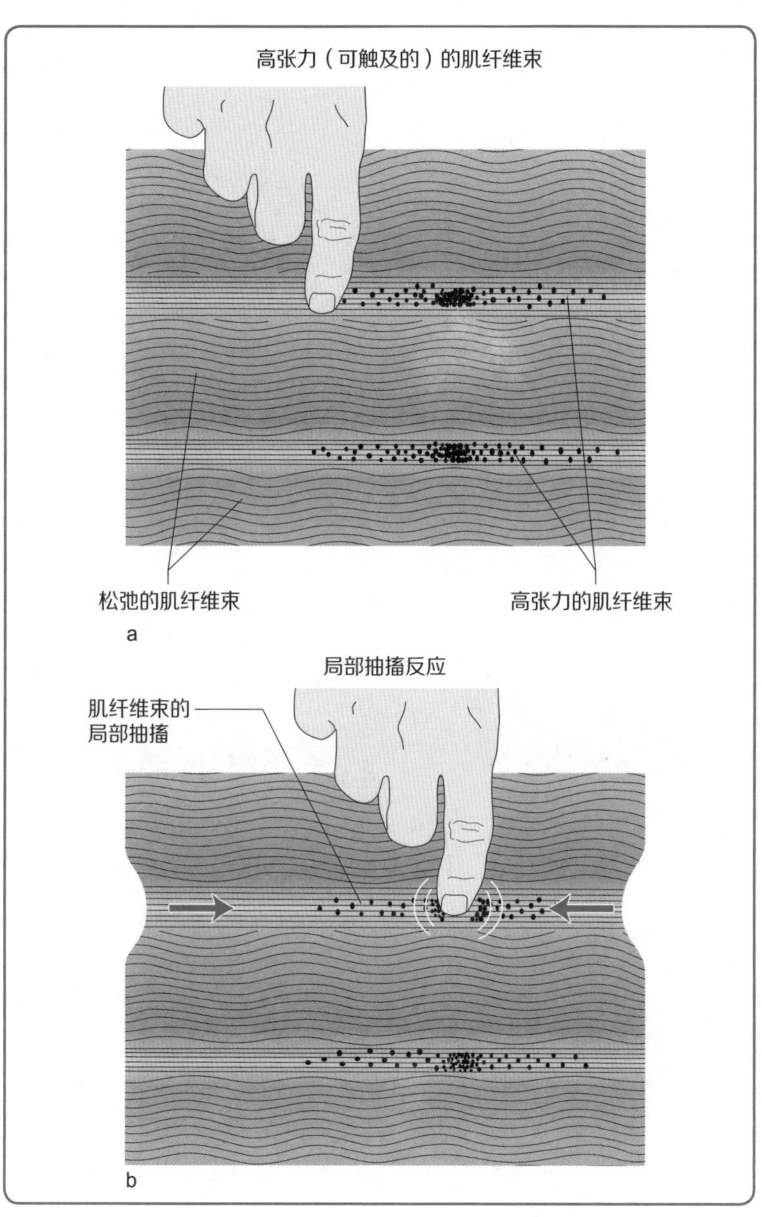

图 4.2　高张力肌纤维束、肌筋膜触发点和出现局部抽搐反应的肌肉的纵切剖面图（Travell J, Simons 1999）

- 精神性的。
- 炎症性的。
- 血管性的。

在典型的情况下，肌肉引起的疼痛会随受累肌肉的活动或超负荷姿势的激活而出现和消失。

5 触发点的治疗

除了需要掌握用于治疗触发点的各种技术之外，治疗过程中有两点非常重要。

（1）虽然治疗效果是立竿见影的，但维系触发点产生的那些因素会在短时间内、有规律地重新激活触发点，引起不适感。因此，消除这些因素与治疗肌肉是同等重要的。

（2）患者应参与到治疗中。这关乎他的身体健康，所以他也必须参与其中。因此，除了对受累的肌肉或者肌群进行自我拉伸外，也要时刻避免超负荷的姿势和活动。

5.1 牵伸－喷雾技术

该技术的目的是通过把肌肉拉伸到最大的牵伸位置而使触发点失活，使其不会引起反射性的反张力和显著的疼痛。

5.1.1 冷却喷雾的应用

应用冷却喷雾（冷喷）时，以平行的方式将其喷洒在皮肤上（即待治疗肌肉对应的体表）。它不应该出现结冰现象。喷雾仅用于刺激皮肤，以产生一个“转移注意力的”传入刺激冲动，在脊髓水平阻止要治疗的肌肉产生反射性的高张力 / 痉挛。

喷雾的喷出速度为 10 cm/s，从距离约 45 cm、角度为 30° 的地方喷至整块肌肉表面，存在辐射性疼痛的区域也要喷到。对四肢部位从近端到远端喷，对躯干从颅侧到尾侧喷。

5.1.2 被动牵伸

喷涂 2～3 次后，开始被动拉伸肌肉。缓慢地拉伸，期间注意观察肌张力阻力，使肌肉达到其最大长度。在拉伸阶段继续使用喷雾。

喷雾会引起反射性的张力降低，使拉伸能在无痛状况下顺利完成。为了进一步促进反射性放松，可在拉伸阶段让患者缓慢呼气并向下看。

5.1.3 主动牵伸

经过被动牵伸－喷雾技术达到的活动范围，应当通过主动练习来维持。

要再一次重点强调的是：冷喷是一种脊髓水平的“分散注意力”的刺激手段，拉伸才是治疗。

5.2 等长收缩后放松 / 肌肉能量技术 / 肌筋膜松解

将待治疗的肌肉置于拉伸位，直到张力阻止进一步的拉伸为止。

要求患者对抗治疗师的阻力进行抗阻收缩。治疗师在肌肉缩短的方向上给予三维阻力（大约是最大力量的 25%），不允许产生肌肉运动（等长收缩）。该抗阻活动持续 3～7 s。

然后让患者放松，治疗师把肌肉进一步被动拉伸到新的受阻点。在那里重复这一过程。肌肉达到正常长度后，要进行新获得的主动活动范围的训练。

这种技术在放松阶段也可以通过缓慢呼气和看向地面以增强效果。

5.3 缺血性压迫/手法抑制

该技术是用手法对触发点施加压力。由此出现的疼痛必须是可耐受的，并作为诊断参考。按压一段时间（15 ~ 60 s）后疼痛消失时，增加压力到下一个疼痛阈，重复按压直到触发点不再疼痛。

之后进行新获得的主动活动范围的训练。

5.4 深层摩擦按摩

用手法横向拉伸具有触发点的高张力肌肉条索。沿着整条肌肉条索以恒定的速度进行治疗。开始时这种技术会引起疼痛，这种疼痛必须是可以耐受的。要持续拉伸直到疼痛消失（拉伸 2 ~ 3 分钟）。然后患者要进行新获得的主动活动范围的训练。

6 肌肉治疗技术指导

本书有意义且非常实用的地方在于阐述了肌肉牵伸的技术，以及配以插图用于展示触发点的治疗。牵伸本来就是治疗，这是我们应该时刻牢记的。下述的牵伸方法在实践中疗效显著。在描述这些技术之前，重要的是对肌肉牵伸进行一些基本阐述。

6.1 牵伸是如何起作用的?

当我们牵伸肌肉时，不论是在自己身上还是在患者身上进行治疗性牵伸，都会产生牵伸痛。大家都知道它是什么感觉。一段时间后，这种疼痛会消退，如果拉伸时间足够长，它会完全消失。诸多因素在疼痛消失过程中发挥着作用。

6.1.1 肌肉结构的改变

长时间持续和反复的拉伸会导致肌节的微结构产生变化：肌节增加。肌节排列成行，这可以增加肌肉的长度。

长时间短缩的肌肉，其肌肉内的结缔组织（肌外膜、肌束膜、肌内膜、肌联蛋白）也会发生变化。这些结缔组织适应了短缩的状态，并且能显著地对抗肌肉的延长。只有坚持持久和重复数周的牵伸（包括自我拉伸），才能改变肌肉结缔组织的结构：结缔组织/筋膜成分变长，病理性交联松动，从而肌肉被拉长，也只有这样才能有效地拉长肌肉。如果忽略了对结缔组织的牵伸而只专注于对肌纤维的牵伸，肌肉将无法显示出它充分的延展性。这会为出现新的触发点埋下伏笔。

6.1.2　牵伸的反射性效应

肌动蛋白丝和肌球蛋白丝在短缩的肌节中相互连接并固定在肌节短缩的位置。它们的连接也会抵抗牵伸。肌梭和高尔基腱器作为神经肌肉反射的肌肉张力调节器，它们被拉伸会导致肌动蛋白－肌球蛋白连接松动并释放肌节以进行拉伸。这种效果可以通过等长收缩后放松或拮抗抑制来增强。拉伸效果出现得很快，因此可以很快察觉到拉伸成功。然而，作为保护肌肉免受损伤机制的这种抑制不应该掩盖这样一个事实，即这只是有效肌肉拉伸的一个开始，这种效果不会改变触发点和其他短缩肌节的微观结构。

6.1.3　习惯效应－心理因素

不可否认，人们会习惯疼痛。作为避免我们免受过度刺激的保护机制，这对于所有没有威胁的刺激都是有意义的。正因为如此，可以将牵伸痛的缓解归因于习惯效应。如果在那一刻停止牵伸，那么关键的、改变微观结构的牵伸就无法达到效果。

6.2　肌肉牵伸的原则

实施有效的牵伸至关重要的是，通过神经肌肉牵伸技术，充分利用肌节的反射性放松，并结合使用持续的静态牵伸来改变肌节和结缔组织的微观结构。以下介绍的是本书的肌肉牵伸原则。

- 起始体位　在所有的运动平面，被牵伸的肌肉都要处于最大限度的牵伸位置（肌肉阻滞点）。这是当前能达到的延展长度，由此可见，这考虑到了肌肉被缩短的事实（当前治疗位置）。如果恰好在此处出现牵伸痛，就意味着找到了这个位置。

- 神经肌肉牵伸技术　可以利用等长收缩后放松（PIR，见第 20 页）原则或拮抗抑制技术进行。为此拮抗肌要在三维空间上逆着被牵伸肌肉收缩的方向收缩 3 ~ 7 s。收缩应为中等强度。然后把被牵伸的肌肉移动至下一个肌肉阻滞点，也就是当前新的治疗位置。重复该操作，直到神经肌肉牵伸技术不再能继续减轻疼痛为止。
- 静态牵伸　在神经肌肉牵伸技术之后需要被动牵伸来维持达到的位置。此时允许而且应该会产生轻微的牵伸痛。为了产生足够大的刺激以改变肌节和肌肉结缔组织的结构，这些疼痛是必不可少的。牵伸应保持 10 s 以上。实践证明，持续 30 ~ 120 s 的牵伸是非常有效的。
- 反复牵伸数周至数月　肌肉组织结构的改变需要时间。肌节的“生长”相对较快（大约 2 周内），但结缔组织的变化可能需要几个月的时间。因此，应鼓励患者进行自我训练。为此，可以将所述的治疗性牵伸转变成自我牵伸或向患者推荐其他拉伸技术（如瑜伽）。

7 触发点的维系因素

如果触发点的维系因素持续存在，则意味着实施治疗只能暂时地缓解症状。只有识别和消除这些因素，才能实现永久的免于痛苦。

跌倒或突发的肌肉超负荷会导致触发点产生。如果这个触发点在创伤后迅速得到消除，则肌肉很快就会恢复原状。这样的治疗效果通常可以在竞技运动员中观察到，因为专业运动员处于不断的治疗监控之下。

但是，如果在创伤后没有立即治疗，身体就会有时间形成保护性姿势和规避动作，以保护受伤肌肉免受进一步的超负荷。这些规避机制反过来又会导致其他韧带、关节等超负荷，引发新的不适。原本的创伤则退居次要位置，保护链中最薄弱的部分会呈现出来。如果在临床检查中没有关注创伤后启动的保护机制，只是发现原始触发点并进行治疗，则治疗的效果既不会持久也不会令人满意。

以下列出了一些（不是所有）触发点的维系因素。

7.1 力学因素

- 长短腿。
- 坐位和站立时的不良姿势（如形成剪切力的某些姿势）。
- 脊柱弯曲。
- 斜颈。

- 翼状肩胛。
- 骨盆倾斜（髂骨或骶骨功能障碍）。
- 尾骨畸形。
- 臂长差异。

7.2 全身性因素

可以将全身性因素理解为对肌肉能量平衡有破坏性影响的任何因素。肌肉的能量供应减少会促使触发点的产生和维持。

此类全身性因素列举如下。

- B 族维生素缺乏。
- 电解质（例如钙、铜、镁、铁）紊乱。
- 痛风。
- 贫血。
- 低血糖。
- 慢性感染。
- 免疫系统较弱。
- 精神压力。

8　诱发性节段

脊髓节段的神经支配是多方面的。躯体神经系统和自主神经系统以此为起点。一方面传入神经纤维通过后角进入脊髓，另一方面传出神经纤维通过前角离开脊髓节段。在这两者之间，这两种特性的神经之间大量的相互连接发生在脊髓本身。通过将传入的刺激冲动传导至中间神经元，原始的神经冲动就会出现各种被调节的可能性：刺激可以被强化，也可以被抑制。导致这种情况的作用机制部分发生在脊髓节段水平，但也有来自颅脑中枢（如锥体外系）的促进性或抑制性影响的作用。

如果仔细观察一下传入神经，可以将不同的脊髓节段进行划分。人们可以在骨节中找到传入神经。这里指的不仅是骨骼的神经，还包括关节（包括软骨）、关节囊、筋膜、滑膜和韧带的神经。深感觉和对疼痛的感知是由这些骨节神经元负责的。

同样，肌肉也受节段性神经支配，由此存在不同的肌节。肌肉及其相关的纤维和肌腱传感器也提供关于深感觉和疼痛的信息。

一个皮肤区域仅由一段脊髓节段支配，由此存在不同的皮节。浅感觉信息在这里被获取和传入。

最后一种节段性的神经支配区域是内脏节。关于疼痛或一般有害物质的传入信息由此被传递给脊髓。

适用于传入神经的原则也同样适用于传出神经。每个神经支配区域最终也由脊髓传出神经所控制，由此得以在皮肤、内脏或骨骼肌中对筋膜或肌肉进行运动控制 。

可以说，所有这些都是脊髓节段的“硬件”。“软件”是我们所理解的诱发性节段。传入的刺激冲动在脊髓水平上已经被广泛地处理和调节，并通过传出冲动应答。在此情况下，处理该节段所有的神经支配区域以及传出应答同样很复杂。

举例：一个人患有十二指肠溃疡，有关黏膜损伤的信息通过内脏传入神经传递至脊髓。那么这个信息将引起整个节段来应答。内脏节可以做出反应：平滑肌张力变高，肠壁发生痉挛。通过脊髓连接，皮节还可以得到应答：相应节段的腹部皮肤区域可能出现感觉过敏、循环改变（皮肤苍白或发红）或立毛肌运动神经活跃。骨节对受损区域产生筋膜收缩的反应，使发炎的肠段固定，或在生理运动模式中出现相应节段对应关节的卡滞。也可能在肌节中，即腹肌中发现触发点的产生。

这种复杂的节段反应有助于再生和恢复，这正是身体的一种自我修复：身体的所有部位都在努力清除十二指肠的溃疡。

一旦发生愈合，特别是两个反应区域——筋膜和肌肉，可以保持维稳的作用，尽管实际上这种作用不是必要的。

就肌肉而言，应该通过治疗消除触发点的活性，否则运动受限仍然存在，这反过来又可能是新病症的起点。同样对于筋膜张力也是如此。

❗ 注意：本书中列出了与每块肌肉相关的器官，因为反应链也可以反过来回溯，所以如果在肌肉中发现了触发点，也应该检查和测试其节段相对应的器官，了解其是否存在功能障碍并进行治疗。如果只解决了触发点而忽视内脏功能障碍，那么，肌肉的不适要么根本无法消除，要么会复发。

诱发性节段的存在一再地要求治疗师放弃一维性的思维，尝试使用神经解剖学并将症状放到更大的节段范围中去考虑。任何治疗师都不应该满足于只治疗一个触发点，如仅消除肩部运动产生的疼痛。我们身体的复杂性值得更多关注。关注于此的人们将在治疗中获得更多和更持久的成效。

第二部分
各部位的触发点

9 头部和颈部疼痛

9.1 斜方肌

图 9.1 ~ 9.3。

解剖图：图 16.1。

9.1.1 解剖和疼痛辐射

起点

- 上项线中 1/3。
- 项韧带。
- 直至 T12 椎体的棘突和棘上韧带。

止点

- 锁骨后缘的外 1/3。
- 肩峰的内侧部分。
- 肩胛冈上缘。

功能

- 外旋肩关节。
- 上提肩胛骨。
- 牵拉肩胛骨，使之向脊柱靠近。
- 固定肩胛骨：在颈椎伸展及侧屈时。

神经支配

- 副神经。
- C3/4 发出的本体感觉纤维。

触发点的位置

斜方肌的触发点遍布整个肌肉中。

- 触发点 1：在斜方肌降部的游离缘，可触及的高张力带。
- 触发点 2：触发点 1 后侧及肩胛冈的上方，约在肩胛冈的中间位置。
- 触发点 3：在斜方肌升部的外侧缘区域，靠近肩胛骨内侧缘。
- 触发点 4：在肩胛冈正下方的斜方肌升部，靠近肩胛骨内侧缘。
- 触发点 5：在斜方肌水平部，肩胛提肌在肩胛骨的止点的内侧约 1 cm。
- 触发点 6：肩胛骨冈上窝，靠近肩峰。

疼痛辐射区域

- 触发点 1：颈项部后外侧至头部外侧的乳突，尤其是太阳穴区域、眼眶、下颌角。
- 触发点 2：乳突及上颈椎（后外侧）。
- 触发点 3：乳突、上颈椎（后外侧）及肩峰区域。
- 触发点 4：沿肩胛骨内侧缘。
- 触发点 5：第 7 颈椎到触发点 5 的椎旁区域。
- 触发点 6：肩部顶端，肩峰。

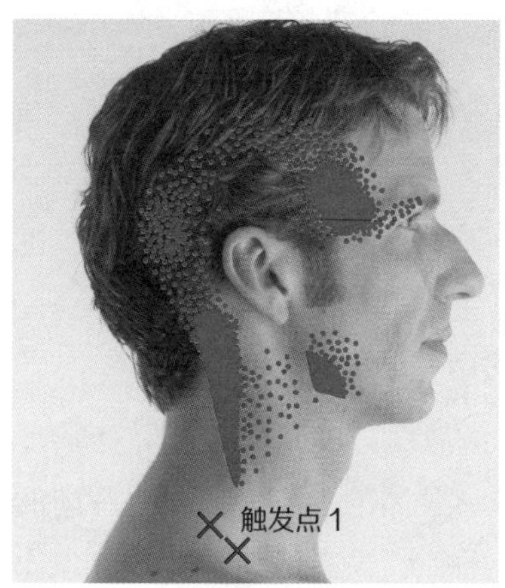

图 9.1　斜方肌的触发点 1 及其疼痛辐射区域

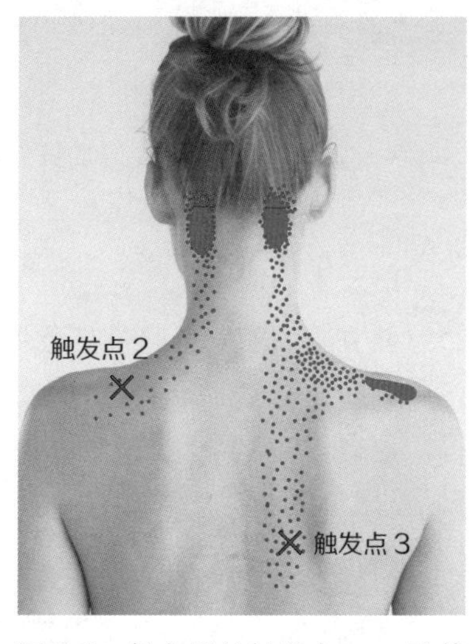

图 9.2　斜方肌的触发点 2、3 及其疼痛辐射区域

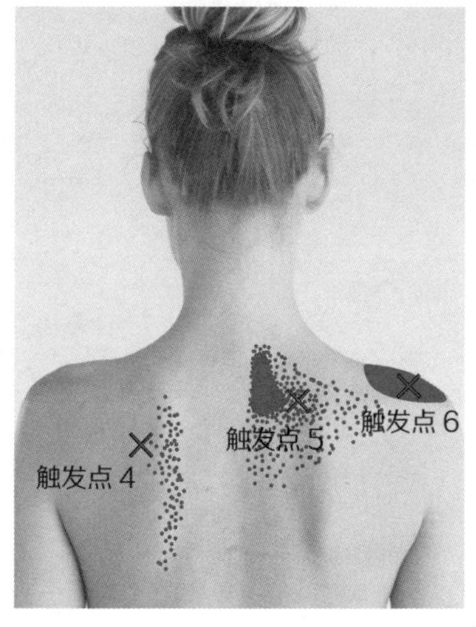

图 9.3　斜方肌的触发点 4、5、6 及其疼痛辐射区域

9.1.2　整骨疗法

既往史

患者常常主诉来自斜方肌降部及水平部的触发点疼痛。疼痛

辐射区域集中在肩颈区域及头部。

疼痛辐射的产生机制有 2 种：其一是急性超负荷，如进行有爆发性动作的体育运动（如网球、壁球）；其二是慢性超负荷，如长时间保持某个偏向单侧的姿势或日常动作（手臂高举过头的工作、用肩部夹住听筒打电话、长时间维持头部向单侧旋转的姿势在屏幕前工作）。

检查结果

通过对触发点的加压进行疼痛激惹。可以在牵伸肌肉的同时重复此操作来提高其易激惹性。如果疼痛非常剧烈，牵伸肌肉就足以作为一种刺激。

测试和技术

触发点的牵伸和按压触诊（图 9.4，9.5）。

鉴别诊断提示

- 肩胛骨间的呼吸相关疼痛可能提示与肋骨相关的脊柱功能紊乱。
- 若牵伸斜方肌降部出现手臂的放射性疼痛，则提示需进一步测试颈椎的神经根症状。

内脏关联

- 肝脏。
- 胆囊。
- 胃。

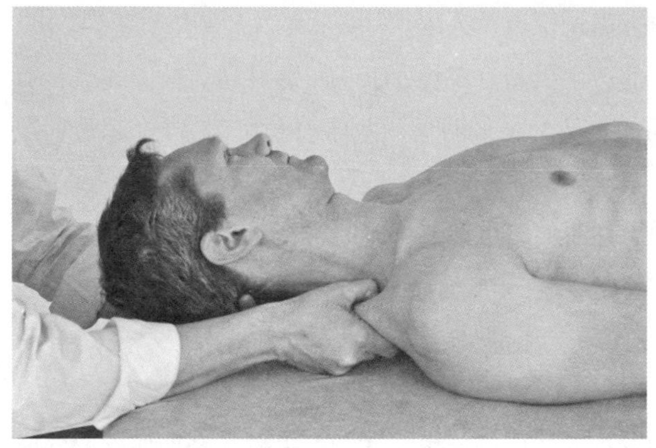

图 9.4　对触发点 1 和 2 进行治疗时，将头部旋转至对侧进行肌肉的预拉伸

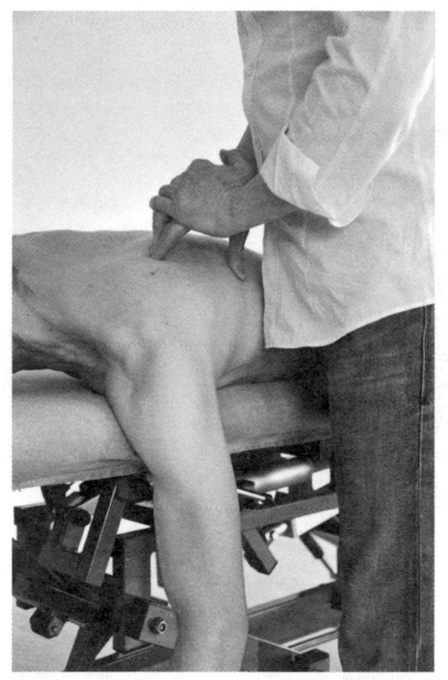

图 9.5　对触发点 3 ~ 5 进行治疗时，将手臂下垂进行肌肉水平部及升部的预拉伸

9.2 胸锁乳突肌

图 9.6，9.7。

解剖图：图 16.2

9.2.1 解剖和疼痛辐射

起点

- 胸骨柄颅端的前面。
- 锁骨内侧 1/3 上缘。

止点

- 乳突的外侧面。
- 上项线外侧 1/2。

功能

- 单侧收缩：颈椎的同侧侧屈及对侧旋转。
- 双侧收缩：颈椎伸展伴向前平移。

神经支配

副神经。

触发点的位置

触发点在整个肌肉长度的胸骨部和锁骨部。

胸骨部触发点

- 胸骨柄。

- 眼眶上和眼眶内。
- 面颊。
- 外耳道。
- 颞下颌关节区。
- 咽和舌。
- 枕骨，乳突后侧。

锁骨部触发点

- 前额，也可能是其两侧。
- 外耳道。
- 紧邻耳后。

疼痛辐射区域

胸锁乳突肌的触发点导致的面部疼痛很可能被误认为是三叉神经痛。

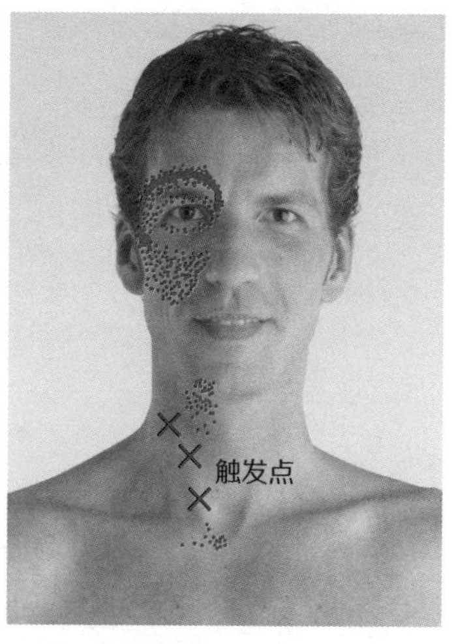

图 9.6　胸锁乳突肌的触发点及其疼痛辐射区域，正面观

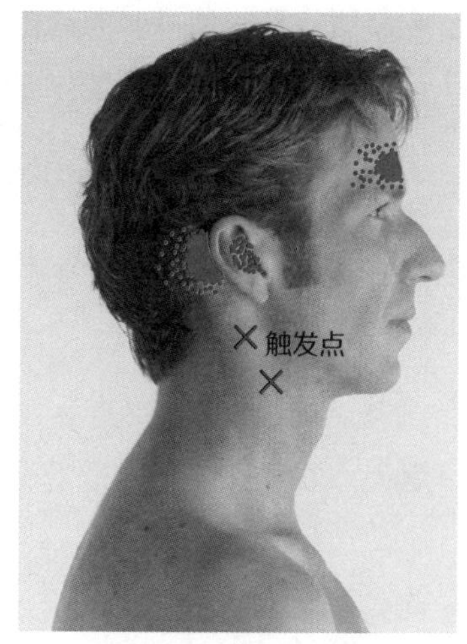

图 9.7　胸锁乳突肌的触发点及其疼痛辐射区域，侧面观

9.2.2 整骨疗法

既往史

胸锁乳突肌的触发点引起的面部疼痛容易与三叉神经痛或头痛相混淆。

急性形成的触发点通常由颈椎的扭转性外伤引起，如发生车祸或跌倒时。慢性超负荷损伤也很常见，如长时间保持某个偏向单侧的姿势或日常动作（手臂高举过头的工作、用肩部夹住听筒打电话、在屏幕前一直维持头部向单侧旋转的姿势工作）。

检查结果

通过对触发点加压进行疼痛激惹。可以在牵伸肌肉的同时重复此操作来提高易激惹性。如果疼痛非常剧烈，牵伸肌肉就足以作为一种刺激。

测试和技术

触发点的牵伸和按压触诊（图 9.8）。

鉴别诊断提示

对于面部疼痛，也应考虑到其可能是三叉神经的某个分支引起的，建议进一步检查和诊断。

内脏关联

- 肝脏。
- 胆囊。
- 胃。

技术

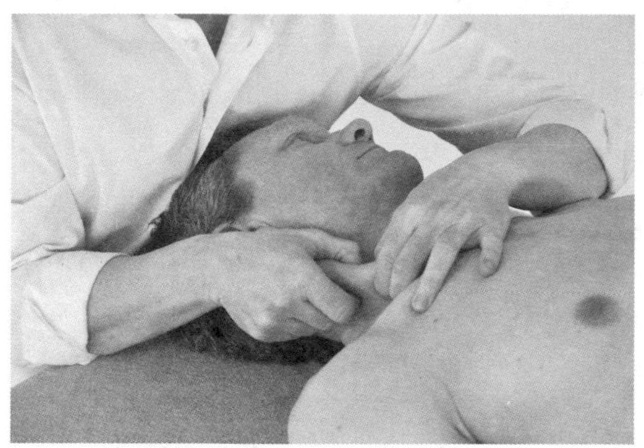

图 9.8　将头部置于向对侧侧屈的位置，然后进行肌肉的预拉伸和横向拉伸治疗

9.3　咬肌

图 9.9。

解剖图：图 16.3。

9.3.1　解剖和疼痛辐射

起点

- 颧弓的前 2/3。
- 上颌颧骨突。

止点

- 下颌角外侧面。
- 下颌支下段。

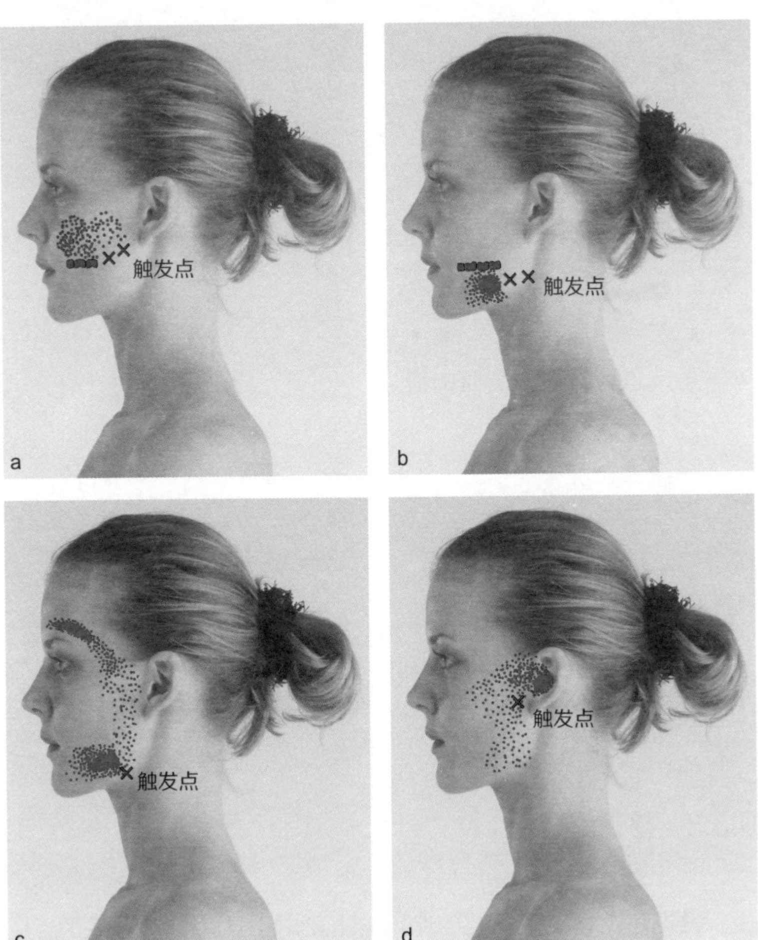

图 9.9 咬肌的触发点及其疼痛辐射区域

a. 上颌和上磨牙；b. 下颌和下磨牙；c. 下颌至眉毛上方；d. 颞下颌关节和外耳道

功能

抬起下颌（闭口）。

神经支配

下颌神经（来自三叉神经）。

触发点的位置

触发点分布在整个肌肉内。

疼痛辐射区域

- 上颌和上磨牙。
- 下颌和下磨牙。
- 从太阳穴到眉毛上方。
- 颞下颌关节。
- 外耳道。

9.3.2 整骨疗法

既往史

慢性超负荷是最主要的原因，主要由于日间和夜间（尤其是夜间）持续的“牙关紧闭”而产生。可以定期观察心理因素。我们的口语已经表明了这种联系：咬断、咬紧、咬住……

通常患者在夜间使用咬合夹板进行辅助治疗，被称作“磨牙颌垫者”。

各种类型的咬合障碍都可能导致慢性超负荷。

检查结果

通过按压触发点进行疼痛激惹。

测试和技术

按压触诊（图 9.10）。

鉴别诊断提示

牙齿强烈地咬合会导致全身肌肉紧张，因此身体不同部位（如颈椎区域或腰骶交界处）的肌肉或关节都可能出现超负荷。在肌肉骨骼系统出现难治性疼痛时，应仔细观察咀嚼肌。

有时咬肌的触发点会引起耳鸣。

技术

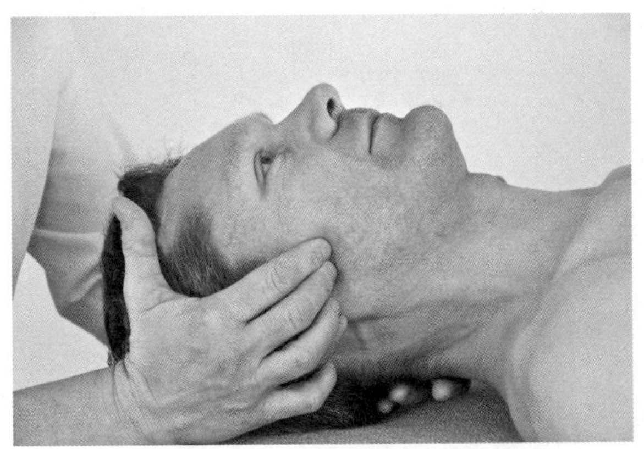

图 9.10　采用抑制法和深层摩擦按摩进行肌肉的治疗

9.4 颞肌

图 9.11。

解剖图：图 16.3。

9.4.1 解剖和疼痛辐射

起点

颞下线与颞下嵴之间的颞窝。

止点

下颌骨冠突的内侧和腹侧部分。

功能

下颌的抬高和回位。

神经支配

下颌神经（来自三叉神经）。

触发点的位置

- 触发点 1 ~ 3：颧突的上方。
- 触发点 4：耳的上方。

疼痛辐射区域

- 从太阳穴至顶骨。
- 眉毛上方。
- 上排牙齿。
- 眼睛后方。

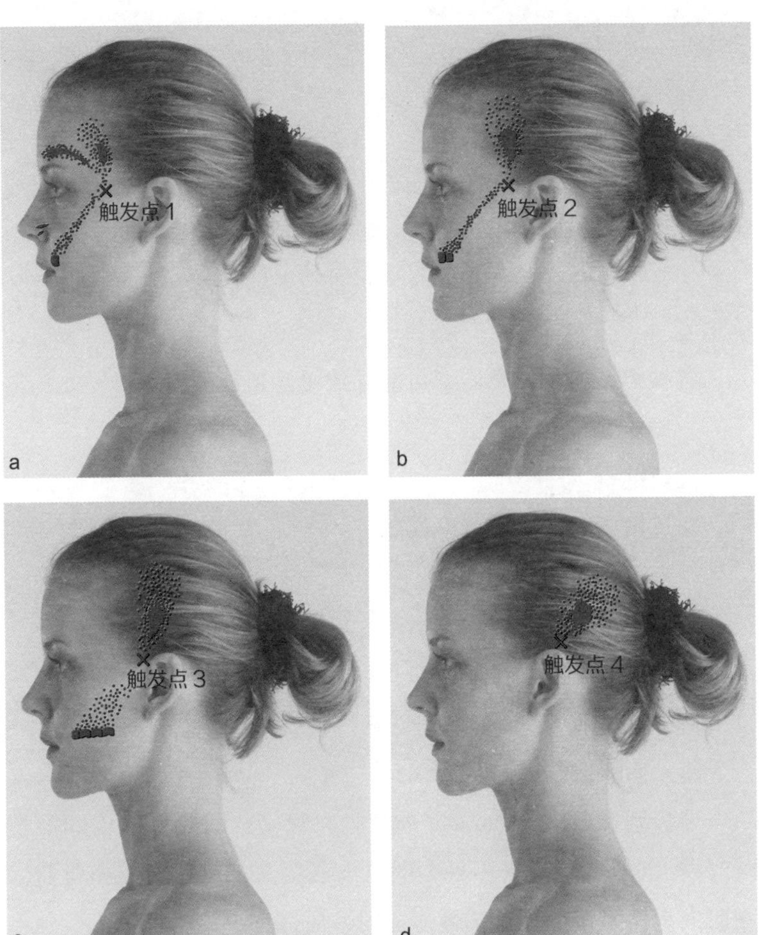

图 9.11 颞肌的触发点及其疼痛辐射区域

a. 触发点 1；b. 触发点 2；c. 触发点 3；d. 触发点 4；×—触发点 1～4

9.4.2 整骨疗法

既往史

慢性超负荷是最主要的原因，主要由于日间和夜间（尤其是夜间）持续的“牙关紧闭”而产生。可以定期观察心理因素。我们的口语已经表明了这种联系：咬断、咬紧、咬住……

通常患者在夜间使用咬合夹板进行辅助治疗，被称作“磨牙颌垫者”。

各种类型的咬合障碍都可能导致慢性超负荷。

检查结果

通过按压触发点进行疼痛激惹。

测试和技术

按压触诊（图 9.12）。

鉴别诊断提示

牙齿强烈地咬合会导致全身肌肉紧张，因此身体不同部位（如颈椎区域或腰骶交界处）的肌肉或关节都可能出现超负荷。在肌肉骨骼系统出现难治性疼痛时，应仔细观察咀嚼肌。

技术

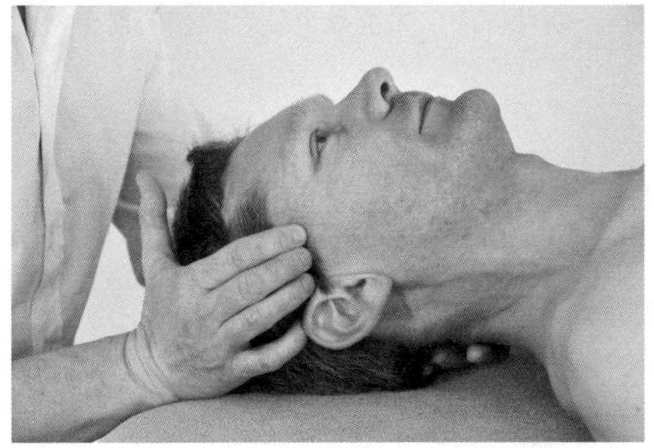

图 9.12 采用抑制法和深层摩擦按摩进行肌肉的治疗

9.5 翼外肌

图 9.13。

解剖图：图 16.4。

9.5.1 解剖和疼痛辐射

起点

- 蝶骨大翼的下表面。
- 翼突外侧板的外表面。

止点

- 下颌髁突下部的翼窝。
- 颞下颌关节的关节盘。

功能

张口（牵拉下颌骨向前，关节盘也随之被拉向前）。

神经支配

下颌神经（来自三叉神经）的翼外肌神经。

触发点的位置

这种短肌的触发点可以通过口腔内触诊找到，大约在肌腹的中间。

疼痛辐射区域

- 颞下颌关节。
- 上颌骨。

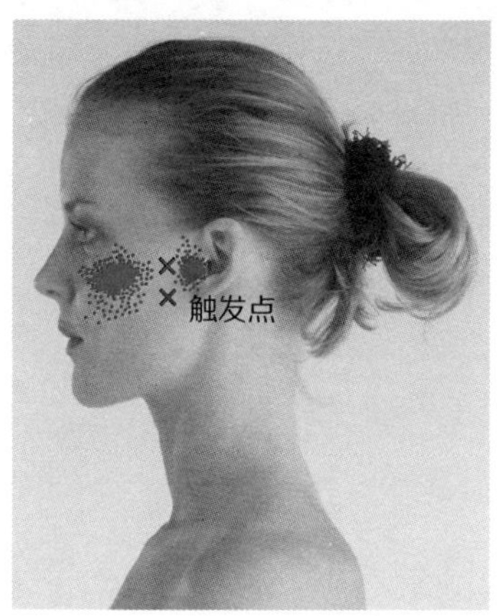

图 9.13　翼外肌的触发点及其疼痛辐射区域

9.5.2 整骨疗法

既往史

慢性超负荷是最主要的原因，主要由于日间和夜间（尤其是夜间）持续的“牙关紧闭”而产生。可以定期观察心理因素。我们的口语已经表明了这种联系：咬断、咬紧、咬住……

通常患者在夜间使用咬合夹板进行辅助治疗，被称作“磨牙颌垫者”。

各种类型的咬合障碍都可能导致慢性超负荷。

检查结果

通过按压触发点进行疼痛激惹。

测试和技术

按压触诊（图 9.14）。

鉴别诊断提示

牙齿强烈咬合会导致全身肌肉紧张，因此身体不同部位（如颈椎区域或腰骶交界处）的肌肉或关节都可能出现超负荷。在肌肉骨骼系统出现难治性疼痛时，应仔细观察咀嚼肌。

技术

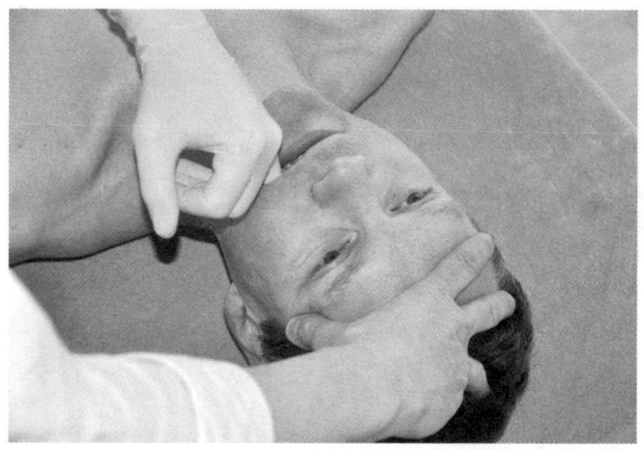

图 9.14 采用抑制技术治疗该肌肉。治疗师将小指置于上排牙后侧，在最后一颗磨牙的外侧施加向后外侧的压力

9.6 翼内肌

图 9.15。

解剖图：图 16.4。

9.6.1 解剖和疼痛辐射

起点

- 翼突外侧板的内表面。
- 翼窝。
- 上颌结节。
- 腭骨锥突。

止点

下颌角内侧。

功能

使下颌向前、向上和侧向运动（咀嚼）。

神经支配

下颌神经（来自三叉神经）的分支——翼内肌神经。

触发点的位置

这种短肌的触发点可以通过口腔内触诊找到，大约在肌腹的中间。

疼痛辐射区域

- 舌部。
- 咽部。
- 喉部。
- 颞下颌关节。

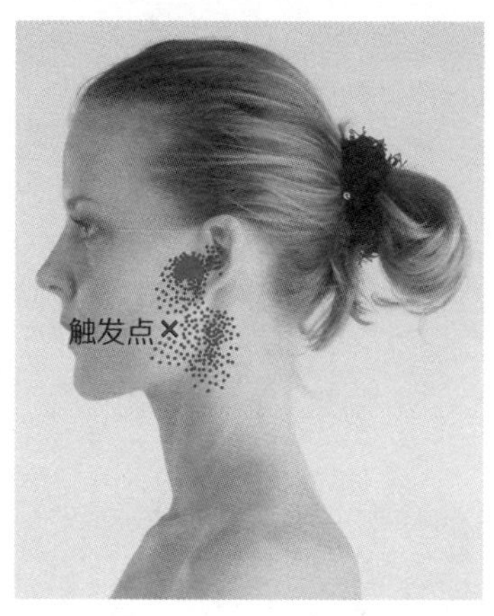

图 9.15 翼内肌的触发点及其疼痛辐射区域

9.6.2 整骨疗法

既往史

慢性超负荷是最主要的原因，主要由于日间和夜间（尤其是夜间）持续的“牙关紧闭”而产生。可以定期观察心理因素。我们的口语已经表明了这种联系：咬断、咬紧、咬住……

通常患者在夜间使用咬合夹板进行辅助治疗，被称作“磨牙颌垫者”。

各种类型的咬合障碍都可能导致慢性超负荷。

检查结果

通过按压触发点进行疼痛激惹。

测试和技术

按压触诊（图 9.16）。

鉴别诊断提示

牙齿强烈地咬合会导致全身肌肉紧张，因此身体不同部位（如颈椎区域或腰骶交界处）的肌肉或关节都可能出现超负荷。在肌肉骨骼系统出现难治性疼痛时，应仔细观察咀嚼肌。

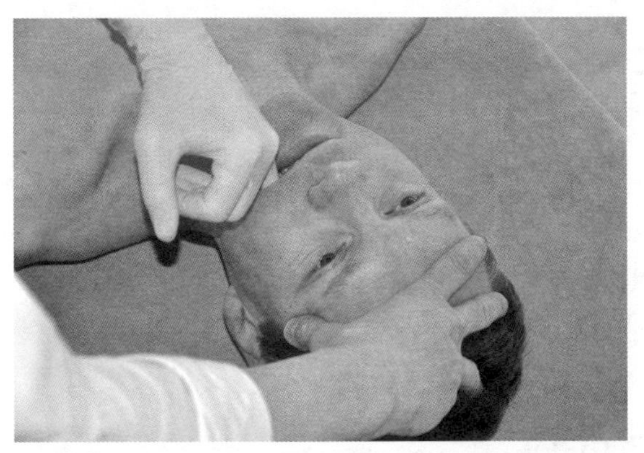

图 9.16 小指向下颌角方向触诊，采用抑制技术治疗该肌肉

9.7 二腹肌

图 9.17。

解剖图：图 16.5。

9.7.1 解剖和疼痛辐射

起点

- 腹侧头：颏联合后侧面的二腹肌窝。
- 背侧头：乳突切迹。

止点

舌骨外侧止点处的中间腱。

功能

- 上抬舌骨。
- 牵拉下颌骨，使之向前。
- 辅助吞咽过程。

神经支配

- 腹侧头（前腹）：下颌神经（来自三叉神经）。
- 背侧头（后腹）：面神经。

触发点的位置

触发点沿肌肉走行，在胸锁乳突肌内侧作为超敏点被触及。

疼痛辐射区域

腹侧头：

- 下门牙及其下方的下颌。

背侧头：

- 胸锁乳突肌上部。
- 枕骨。
- 靠近下颌的颈部区域。

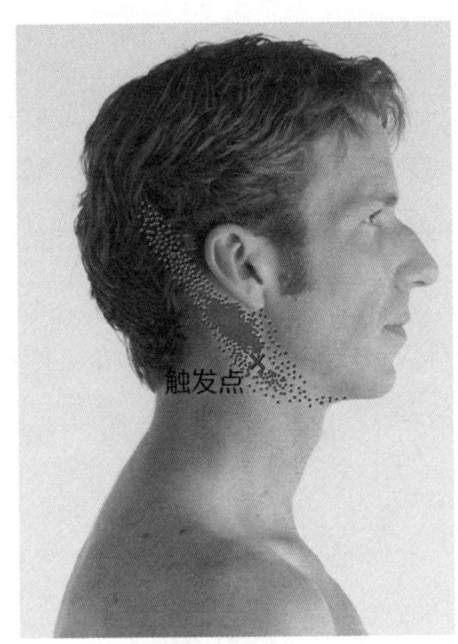

图 9.17　二腹肌的触发点及其疼痛辐射区域

9.7.2　整骨疗法

既往史

该肌肉的慢性超负荷是由于舌在夜间持续顶住上腭而继发产生的。如果患者佩戴了带金属支架的功能矫形装置，则会在其舌上找到金属支架的印迹，作为夜间舌受压的迹象。

各种类型的咬合障碍都可能导致继发的慢性超负荷。

检查结果

通过按压触发点进行疼痛激惹。

测试和技术

按压触诊（图 9.18）

鉴别诊断提示

若嘱患者将舌用力顶住上腭较长时间，就像牙关紧闭一样，这也会导致全身肌肉紧张，因此身体不同部位（如颈椎区域或腰骶交界处）的肌肉或关节都可能出现超负荷。在肌肉骨骼系统出现难治性疼痛时，应仔细观察咀嚼肌。

作为口腔底部肌肉的一部分，二腹肌也参与吞咽动作。当舌头顶住上腭时，会出现整个口腔底部肌肉及二腹肌的反射性紧张。

技术

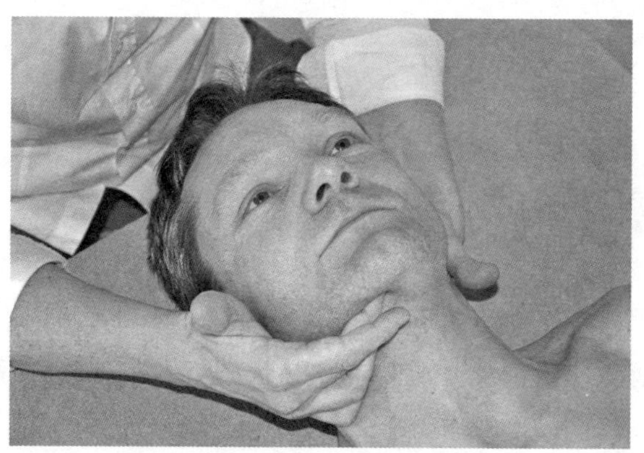

图 9.18　腹侧头触发点的治疗

9.8　眼轮匝肌、颧大肌和颈阔肌

图 9.19。

解剖图：图 16.6。

9.8.1　解剖和疼痛辐射

眼轮匝肌

起点

眼眶内侧缘，泪囊壁。

止点

眼睑的韧带。

功能

闭合眼睑，辅助泪液流动。

触发点的位置

眼睑上方，眉毛下方。

疼痛辐射区域

- 鼻梁。
- 上唇。

颧大肌

起点

颧骨前表面。

止点

口角外侧。

功能

将口角向后、向上拉。

触发点的位置

靠近肌肉止点的区域——口角的外上侧。

疼痛辐射区域

从触发点起，经鼻外侧和眼内侧到额部（中间）。

颈阔肌

起点

下颈部及胸部上外侧区域的皮肤。

止点

下颌下缘、面部下部的皮肤、口角。

功能

将面部下部区域、口部区域、下颌的皮肤向下拉。

神经支配

面神经。

触发点的位置

与胸锁乳突肌交叉处，锁骨上方约 2 cm 处。

疼痛辐射区域

- 下颌骨。
- 面颊。
- 下颏。

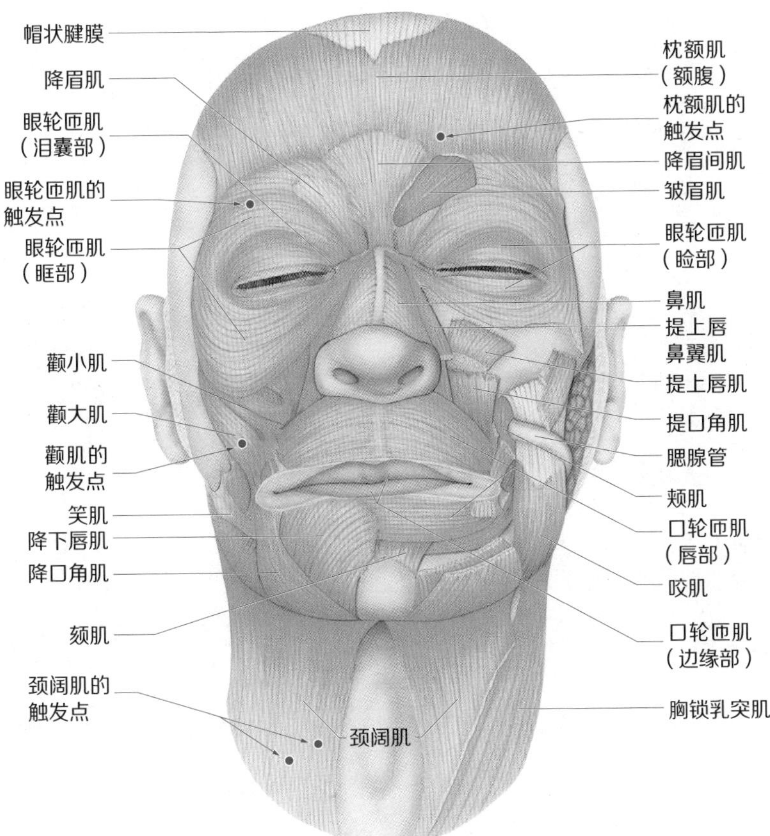

图 9.19 眼轮匝肌、颧大肌、颈阔肌的触发点

9.8.2 整骨疗法

既往史

当人们做出“很生气”的表情时，该组肌肉会作为整个表情肌的一部分或代表性肌肉而处于特别紧张的状态。这在既往史问诊时即可被识别。患者常常会将面部疼痛误认为是偏头痛的结果。应询问这些患者的是，他们之前是否进行过面部按摩，以及这些按摩是否使他们的疼痛得到明显缓解。

检查结果

通过按压触发点进行疼痛激惹。

测试和技术

按压触诊（图 9.20、9.21）。

鉴别诊断提示

出现面部疼痛时，应注意同时是否有三叉神经的受累。

友情提示

众所周知，比起糟糕的心情，快乐时的面部表情明显会使更少的肌肉紧张。——有时就是如此简单！

技术

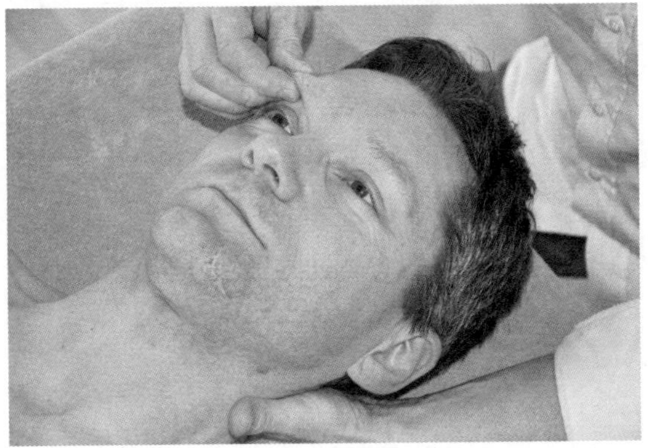

图 9.20 对眼轮匝肌触发点的治疗

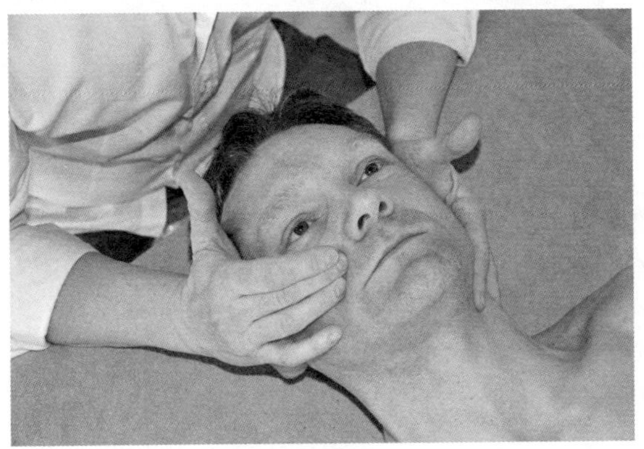

图 9.21 对颧大肌触发点的治疗

对颈阔肌、胸锁乳突肌和斜角肌同时进行治疗。

9.9 枕额肌

图 9.22，9.23。

解剖图：图 16.6。

9.9.1 解剖和疼痛辐射

起点

- 最上项线，乳突。
- 上面部肌纤维发散区。

止点

帽状腱膜。

功能

- 固定帽状腱膜。
- 皱眉。

神经支配

面神经。

触发点的位置

- 额侧：眉毛内侧端上方。
- 枕侧：上项线上方，正中线外侧约 4 cm。

疼痛辐射区域

从眼眶开始沿肌肉走行穿过同侧半的颅骨。

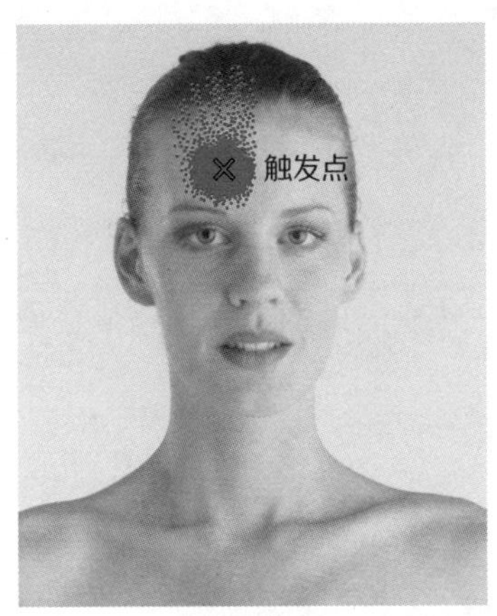

图 9.22　枕额肌的触发点及其疼痛辐射区域，额侧

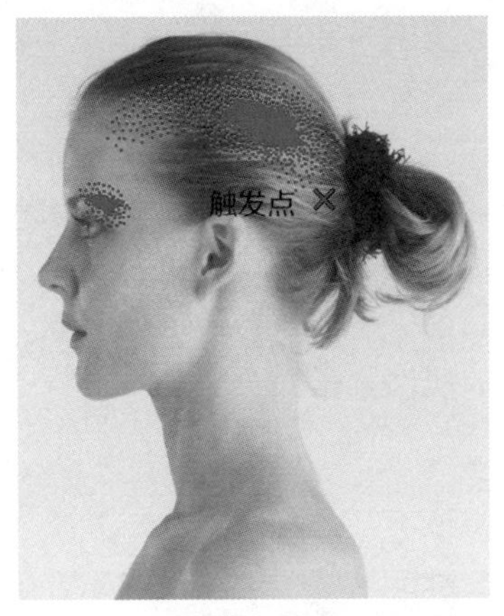

图 9.23　枕额肌的触发点及其疼痛辐射区域，枕侧

9.9.2　整骨疗法

既往史

该肌肉也属于表情肌，在皱眉动作时会特别紧张。这在既往史问诊时即可被识别。患者常常会将面部疼痛误认为是偏头痛的结果。值得询问这些患者的是，他们之前是否进行过面部按摩，以及这些按摩是否使他们的疼痛得到明显缓解。

检查结果

通过按压触发点进行疼痛激惹。

测试和技术

按压触诊（图 9.24、9.25）。

鉴别诊断提示

出现面部疼痛时，应注意同时是否有三叉神经的受累。

友情提示

众所周知，比起糟糕的心情，快乐时的面部表情明显会使更少的肌肉紧张！

技术

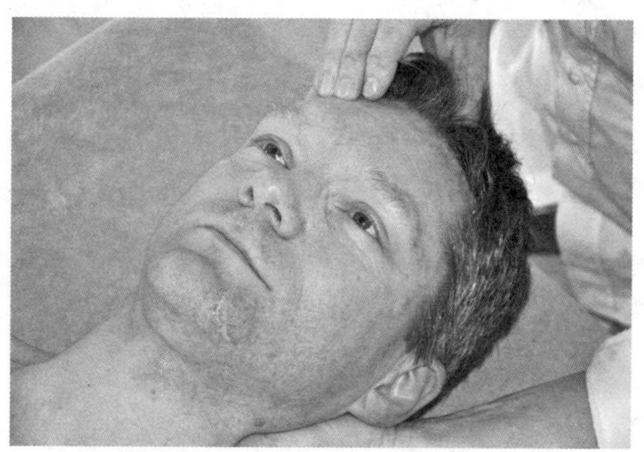

图 9.24 采用抑制及深层摩擦按摩技术来治疗触发点

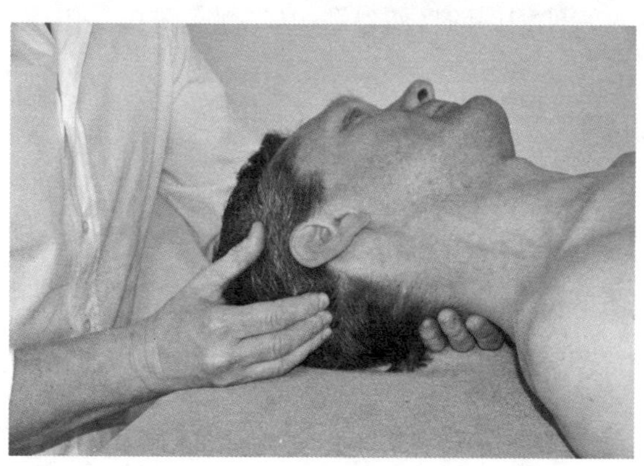

图 9.25 采用抑制及深层摩擦按摩技术来治疗触发点

9.10 头夹肌和颈夹肌

图 9.26。

解剖图：图 16.7。

9.10.1 解剖和疼痛辐射

起点

- 头夹肌：项韧带、第 1 ~ 3 胸椎的棘突及棘上韧带。
- 颈夹肌：第 3 ~ 6 胸椎的棘突及棘上韧带。

止点

- 头夹肌：上项韧带及下项韧带之间（枕骨外侧）。
- 颈夹肌：第 1 ~ 3 颈椎后结节。

功能

使颈椎伸展及向同侧旋转。

神经支配

- 头夹肌：颈 3/4 脊神经（背支）。
- 颈夹肌：颈 5/6 脊神经（背支）。

触发点的位置

- 头夹肌：大致位于枢椎水平的肌腹内。
- 颈夹肌：肩颈交界水平处，其上方稍远处的第 2 触发点位于颈 2/3 水平的肌肉止点旁。

触诊时，用触诊手指在斜方肌和肩胛提肌之间滑动。

疼痛辐射区域

- 头夹肌：颅骨顶（同侧）。
- 颈夹肌：穿过颅骨到眼后，有时也在枕骨、肩颈交界处及同侧颈部向上。

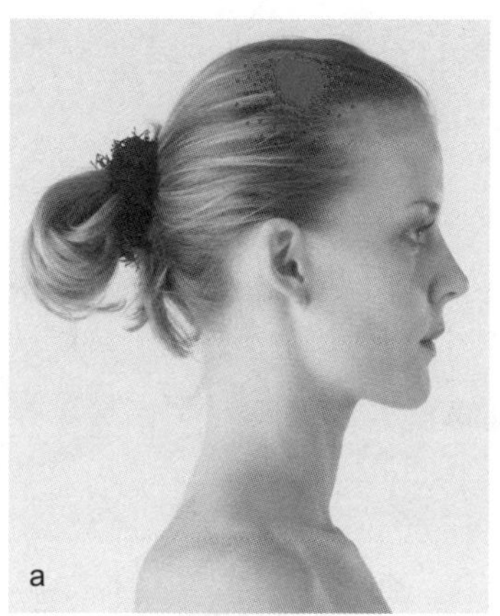

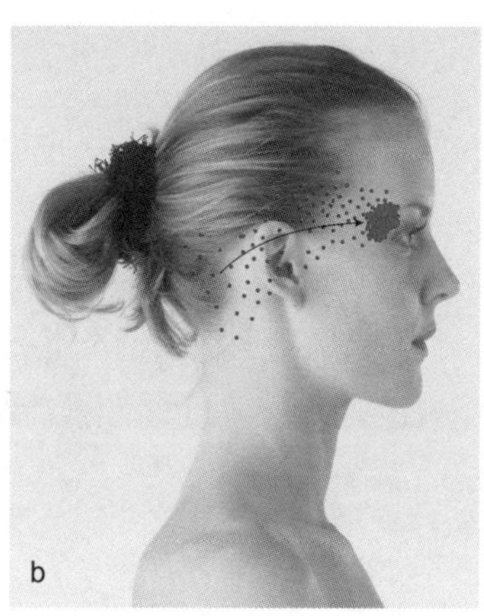

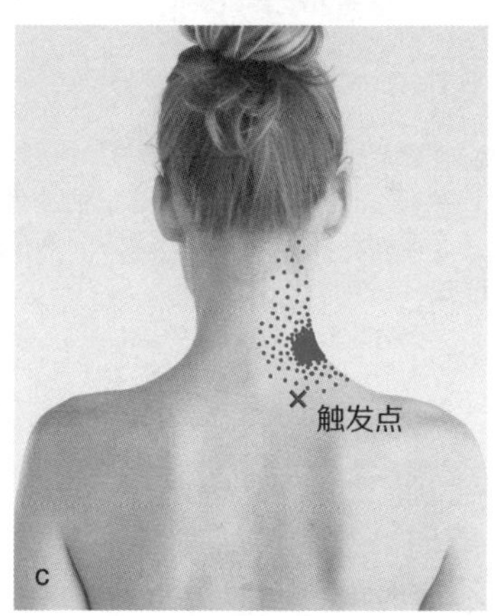

图 9.26　疼痛辐射区域

a. 头夹肌触发点的疼痛辐射区域；b. 颈夹肌触发点的疼痛辐射区域；c. 颈夹肌的触发点及其疼痛辐射区域

9.10.2 整骨疗法

既往史

急性超负荷常常是由颈椎的扭伤引起，如发生于车祸或摔倒的情况下。

慢性超负荷被认为是经常性地长时间维持偏向单侧的姿势或日常活动的结果。例如，伴随着胸椎后凸和头部前伸的“懒散放松”姿势，会导致太阳穴区的头痛，易被误认为是偏头痛。

检查结果

通过按压触发点进行疼痛激惹。

测试和技术

按压触诊（图 9.27 ~ 9.29）。

鉴别诊断提示

真正的偏头痛应与触发点引起的头痛相区分。

内脏关联

- 肝脏。
- 胆囊。

技术

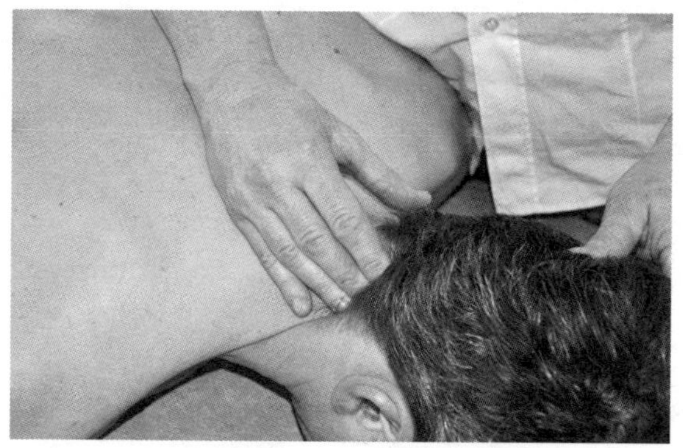

图 9.27　采用抑制及深层摩擦按摩治疗肌肉颅侧部分的触发点

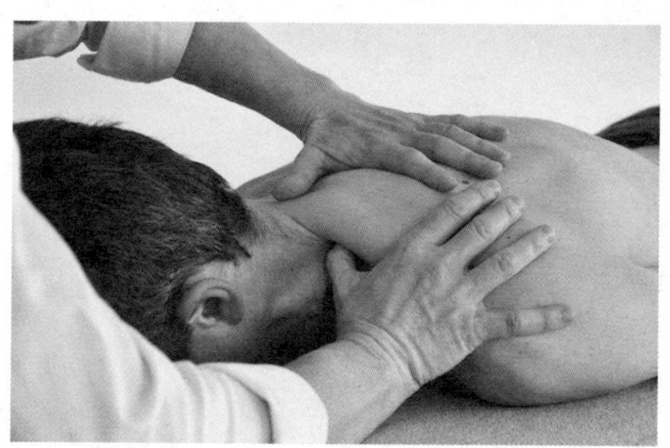

图 9.28　采用抑制及深层摩擦按摩治疗肌肉尾侧部分的触发点

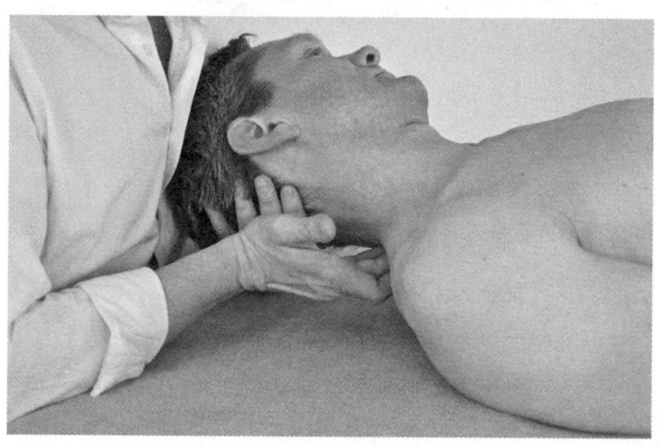

图 9.29　治疗时通过颈部的屈曲和向对侧旋转进行预拉伸

9.11　头半棘肌、颈半棘肌、多裂肌

图 9.30，9.31。

解剖图：图 16.7。

9.11.1　解剖和疼痛辐射

起点

- 半棘肌：横突。
- 多裂肌：椎弓板。

止点

- 半棘肌：棘突（起点的颅侧，约 6 个椎体）。
- 多裂肌：棘突（起点的颅侧，2 ~ 3 个椎体）。

这些肌肉约在第 6 胸椎与上 / 下项线之间走行。

功能

使脊柱伸展和向同侧侧屈。

神经支配

相应脊神经节段的背侧支。

触发点的位置

- 触发点 1：颈根部的 C4/5 水平处。
- 触发点 2：枕骨下方 2 ~ 4 cm。
- 触发点 3：紧邻上项线下方。

疼痛辐射区域

- 触发点 1：沿着颈部直到枕下区域，也可向尾端至肩胛内侧缘。
- 触发点 2：自枕骨向颅顶方向。
- 触发点 3：疼痛带横向穿过颅骨至太阳穴区域。

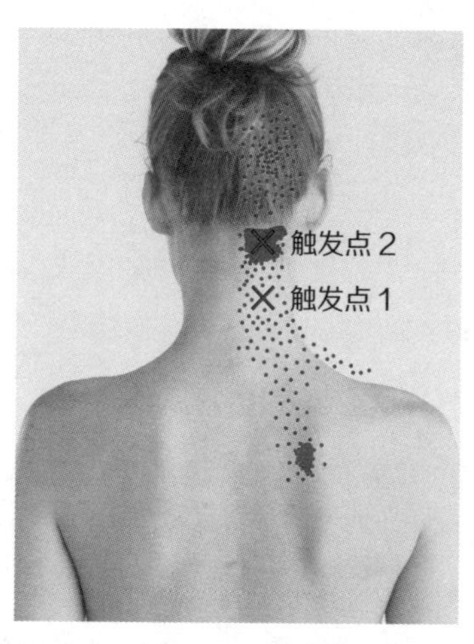

图 9.30　半棘肌、多裂肌的触发点 1、2 及其疼痛辐射区域

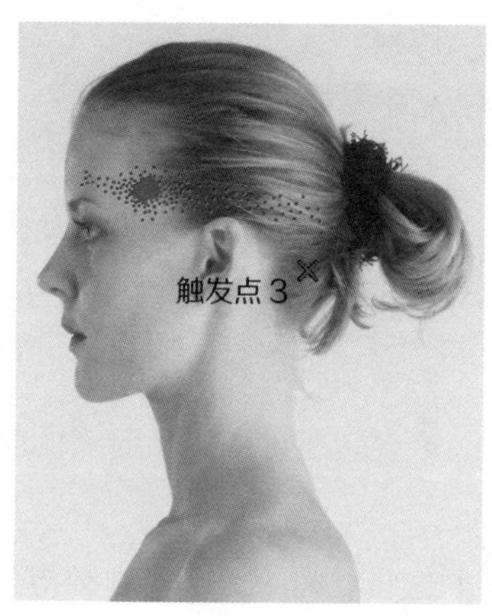

图 9.31　半棘肌、多裂肌的触发点 3 及其疼痛辐射区域

9.11.2　整骨疗法

既往史

急性超负荷常常是由颈椎的扭伤引起，如发生车祸或摔倒时。

慢性超负荷被认为是经常维持偏向某一侧的姿势或日常活动的结果。例如，伴随着胸椎后凸和头部前伸的“懒散放松”姿势，会导致太阳穴区的头痛，易被误认为是偏头痛。

检查结果

通过按压触发点进行疼痛激惹。

测试和技术

按压触诊（图 9.32）。

鉴别诊断提示

真正的偏头痛应与触发点引起的头痛相区分。

内脏关联

- 心脏。
- 肺、支气管。

技术

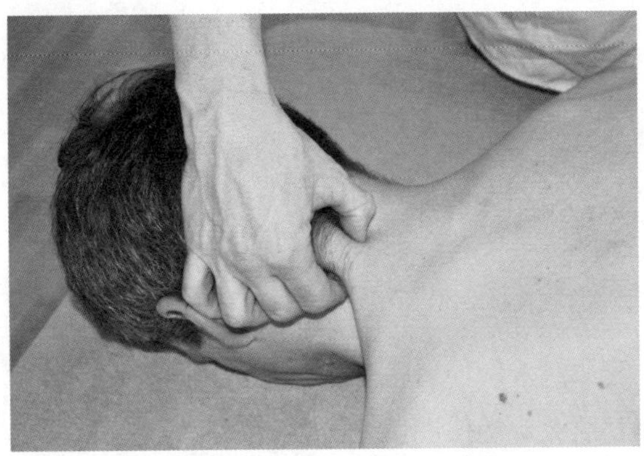

图 9.32 采用抑制及深层摩擦按摩技术来治疗肌肉。适合采用钳捏触诊的抓握手法

9.12 头后大直肌、头后小直肌 、头上斜肌和头下斜肌

图 9.33。

解剖图：图 16.8。

9.12.1 解剖和疼痛辐射

起点

- 头后大直肌：第 2 颈椎的棘突。
- 头后小直肌：寰椎后结节。
- 头下斜肌：第 2 颈椎的棘突。
- 头上斜肌：寰椎侧块。

止点

- 头后大直肌：下项线的外侧半。
- 头后小直肌：下项线的内侧半。
- 头下斜肌：寰椎外侧块。
- 头上斜肌：下项线的外侧半。

功能

- 头后大直肌：头的伸展，使寰枕关节向同侧旋转。
- 头后小直肌：头的伸展 。
- 头下斜肌：使寰枕关节向同侧旋转。
- 头上斜肌：使头部侧倾。

神经支配

枕下神经（来自 C1 后支）。

触发点的位置

在肌腹部位仅能触及一般的张力，无明确的触发点。

疼痛辐射区域

从枕骨穿过太阳穴区域到眼眶和前额（同侧）。疼痛无法准确、清晰地定位。

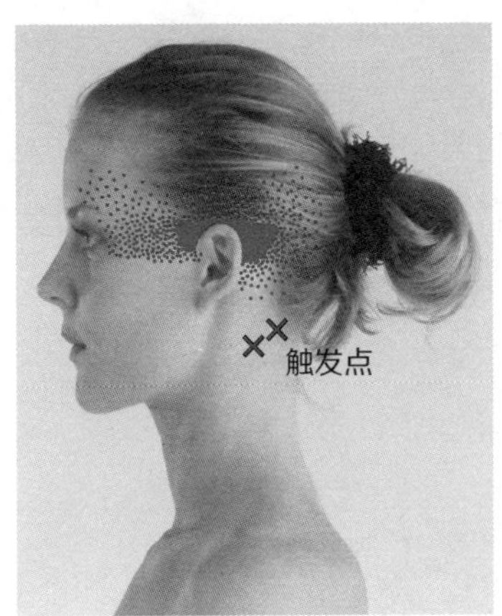

图 9.33 头后大（小）直肌、头上（下）斜肌的触发点及其疼痛辐射区域

9.12.2 整骨疗法

既往史

急性超负荷常常是由颈椎的扭伤引起，如发生车祸或摔倒时。

慢性超负荷被认为是经常性地维持某一偏向单侧的姿势或日

常活动的结果。例如，在电脑前头偏向一侧工作，会导致侧方头痛，易被误认为是偏头痛。

检查结果

通过按压触发点进行疼痛激惹。

测试和技术

按压触诊（图 9.34）。

鉴别诊断提示

真正的偏头痛应与触发点引起的头痛相区分。

头部关节的障碍会导致这些肌肉出现反射性的高张力。这部分患者在早上醒来时会出现头痛，但没有严重的颈椎活动受限。

技术

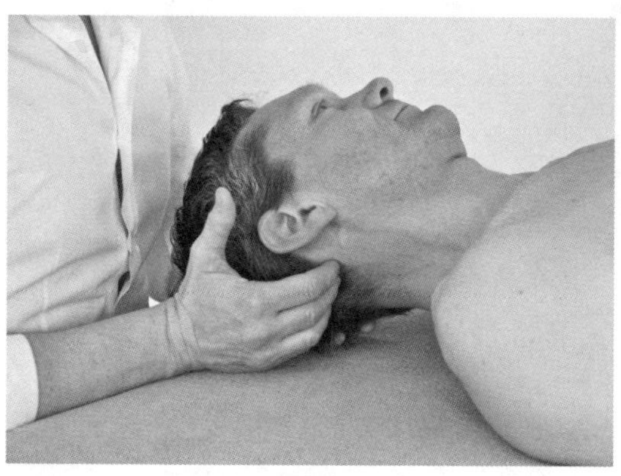

图 9.34　采用抑制及深层摩擦按摩治疗肌肉。将头部置于屈曲和向对侧旋转位来进行肌肉预拉伸

9.13 疼痛指南

前文所述的肌肉在触发点活跃时出现的头部及颈部疼痛（表9.1 ~ 9.3 和图 9.35 ~ 9.37）可能被误诊为以下情况。

- 偏头痛。
- 颞下颌关节炎。
- 鼻窦炎。
- 咽炎。
- 喉炎。
- 牙科疾病。
- 三叉神经痛等。

表 9.1 头痛

肌肉	出现频率	章节
斜方肌	很常见	9.1
头夹肌	很常见	9.10
颈夹肌	很常见	9.10
头半棘肌和颈半棘肌	很常见	9.11
多裂肌	很常见	9.11
头后大直肌和头后小直肌	很常见	9.12
头下斜肌和头上斜肌	很常见	9.12
咬肌	常见	9.3
颞肌	常见	9.4
翼外肌	常见	9.5
翼内肌	常见	9.6
枕额肌	常见	9.9

（续表）

肌肉	出现频率	章节
胸锁乳突肌	少见	9.2
眼轮匝肌	少见	9.8
颧大肌	少见	9.8
颈阔肌	少见	9.8

表 9.2　牙痛

肌肉	出现频率	章节
咬肌	常见	9.3
颞肌	常见	9.4

表 9.3　颈痛

肌肉	出现频率	章节
斜方肌	很常见	9.1
颈夹肌	很常见	9.10
头半棘肌和颈半棘肌	很常见	9.11
多裂肌	很常见	9.11
肩胛提肌	很常见	10.1
二腹肌	少见	9.7
冈下肌	少见	10.4
肱二头肌	少见	10.12
肱三头肌	少见	10.14
斜角肌	少见	10.2

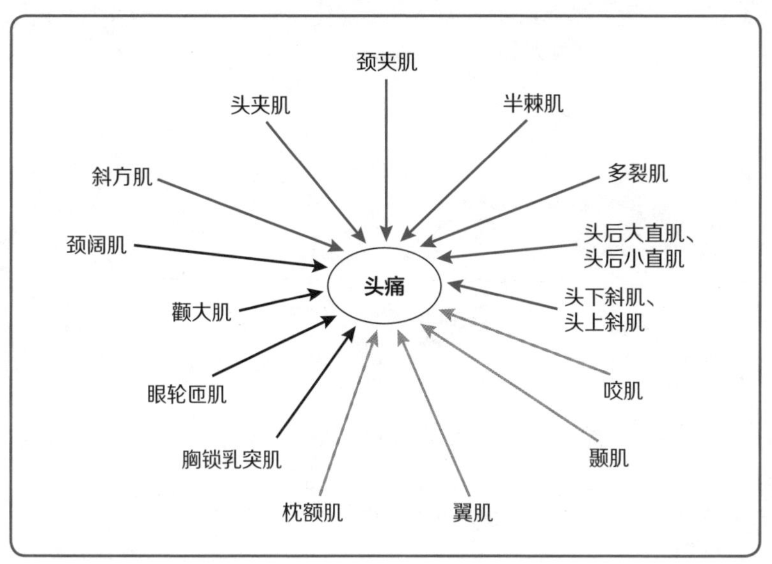

图 9.35 头痛

→—很常见；→—常见；→—少见

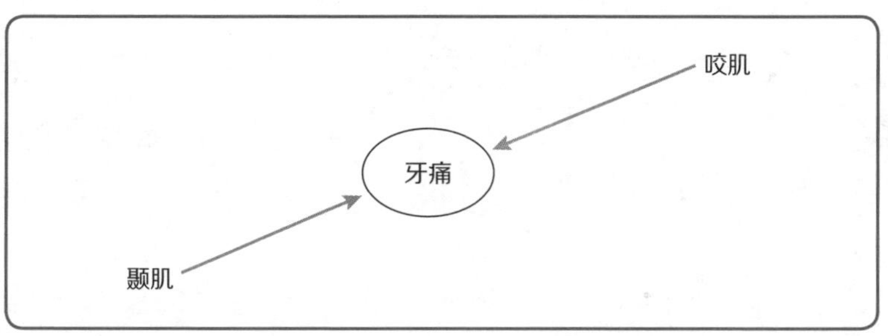

图 9.36 牙痛

→—常见

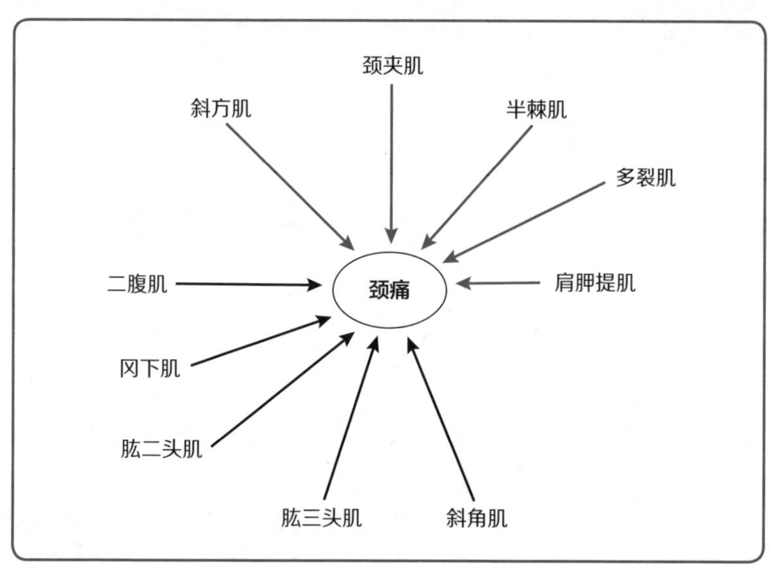

图 9.37　颈痛

→—很常见；→—少见

10 上胸部疼痛及肩-上肢疼痛

10.1 肩胛提肌

图 10.1。

解剖图：图 16.9。

10.1.1 解剖和疼痛辐射

起点

第 1 ~ 4 颈椎后结节。

止点

肩胛骨内侧缘（颅端）。

功能

- 旋转肩胛骨下角使之向下内侧，并上抬肩胛骨上角使之向上内侧。
- 参与颈椎的伸展（双侧收缩）和向同侧旋转。

神经支配

肩胛背神经（C5）及 C3 ~ C4 脊神经前束。

触发点的位置

- 触发点 1：肩颈交界处，将斜方肌推向后即可触及。
- 触发点 2：肩胛骨上角上方约 1.3 cm。

疼痛辐射区域

- 从肩部过渡到颈部。
- 肩胛内侧缘。
- 肩部背侧。

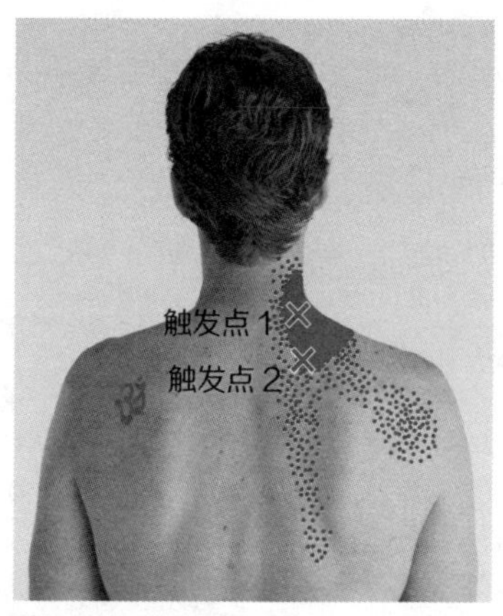

图 10.1　肩胛提肌的触发点及其疼痛辐射区域

10.1.2　整骨疗法

既往史

急性超负荷损伤常由颈椎的扭伤引起，如发生车祸或跌倒时。

慢性超负荷被认为是经常维持单侧的姿势或日常活动的结果。例如，电脑前工作时头朝一侧的姿势、“卡住”（用头部和肩部夹住）听筒打电话、在沙发上歪着头睡。

在休息和运动时，肩胛骨上角内侧的疼痛会让人感到特别不适。

检查结果

通过对触发点的加压进行疼痛激惹。可以在牵伸肌肉的同时重复此操作来提高易激惹性。如果疼痛非常剧烈，牵伸肌肉就足以作为一种刺激。

测试和技术

触发点的牵伸和按压触诊（图 10.2、10.3）。

鉴别诊断提示

该肌肉由 C3 ~ C5 神经节段支配。这些节段的椎间盘损伤并不罕见，因此应检查肩胛上角内侧的难治性疼痛是否存在颈神经根受压迫所致的可能性。

内脏关联

- 肝脏。
- 胆囊。
- 胃。
- 心脏。

技术

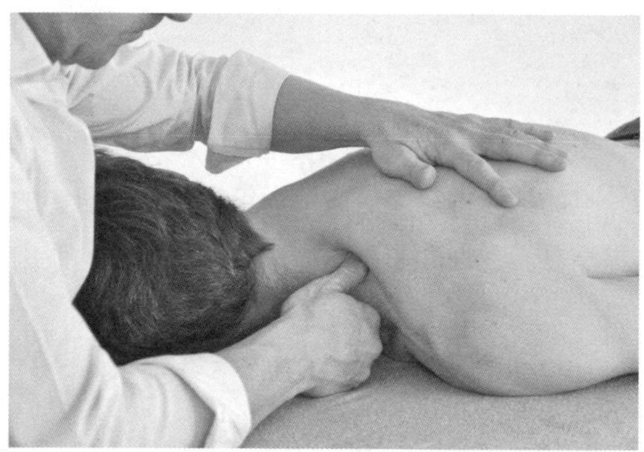

图 10.2　采用抑制法和深层摩擦按摩进行肌肉的治疗。放在背侧胸廓上的手将肩胛骨向拇指方向推

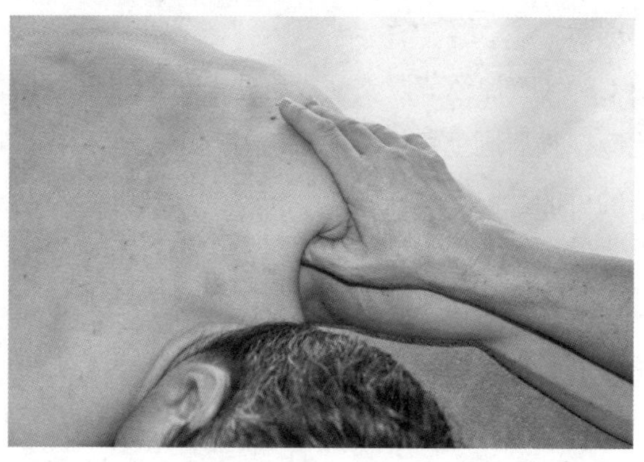

图 10.3　采用抑制法和深层摩擦按摩进行肌肉的治疗。将头向对侧侧屈、手臂屈曲得更高来进行肌肉预拉伸

10.2　斜角肌

图 10.4，10.5。

解剖图：图 16.13。

10.2.1　解剖和疼痛辐射

起点

- 前斜角肌：第 3 ~ 6 颈椎前结节。
- 中斜角肌：第 2 ~ 7 颈椎后结节。
- 后斜角肌：第 4 ~ 6 颈椎后结节。
- 小斜角肌：第 7 颈椎前结节。

止点

- 前斜角肌：第 1 肋骨前斜角肌结节。
- 中斜角肌：第 1 肋骨上缘（靠近肋颈）。
- 后斜角肌：第 2 肋骨后外侧面。
- 小斜角肌：胸膜上膜。

功能

- 作为吸气肌。
- 前斜角肌：在固定肋骨时实现颈椎侧屈。
- 小斜角肌：拉紧胸膜顶。

神经支配

脊神经的腹侧支

- 前斜角肌：C5 ~ C6。

- 中斜角肌：C3 ~ C8。
- 后斜角肌：C6 ~ C8。
- 小斜角肌：C7。

触发点的位置

斜角肌可在锁骨上窝、部分可以在压迫颈椎横突时被找到。触发点分散在不同水平高度的肌肉中。

疼痛辐射区域

- 胸部区域。
- 上臂和前臂的前后桡侧。
- 拇指和示指背侧（小斜角肌：整个手背）。
- 肩胛骨内侧缘。

警惕

这种疼痛辐射可能与心肌梗死发作时的疼痛模式相混淆！

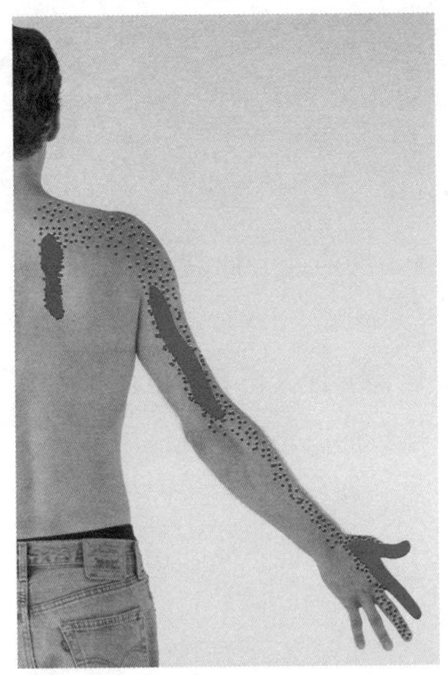
图 10.4 斜角肌的触发点及其疼痛辐射区域，后面观

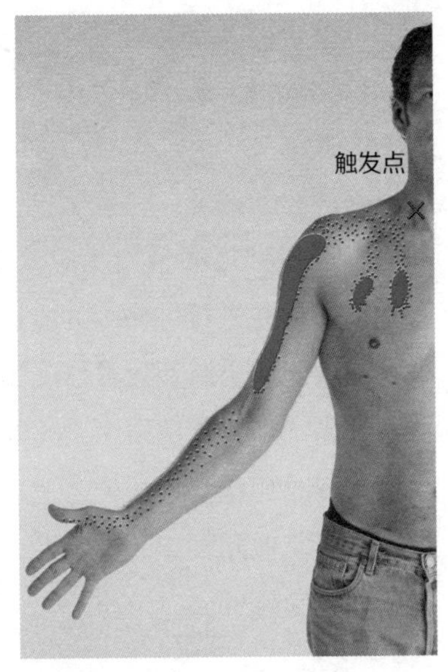

图 10.5 斜角肌的触发点及其疼痛辐射区域，前面观

10.2.2 整骨疗法

既往史

急性超负荷损伤常由颈椎的扭伤引起，如发生车祸或者被狗或马拉伤手臂时。

慢性超负荷被认为是经常维持单侧的姿势或日常活动的结果。例如，电脑前工作时头朝一侧的姿势、“卡住”（用头部和肩部夹住）听筒打电话、在沙发上歪着头睡。

检查结果

通过按压触发点进行疼痛激惹。

测试和技术

按压触诊（图 10.6，10.7）。

鉴别诊断提示

对于这种疼痛辐射，应该想到心绞痛或心肌梗死，如有必要，须转诊并进行进一步的鉴别。

心绞痛或心肌梗死发作除了疼痛辐射外，还有其他症状。对于心绞痛，当去除诱发因素（如身体负荷或寒冷）或使用硝酸甘油喷雾剂时症状就会消失。

在心肌梗死发作的情况下，除了心脏功能下降，还有自主神经紊乱和濒死感。

内脏关联

- 颈椎的椎间盘突出症（C4/5、C5/6、C6/7）常常会导致在斜角肌、冈上肌、冈下肌、大圆肌、小圆肌和三角肌处形成触发点。
- 心脏。

技术

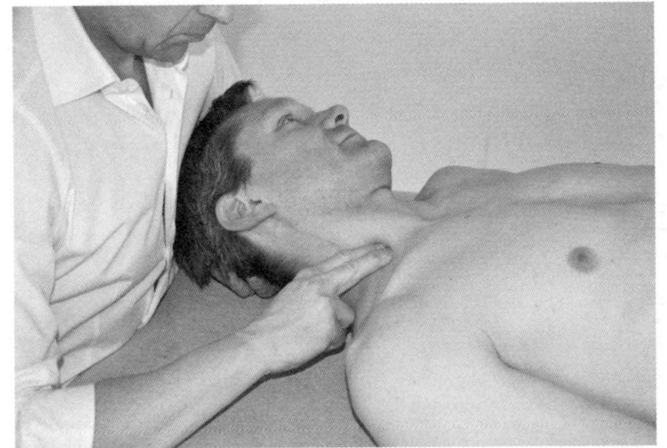

图 10.6 将胸锁乳突肌推向内侧，采用抑制法治疗前斜角肌

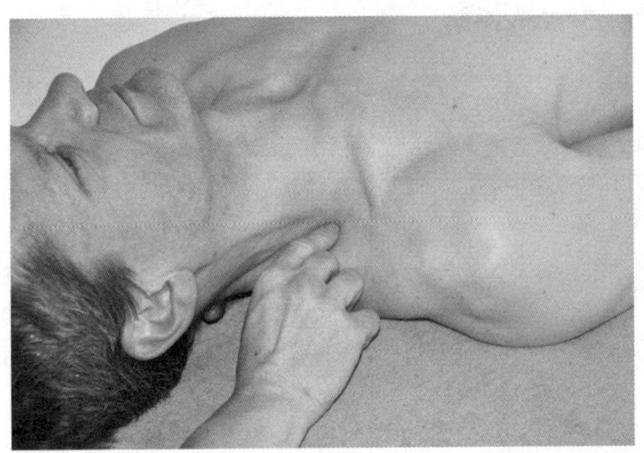

图 10.7 采用抑制法治疗后斜角肌

10.3 冈上肌

图 10.8，10.9。

解剖图：图 16.12。

10.3.1 解剖和疼痛辐射

起点

- 肩胛骨冈上窝。
- 肩胛冈。

止点

- 肱骨大结节（近端面）。
- 肩关节囊。

功能

- 外展手臂。
- 作为肩关节的稳定肌。

神经支配

肩胛上神经（C5 ~ C6）。

触发点的位置

两个触发点均可在肩胛骨冈上窝很容易地被触及。

疼痛辐射区域

- 三角肌外侧区。
- 肱骨外上髁。
- 上臂和前臂外侧。
- 肩峰。

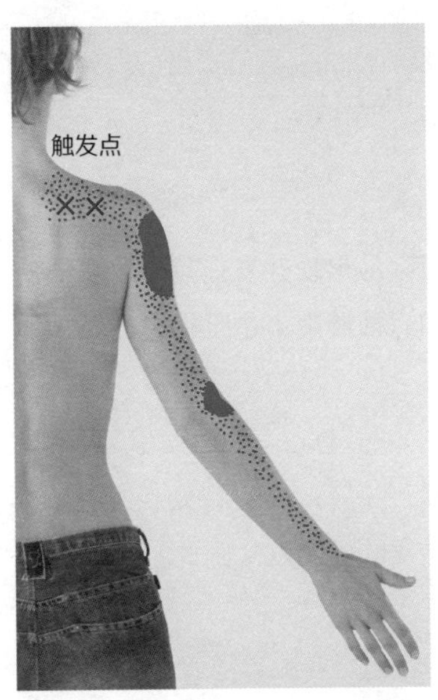

图 10.8 冈上肌的触发点及其疼痛辐射区域，后面观

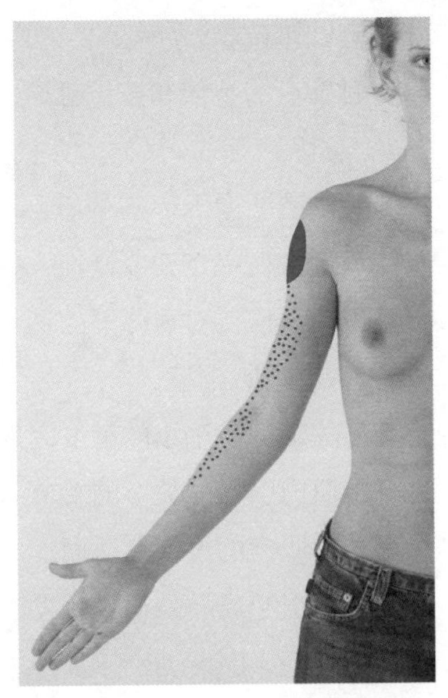

图 10.9 冈上肌触发点的疼痛辐射区域，前面观

10.3.2 整骨疗法

既往史

急性超负荷由创伤（如肩部摔伤）引起。

慢性超负荷被认为是经常维持单侧的姿势或日常活动的结果。例如，长时间手臂高举过头的工作（如给天花板刷油漆）。

检查结果

通过对触发点的加压进行疼痛激惹。可以在牵伸肌肉的同时重复此操作来提高其易激惹性。如果疼痛非常剧烈，牵伸肌肉就足以作为一种刺激。

测试和技术

触发点的牵伸和按压触诊（图 10.10）。

鉴别诊断提示

肩部疾病一旦变成慢性，就很容易出现并发症，导致恶性循环。因此，需要对肩峰下的钙化和肩袖撕裂（也是钙化的结果）进行鉴别诊断。

肩关节的一个小的触发因素，如触发点，就足以持续地干扰这个由肌肉引导的关节的关节力学。随后，改变的关节力学又会引起相应肌肉的过度负荷而形成继发的触发点。因此，需要探索性地寻找引起肩痛的根本触发因素。

内脏关联

- 颈椎的椎间盘突出症（C4/5、C5/6、C6/7）常常会导致在斜角肌、冈上肌、冈下肌、大圆肌、小圆肌和三角肌处形成触发点。
- 心脏。

技术

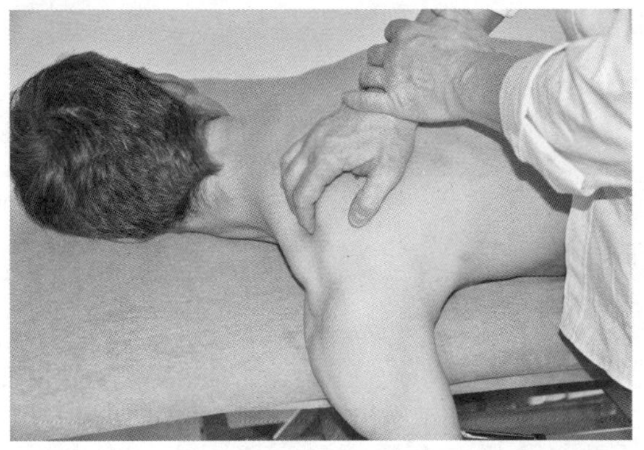

图 10.10 采用抑制法和深层摩擦按摩进行肌肉的治疗。通过下垂手臂的方式放松斜方肌，以便更容易触达冈上肌

10.4 冈下肌

图 10.11，10.12。

解剖图：图 16.12。

10.4.1 解剖和疼痛辐射

起点

肩胛骨冈下窝。

止点

- 肱骨大结节（中间面）。
- 肩关节囊。

功能

- 外旋手臂。
- 作为肩关节的稳定肌。

神经支配

肩胛上神经（C5 ~ C6）。

触发点的位置

在紧邻肩胛冈下方的冈下窝沿肩胛骨内侧缘即可触及触发点 1，触发点 2 稍靠外侧。

疼痛辐射区域

- 肩前区域。
- 上臂和前臂的前外侧。
- 手掌和手背的桡侧。

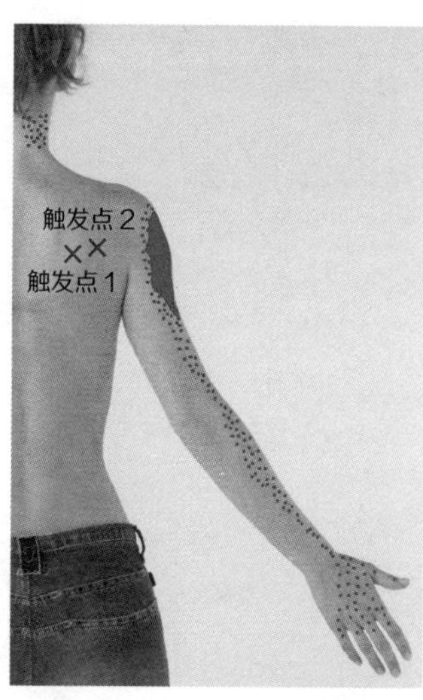

图 10.11　冈下肌的触发点及其疼痛辐射区域，后面观

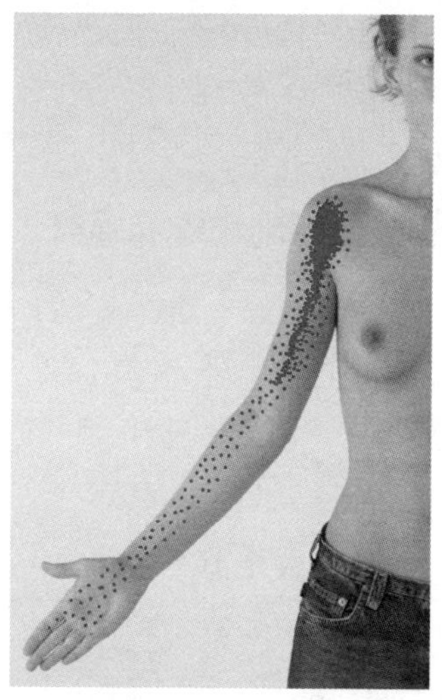

图 10.12　冈下肌触发点的疼痛辐射区域，前面观

10.4.2 整骨疗法

既往史

急性超负荷由创伤引起，可能的情况例如：肩部摔伤、险些跌倒时用手抓住栏杆或进行非常规的体育活动。

慢性超负荷被认为是经常维持单侧的姿势或日常活动（如向后伸手拿文件或使用鼠标的电脑工作）的结果。

检查结果

通过对触发点的加压进行疼痛激惹。可以在牵伸肌肉的同时重复此操作来提高其易激惹性。如果疼痛非常剧烈，牵伸肌肉就足以作为一种刺激。

测试和技术

触发点的牵伸和按压触诊（图 10.13）。

鉴别诊断提示

肩部疾病一旦变成慢性，就很容易出现并发症，导致恶性循环。因此，需要对肩峰下的钙化和肩袖撕裂（也是钙化的结果）进行鉴别诊断。

肩关节的一个小的触发因素，如触发点，就足以持续地干扰这个由肌肉引导的关节的关节力学。随后，改变的关节力学又会引起相应肌肉的过度负荷而形成继发的触发点。因此，需要探索性地寻找引起肩痛的根本触发因素。

内脏关联

- 颈椎的椎间盘突出症（C4/5、C5/6、C6/7）常常会导致在斜角肌、冈上肌、冈下肌、大圆肌、小圆肌和三角肌处形成触发点。

- 心脏。

技术

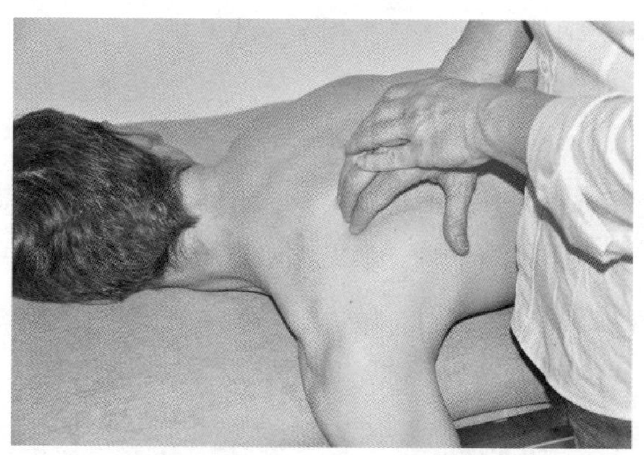

图 10.13　采用抑制法和深层摩擦按摩进行肌肉的治疗

10.5　小圆肌

图 10.14。

解剖图：图 16.9，16.10。

10.5.1　解剖和疼痛辐射

起点

肩胛骨外侧缘（中间 1/3），大圆肌上方。

止点

- 肱骨大结节（下侧面）。
- 肩关节囊。

功能

- 外旋手臂。
- 作为肩关节的稳定肌。

神经支配

腋神经（C5 ~ C6）。

触发点的位置

肩胛骨外侧缘的外侧，冈下肌和大圆肌之间。

疼痛辐射区域

- 三角肌后侧区域，约在三角肌止点上方。
- 上臂后侧。

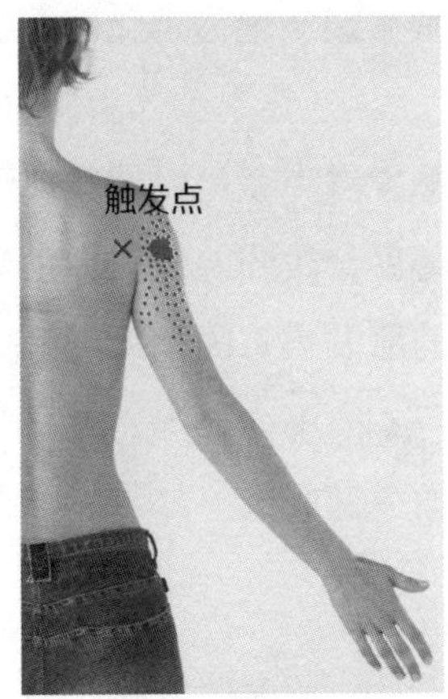

图 10.14　小圆肌的触发点及其疼痛辐射区域

10.5.2 整骨疗法

既往史

急性超负荷由创伤引起，可能的情况例如：肩部摔伤、险些跌倒时用手抓住栏杆或进行非常规的体育活动。

慢性超负荷被认为是经常维持单侧的姿势或日常活动（如向后伸手拿文件或使用鼠标的电脑工作）的结果。

检查结果

通过对触发点的加压进行疼痛激惹。可以在牵伸肌肉的同时重复此操作来提高易激惹性。如果疼痛非常剧烈，牵伸肌肉就足以作为一种刺激。

测试和技术

触发点的牵伸和按压触诊（图 10.15）。

鉴别诊断提示

肩部疾病一旦变成慢性，就很容易出现并发症，导致恶性循环。因此，需要对肩峰下的钙化和肩袖撕裂（也是钙化的结果）进行鉴别诊断。

肩关节的一个小的触发因素，如触发点，就足以持续地干扰这个由肌肉引导的关节的关节力学。随后，改变的关节力学又会引起相应肌肉的过度负荷而形成继发的触发点。因此，需要探索性地寻找引起肩痛的根本触发因素。

小圆肌是一个有效治疗肩部疾病的关键肌肉。如果它存在紊乱，肩部疾病便不会痊愈。

内脏关联

- 颈椎的椎间盘突出症（C4/5、C5/6、C6/7）常常会导致在斜角肌、冈上肌、冈下肌、大圆肌、小圆肌和三角肌处形成触发点。
- 心脏。

技术

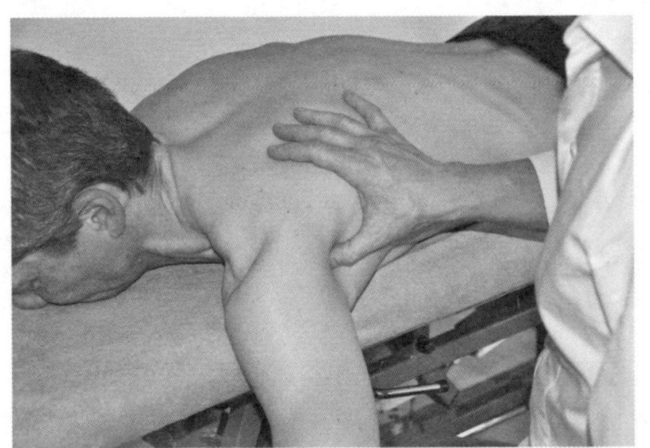

图 10.15　采用抑制法和深层摩擦按摩进行肌肉的治疗

10.6　大圆肌

图 10.16。

解剖图：图 16.9，16.10。

10.6.1　解剖和疼痛辐射

起点

- 肩胛骨外侧缘的远端 1/3（小圆肌下方）。

- 肩胛骨下角。

止点

肱骨小结节嵴。

功能

- 肩内旋。
- 肩内收。
- 作为肩关节的稳定肌。

神经支配

肩胛下神经（C5～C6）。

触发点的位置

- 触发点 1：肩胛骨下角区域（图 16.10）。
- 触发点 2：肌腹外侧，腋后皱襞（图 16.10）。

疼痛辐射区域

- 背侧的三角肌区域。
- 肱三头肌长头的走行区域。
- 前臂背侧。

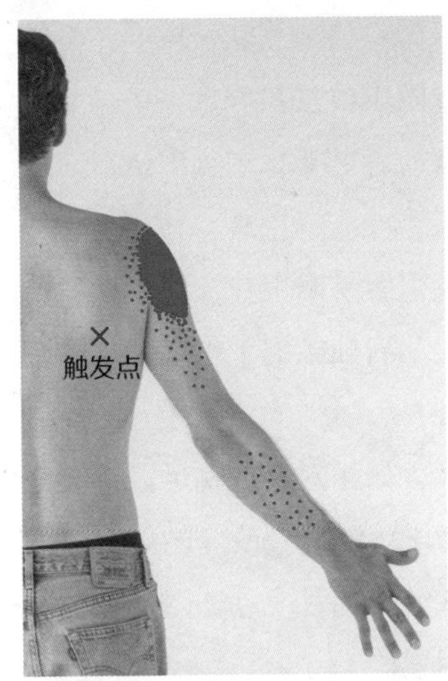

图 10.16　大圆肌的触发点及其疼痛辐射区域

10.6.2　整骨疗法

既往史

急性超负荷由创伤引起，可能的情况例如：肩部摔伤、险些跌倒时用手抓住栏杆或进行非常规的体育活动。

慢性超负荷被认为是经常维持单侧的姿势或日常活动（如向后伸手拿文件或使用鼠标的电脑工作）的结果。

检查结果

通过对触发点的加压进行疼痛激惹。可以在牵伸肌肉的同时重复此操作来提高其易激惹性。如果疼痛非常剧烈，牵伸肌肉就足以作为一种刺激。

测试和技术

触发点的牵伸和按压触诊（图 10.17）。

鉴别诊断提示

肩部疾病一旦变成慢性，就很容易出现并发症，导致恶性循环。因此，需要对肩峰下的钙化和肩袖撕裂（也是钙化的结果）进行鉴别诊断。

肩关节的一个小的触发因素，如触发点，就足以持续地干扰这个由肌肉引导的关节的关节力学。随后，改变的关节力学又会引起相应肌肉的过度负荷而形成继发的触发点。因此，需要探索性地寻找引起肩痛的根本触发因素。

大圆肌是一个有效治疗肩部疾病的关键肌肉。如果它存在紊乱，肩部疾病便不会痊愈。

内脏关联

- 颈椎的椎间盘突出症（C4/5、C5/6、C6/7）常常会导致在斜角肌、冈上肌、冈下肌、大圆肌、小圆肌和三角肌处形成触发点。
- 心脏。

技术

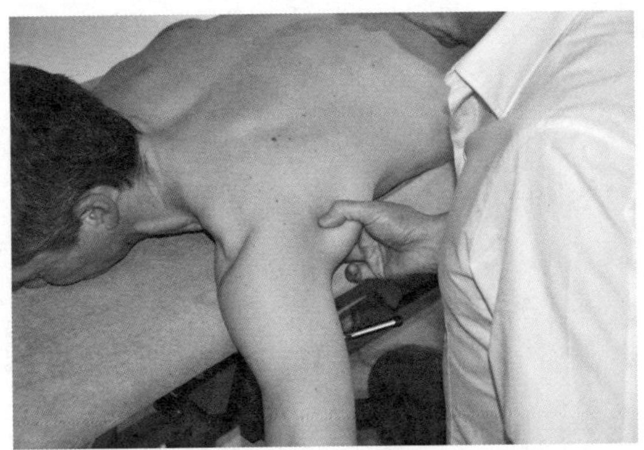

图 10.17　采用抑制法和深层摩擦按摩进行肌肉的治疗。手臂外展的目的是进行肌肉的预拉伸

10.7　背阔肌

图 10.18。

解剖图：图 16.1。

10.7.1　解剖和疼痛辐射

起点

- 第 7 胸椎以下所有的胸椎、腰椎、骶椎的棘突及棘上韧带。
- 胸腰筋膜。
- 髂嵴（后 1/3）。
- 第 9 ~ 12 肋。
- 肩胛骨下角。

止点

肱骨小结节嵴。

功能

- 参与手臂的伸展、内旋和内收。
- 参与深吸气和用力呼气动作。

神经支配

胸背神经（C6～C8）。

触发点的位置

在腋后皱襞的边缘，大约对应肩胛骨外侧缘中间的水平。

疼痛辐射区域

- 肩胛骨下角及周围，呈圆形区域。
- 肩后侧区。
- 上臂和前臂背内侧，包括第 4 和第 5 指。

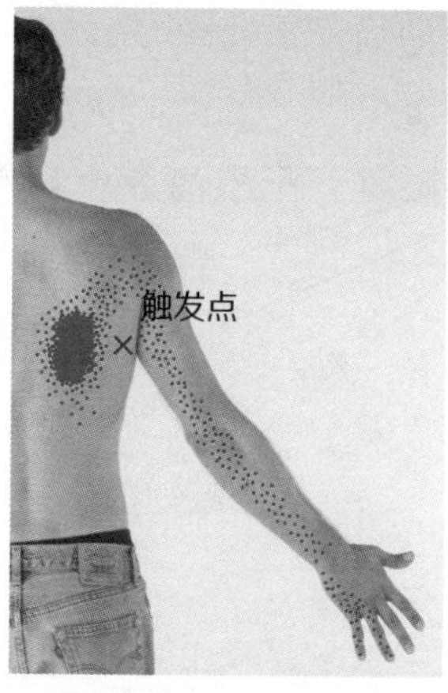

图 10.18　背阔肌的触发点及其疼痛辐射区域

10.7.2　整骨疗法

既往史

急性超负荷由创伤引起，可能的情况例如：险些跌倒时用手抓住栏杆，进行非常规的体育活动、过多的园艺工作或过于激进的健身训练。

检查结果

通过对触发点的加压进行疼痛激惹。可以在牵伸肌肉的同时重复此操作来提高其易激惹性。如果疼痛非常剧烈，牵伸肌肉就足以作为一种刺激。

测试和技术

触发点的牵伸和按压触诊（图 10.19）。

鉴别诊断提示

肩部疾病一旦变成慢性，就很容易出现并发症，导致恶性循环。因此，需要对肩峰下的钙化和肩袖撕裂（也是钙化的结果）进行鉴别诊断。

肩关节的一个小的触发因素，如触发点，就足以持续地干扰这个由肌肉引导的关节的关节力学。随后，改变的关节力学又会引起相应肌肉的过度负荷而形成继发的触发点。因此，需要探索性地寻找引起肩痛的根本触发因素。

技术

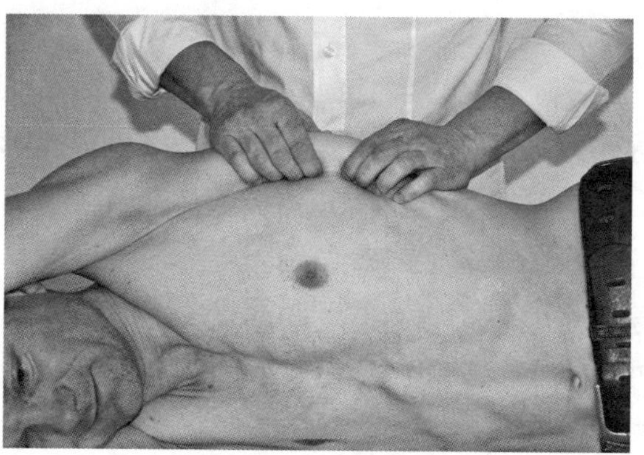

图 10.19　采用抑制法和深层摩擦按摩进行肌肉的治疗。最大限度地外展和屈曲肩关节以进行肌肉的预拉伸。此时适合采用钳捏触诊的手法

10.8　肩胛下肌

图 10.20。

解剖图：图 16.14。

10.8.1　解剖和疼痛辐射

起点

肩胛下窝。

止点

- 肱骨小结节。
- 肱骨小结节嵴（近端）。
- 肩关节囊。

功能

- 肩关节内旋。
- 作为肩关节的稳定肌。

神经支配

肩胛下神经（C6 ~ C7）。

触发点的位置

- 肩胛骨外侧缘附近的肩胛下窝（图 16.14）。
- 肩胛下窝继续向内朝向肩胛骨上角的方向（图 16.14）。

疼痛辐射区域

- 肩后侧区。
- 整个肩胛面。
- 上臂背侧至肘部。
- 腕关节（背侧和掌侧）。

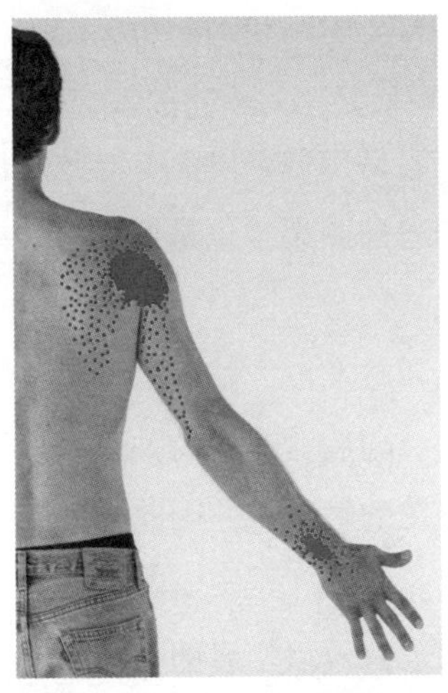

图 10.20　肩胛下肌触发点的疼痛辐射区域

10.8.2 整骨疗法

既往史

急性超负荷由创伤引起，可能的情况例如：肩部摔伤、险些跌倒时用手抓住栏杆或进行非常规的体育活动。

慢性超负荷被认为是经常维持单侧的姿势或日常活动的结果。例如：长时间手臂高举过头的工作（如给天花板刷油漆），或在患有肩部疾病时肩关节长时间处于内旋位的保护性姿势，均会导致慢性超负荷。

检查结果

通过对触发点的加压进行疼痛激惹。可以在牵伸肌肉的同时重复此操作来提高其易激惹性。如果疼痛非常剧烈，牵伸肌肉就足以作为一种刺激。

测试和技术

触发点的牵伸和按压触诊（图 10.21）。

鉴别诊断提示

肩部疾病一旦变成慢性，就很容易出现并发症，导致恶性循环。因此，需要对肩峰下的钙化和肩袖撕裂（也是钙化的结果）进行鉴别诊断。

肩关节的一个小的触发因素，如触发点，就足以持续地干扰这个由肌肉引导的关节的关节力学。随后，改变的关节力学又会引起相应肌肉的过度负荷而形成继发的触发点。因此，需要探索性地寻找引起肩痛的根本触发因素。

除了小圆肌，肩胛下肌是另一个有效治疗肩部疾病的关键肌肉。如果它存在紊乱，肩关节便不会痊愈。它通常受触发点所累，因为在肩部疼痛时通常的保护姿势（内旋）会使其短缩且弹性下降。

技术

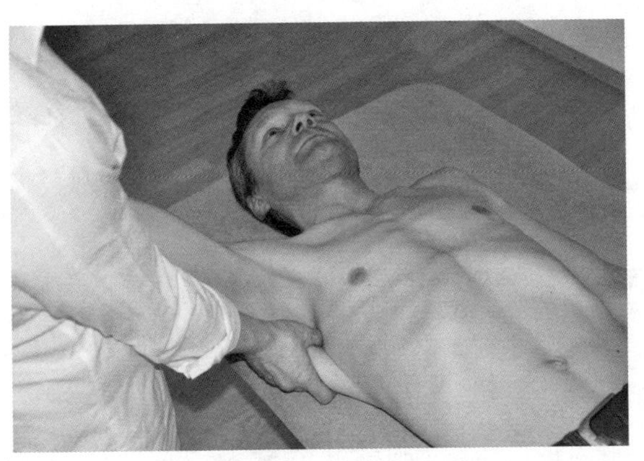

图 10.21 采用抑制法和深层摩擦按摩进行肌肉的治疗。将肩胛骨最大限度地向外侧拉，有利于触诊该肌肉

10.9 菱形肌

图 10.22。

解剖图：图 16.11。

10.9.1 解剖和疼痛辐射

起点

- 项韧带。
- 第 7 颈椎到第 5 胸椎的棘突及棘上韧带。

止点

肩胛骨内侧缘。

功能

回缩肩胛骨。

神经支配

肩胛背神经（C5）。

触发点的位置

沿着肩胛骨内侧缘及其附近。

疼痛辐射区域

- 沿着肩胛骨内侧缘，肩胛骨和椎旁肌之间。
- 肩胛骨冈上窝。

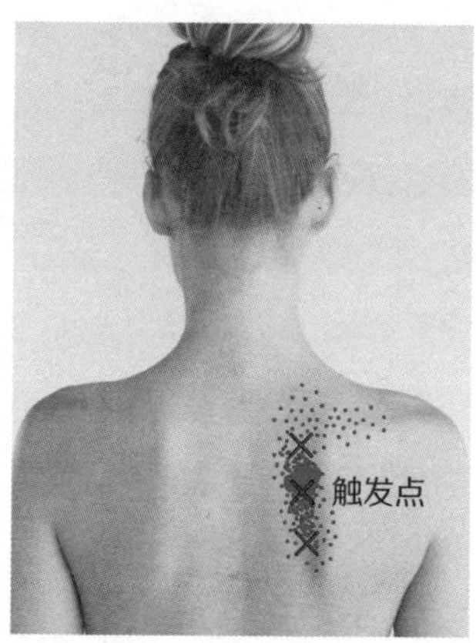

图 10.22　菱形肌的触发点及其疼痛辐射区域

10.9.2 整骨疗法

既往史

慢性超负荷的病史尤其显著，它被认为是经常维持单侧的姿势或日常活动的结果。例如：久坐不动时典型的"弯曲"（脊柱后凸）姿势，尤其是以这样的姿势长时间在电脑前工作（使用电脑和鼠标）时。

检查结果

通过对触发点的加压进行疼痛激惹。可以在牵伸肌肉的同时重复此操作来提高其易激惹性。如果疼痛非常剧烈，牵伸肌肉就足以作为一种刺激。

测试和技术

触发点的牵伸和按压触诊（图 10.23）。

鉴别诊断提示

背痛可能是心绞痛和心肌梗死的症状。

心绞痛或心肌梗死发作除了疼痛辐射外，还有其他症状。对于心绞痛，当去除诱发因素（如身体负荷或寒冷）或使用硝酸甘油喷雾剂时症状就会消失。

在心肌梗死发作的情况下，除了心脏功能下降，还有自主神经紊乱和濒死感。

疼痛激惹的姿势或活动存在或进行的时间越长，肩胛间疼痛就会越剧烈，导致患者在椅子上坐不安稳，不断地变化坐姿以及停止相应的活动。

内脏关联

心脏。

技术

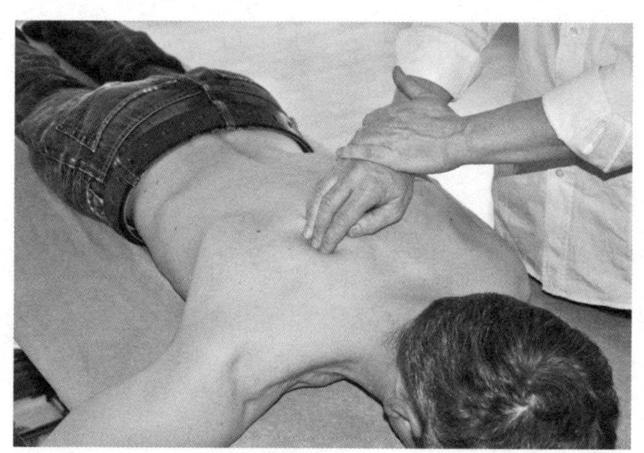

图 10.23　采用抑制法和深层摩擦按摩进行肌肉的治疗。通过将手臂放置在肩胛骨前伸位来进行肌肉的预拉伸

10.10　三角肌

图 10.24，10.25。

解剖图：图 16.15。

10.10.1　解剖和疼痛辐射

起点

- 锁骨（外 1/3）。

- 肩峰。
- 肩胛冈。

止点

三角肌粗隆。

功能

- 外展手臂。
- 前束：屈曲、内旋肩关节。
- 后束：伸展、外旋肩关节。

神经支配

腋神经（C5 ~ C6）。

触发点的位置

- 前侧触发点：盂肱关节前方肌腹的上 1/3，靠近肌肉前侧缘。
- 后侧触发点：肌腹下半部分的后侧缘。

疼痛辐射区域

- 前侧触发点：上臂及三角肌区域的前侧和外侧。
- 后侧触发点：上臂及三角肌区域的后侧和外侧。

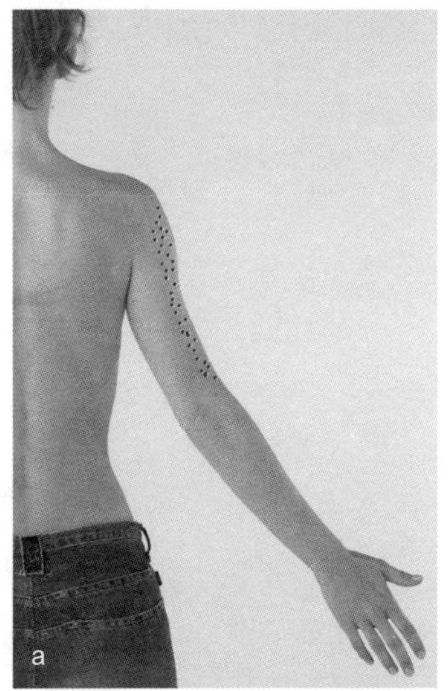

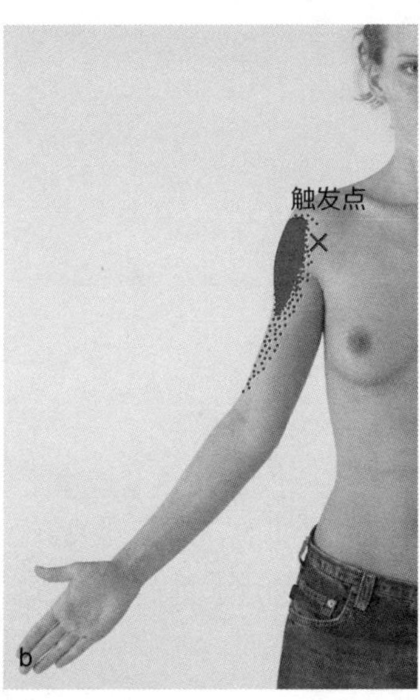

图 10.24　三角肌的前侧触发点及其疼痛辐射区域

a. 后面观；b. 前面观

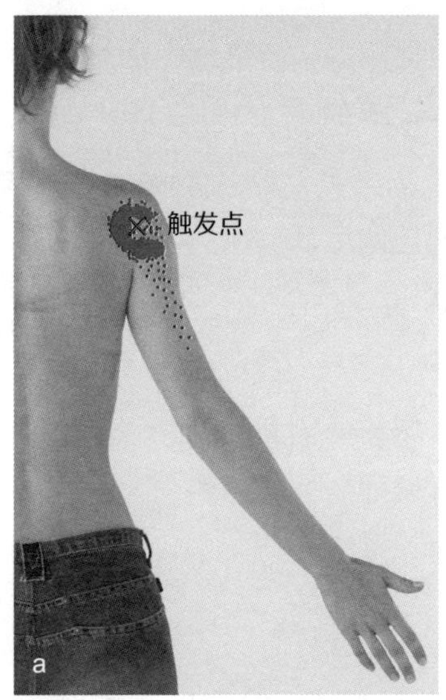

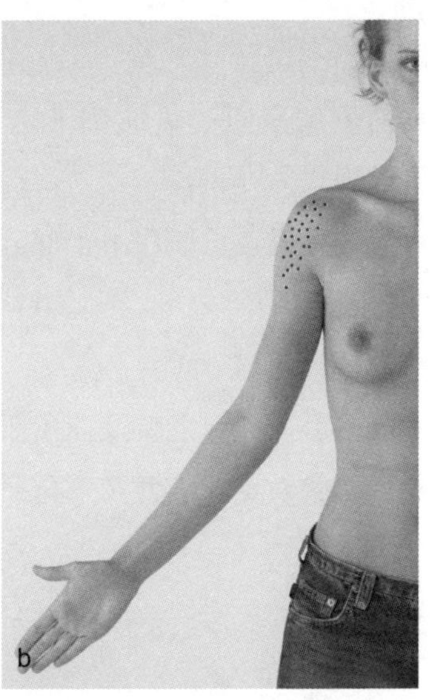

图 10.25　三角肌的后侧触发点及其疼痛辐射区域

a. 后面观；b. 前面观

10.10.2 整骨疗法

既往史

急性超负荷由创伤引起，可能的情况例如：肩部摔伤、险些跌倒时用手抓住栏杆或进行非常规的体育活动。

慢性超负荷被认为是经常维持单侧的姿势或日常活动（如向后伸手拿文件或使用鼠标的电脑工作）的结果。

检查结果

通过对触发点的加压进行疼痛激惹。可以在牵伸肌肉的同时重复此操作来提高其易激惹性。如果疼痛非常剧烈，牵伸肌肉就足以作为一种刺激。

测试和技术

触发点的牵伸和按压触诊（图 10.26，10.27）。

鉴别诊断提示

肩部疾病一旦变成慢性，就很容易出现并发症，导致恶性循环。因此，需要通过鉴别诊断来确定肩峰下的钙化和肩袖撕裂（也是钙化的结果）。

肩关节的一个小的触发因素，如触发点，就足以持久地干扰这个由肌肉引导的关节的关节力学。随后，改变的关节力学又会引起相应肌肉的过度负荷而形成继发的触发点。因此，需要探索性地寻找引起肩痛的根本触发因素。

内脏关联

- 颈椎的椎间盘突出症（C4/5、C5/6、C6/7）常常会导致在斜角肌、冈上肌、冈下肌、大圆肌、小圆肌和三角肌处形成触发点。
- 心脏。

技术

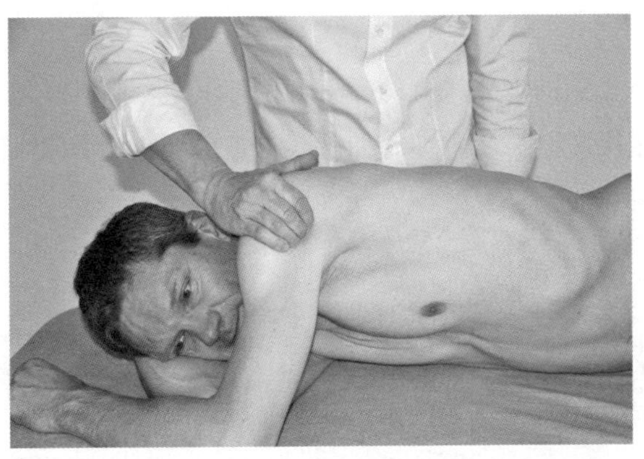

图 10.26　采用抑制法和深层摩擦按摩治疗后侧触发点

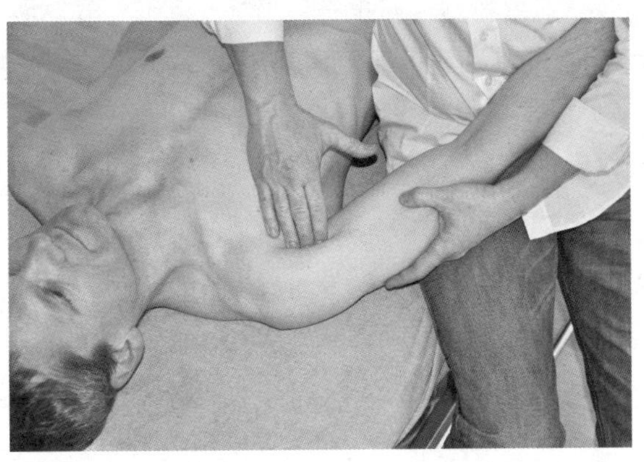

图 10.27　采用抑制法和深层摩擦按摩治疗前侧触发点

10.11 喙肱肌

图 10.28。

解剖图：图 16.15。

10.11.1 解剖和疼痛辐射

起点

肩胛骨喙突。

止点

肱骨内侧面（近侧半）。

功能

手臂的屈曲、内收。

神经支配

肌皮神经（C5～C7）。

触发点的位置

在腋窝的三角肌与胸大肌之间进行触诊，并将肌肉颅端部分压向肱骨。

疼痛辐射区域

- 三角肌前侧。
- 沿上臂、前臂和手背处的非连续线性区域。

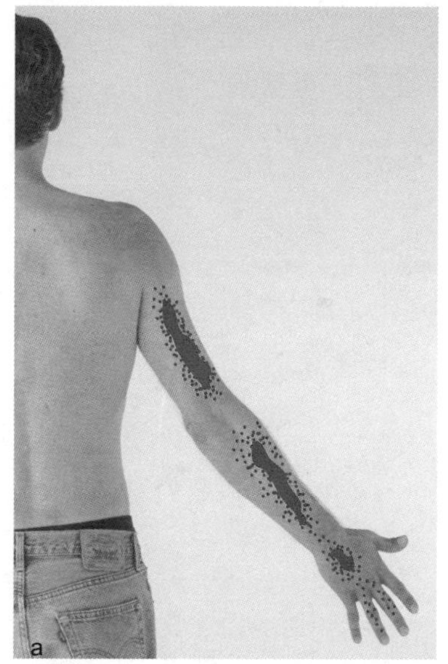

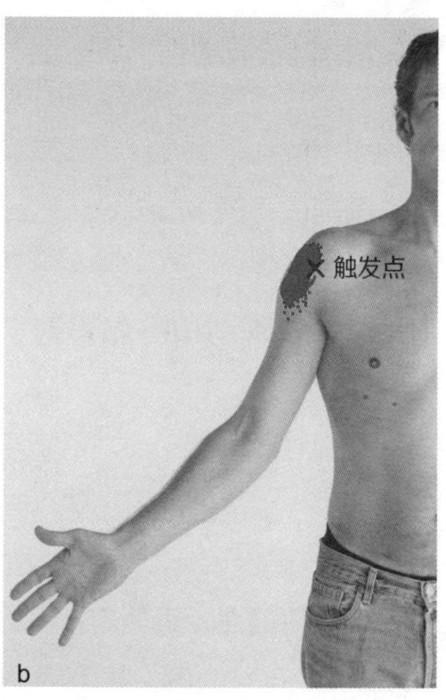

图 10.28 喙肱肌的触发点及其疼痛辐射区域

a. 后面观；b. 前面观

10.11.2 整骨疗法

既往史

急性超负荷由创伤引起，可能的情况例如：肩部摔伤、险些跌倒时用手抓住栏杆或进行非常规的体育活动（如过度的哑铃训练）。

慢性超负荷被认为是维持单侧的姿势或日常活动（如以手臂下垂的姿势搬运重物）的结果。

检查结果

通过对触发点的加压进行疼痛激惹。可以在牵伸肌肉的同时重复此操作来提高其易激惹性。如果疼痛非常剧烈，牵伸肌肉就足以作为一种刺激。

测试和技术

触发点的牵伸和按压触诊（图 10.29）。

鉴别诊断提示

肩部疾病一旦变成慢性，就很容易出现并发症，导致恶性循环。因此，需要通过鉴别诊断来确定肩峰下的钙化和肩袖撕裂（也是钙化的结果）。

肩关节的一个小的触发因素，如触发点，就足以持续地干扰这个由肌肉引导的关节的关节力学。随后，改变的关节力学又会引起相应肌肉的过度负荷而形成继发的触发点。因此，需要探索性地寻找引起肩痛的根本触发因素。

技术

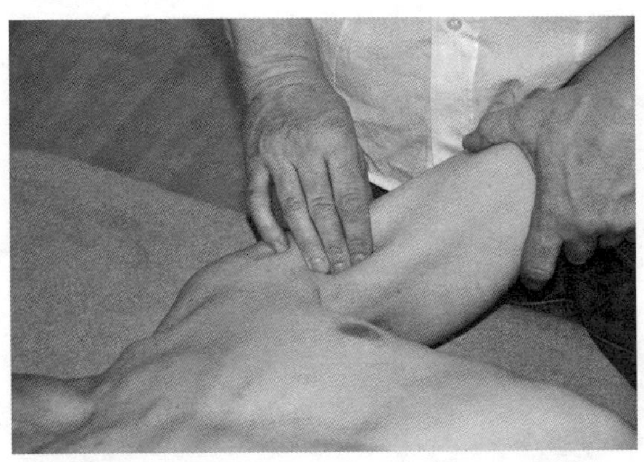

图 10.29 采用抑制法和深层摩擦按摩治疗肌肉。通过外展手臂来进行肌肉的预拉伸

10.12 肱二头肌

图 10.30。

解剖图：图 16.15。

10.12.1 解剖和疼痛辐射

起点

- 长头：肩胛骨盂上结节。
- 短头：肩胛骨喙突。

止点

- 桡骨粗隆。
- 肱二头肌腱膜。

功能

- 使手臂屈曲。
- 使肘关节屈曲。
- 使前臂旋后。

神经支配

肌皮神经（C5 ~ C6）。

触发点的位置

肌肉远端 1/3。

疼痛辐射区域

- 三角肌腹侧区。
- 沿肌肉走向的上臂腹侧。
- 肘窝。
- 肩胛上区域。

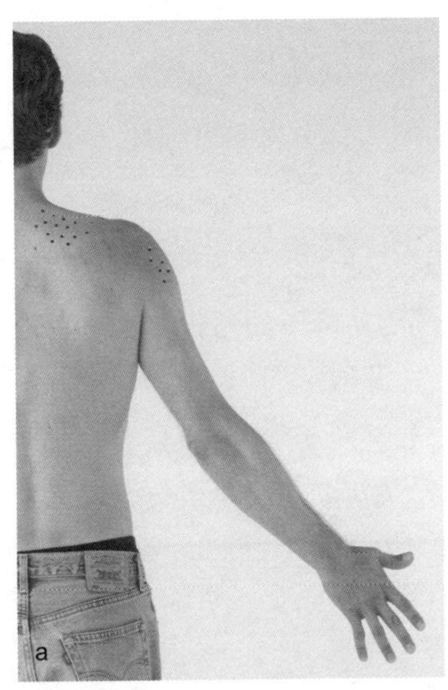

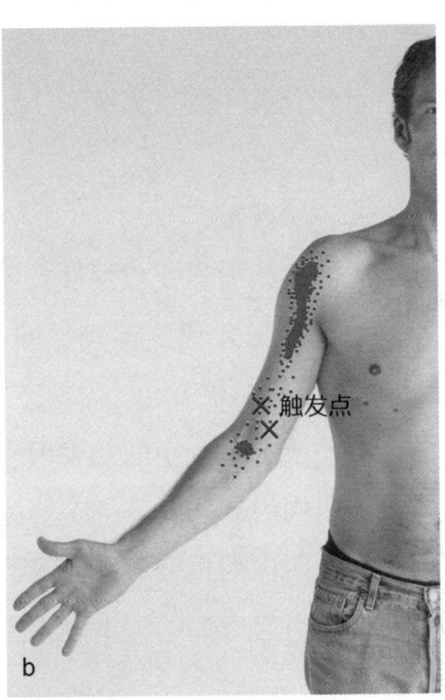

图 10.30　肱二头肌的触发点及其疼痛辐射区域
a. 后面观；b. 前面观

10.12.2　整骨疗法

既往史

急性超负荷是由创伤引起的，可能的情况例如：肩部摔伤、险些跌倒时用手抓住栏杆或进行非常规的体育活动（如过度的哑铃或瑜伽训练）。

慢性超负荷被认为是维持单侧的姿势或日常活动（如手臂过头高举重物）的结果。

检查结果

通过对触发点的加压进行疼痛激惹。可以在牵伸肌肉的同时重复此操作来提高其易激惹性。如果疼痛非常剧烈，牵伸肌肉就足以作为一种刺激。

测试和技术

牵伸及按压触发点（图 10.31）。

鉴别诊断提示

肩部疾病一旦变成慢性，就很容易出现并发症，导致恶性循环。因此，需要通过鉴别诊断来确定肩峰下的钙化和肩袖撕裂（也是钙化的结果）。

肩关节的一个小的触发因素，如触发点，就足以持续地干扰这个由肌肉引导的关节的关节力学。随后，改变的关节力学又会引起相应肌肉的过度负荷而形成继发的触发点。因此，需要探索性地寻找引起肩痛的根本触发因素。

技术

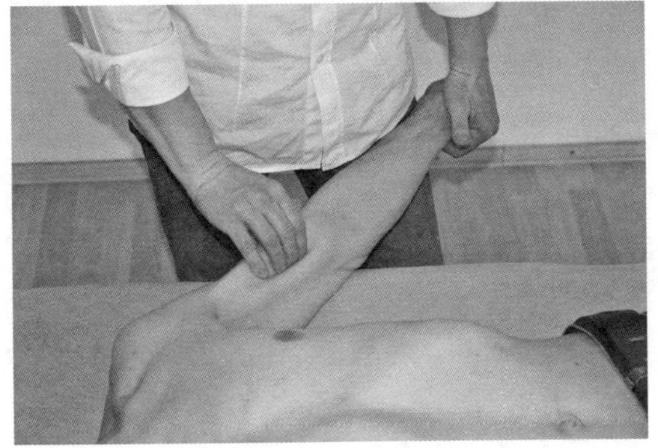

图 10.31　采用抑制法和深层摩擦按摩治疗肌肉。通过肘关节伸展和前臂旋前来进行肌肉的预拉伸

10.13　肱肌

图 10.32。

解剖图：图 16.16。

10.13.1　解剖和疼痛辐射

起点

肱骨前表面（远端 1/2）。

止点

- 尺骨粗隆。
- 尺骨冠突。

功能

屈曲肘关节。

神经支配

- 肌皮神经（C5 ~ C6）。
- 桡神经（C7）。

触发点的位置

- 触发点 1：肘部上方几厘米（图 16.16）。
- 触发点 2：在肌腹的上半部分（图 16.16）。

疼痛辐射区域

- 第 1 腕掌关节和拇指底的手背区域。
- 肘窝。
- 上臂腹侧和三角肌区。

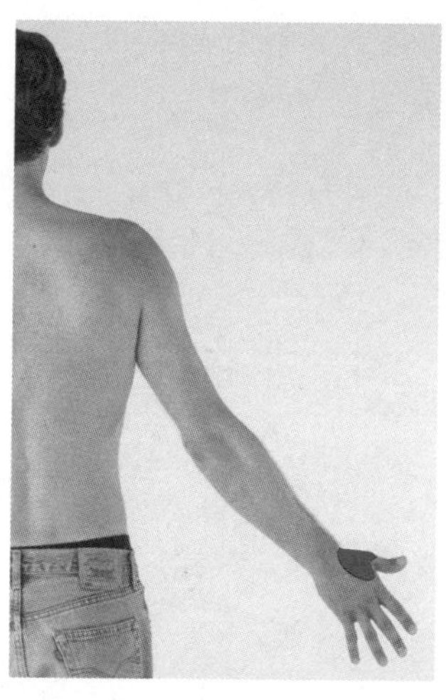

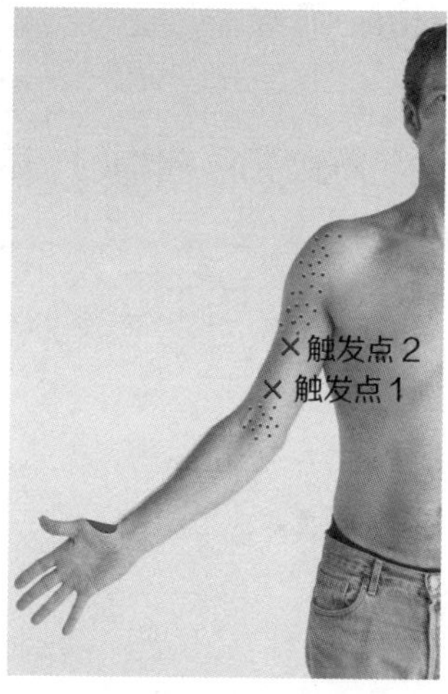

图 10.32　肱肌的触发点及其疼痛辐射区域

a. 后面观；b. 前面观

10.13.2 整骨疗法

既往史

急性超负荷是由创伤引起的，可能的情况例如：险些跌倒时用手扶住栏杆或进行非常规的运动活动（如过度的哑铃或瑜伽训练）。

慢性超负荷被认为是维持单侧的姿势或日常活动（如抬高重物或肘部弯曲到最大限度的睡姿）的结果。

检查结果

通过对触发点的加压进行疼痛激惹。可以在牵伸肌肉的同时重复此操作来提高其易激惹性。如果疼痛非常剧烈，牵伸肌肉就足以作为一种刺激。

测试和技术

触发点的牵伸和按压触诊（图 10.33）。

鉴别诊断提示

许多肌肉都可以引起肘部疼痛，为进行区分，需要耐心和时间。患者也必须知道这一点，疼痛出现的时间越久，再生和复原需要的时间就越长。重要的是要认识到触发因素，并在愈合期间内将其消除。这可能意味着要放弃体育运动数月之久。

软组织疾病，如常见的肘部疼痛，需要重视受影响的组织。必须仔细考虑是否过度使用镇痛类药物、固定或照射治疗。这些措施通常不会彻底消除症状。

技术

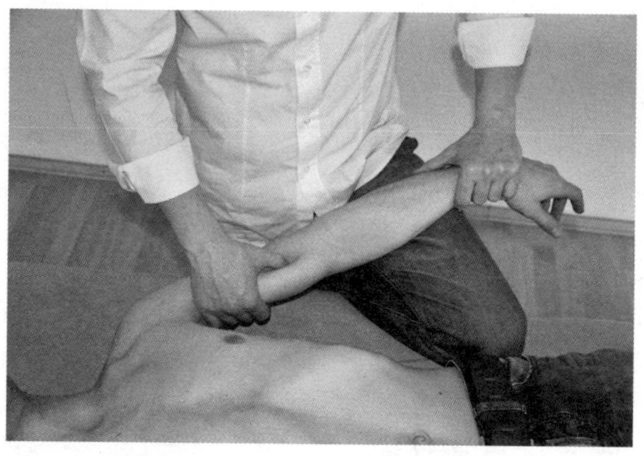

图 10.33　采用抑制法和深层摩擦按摩进行肌肉的治疗。利用肘部伸展进行肌肉的预拉伸

10.14　肱三头肌

图 10.34，10.35。

解剖图：图 16.15。

10.14.1　解剖和疼痛辐射

起点

- 长头：肩胛骨盂下结节。
- 外侧头：肱骨背面近端 1/2。
- 内侧头：肱骨背面的远端 1/2，桡神经沟下内侧。

止点

- 鹰嘴。
- 肘关节囊。

功能

- 伸展肘部。
- 作为肩关节的稳定肌。

神经支配

桡神经（C7～C8）。

触发点的位置

- 触发点 1：肱三头肌长头与大圆肌交界处远端几厘米的长头内。
- 触发点 2：肌肉外侧缘，肱骨外上髁上方 4～6 cm 的内侧头内。
- 触发点 3：肌肉外侧缘的外侧头内，约在上臂中段，即在上臂背侧桡神经的触诊点水平。
- 触发点 4：在尺骨鹰嘴略上方的内侧头内。
- 触发点 5：在内侧头的内侧缘，肱骨内上髁略上方。

疼痛辐射区域

- 触发点 1：上臂背侧、肩部背侧至颈部、前臂背侧至手背（肘部除外）。
- 触发点 2：肱骨外上髁、前臂桡侧。
- 触发点 3：上臂的背侧、前臂背侧、第 4 和第 5 指（背侧）。
- 触发点 4：尺骨鹰嘴。
- 触发点 5：肱骨内上髁、前臂前内侧、第 4 和第 5 指的掌面。

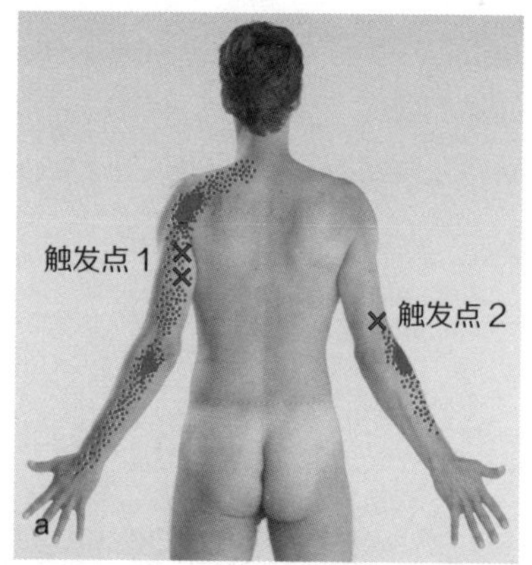

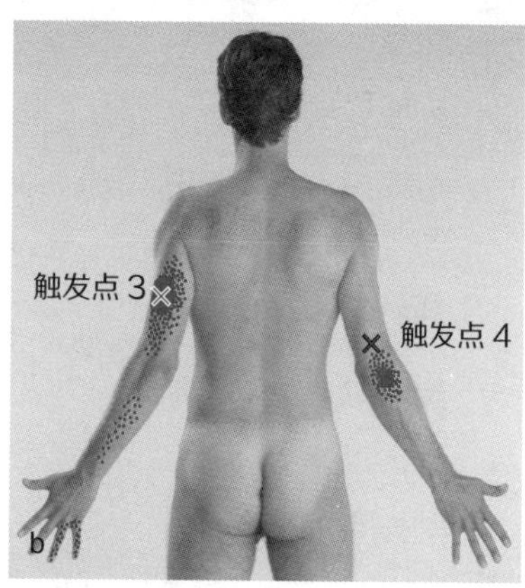

图 10.34 肱三头肌的触发点及其疼痛辐射区域

a. 触发点 1、2；b. 触发点 3、4

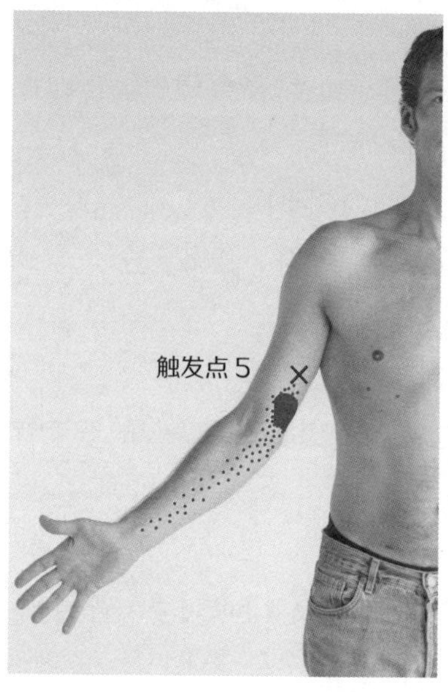

图 10.35 肱三头肌的触发点 5 及其疼痛辐射区域

10.14.2 整骨疗法

既往史

急性超负荷由非常规的体育活动（如过度的哑铃或瑜伽训练）或创伤引起。

慢性超负荷被认为是维持单侧的姿势或日常活动的结果，如手臂过头高举重物。

检查结果

通过对触发点的加压进行疼痛激惹。可以在牵伸肌肉的同时重复此操作来提高其易激惹性。如果疼痛非常剧烈，牵伸肌肉就足以作为一种刺激。

测试和技术

触发点的牵伸和按压触诊（图 10.36，10.37）。

鉴别诊断提示

肩部疾病一旦变为慢性的，就很容易出现并发症，导致恶性循环。因此，需要通过鉴别诊断来确定肩峰下的钙化和肩袖断裂（也是钙化的结果）。

肩关节的一个小的触发因素，如触发点，就足以持续地干扰这个由肌肉引导的关节的关节力学。随后，改变的关节力学又会引起相应肌肉的过度负荷而形成继发的触发点。因此，需要探索性地寻找引起肩痛的根本触发因素。

技术

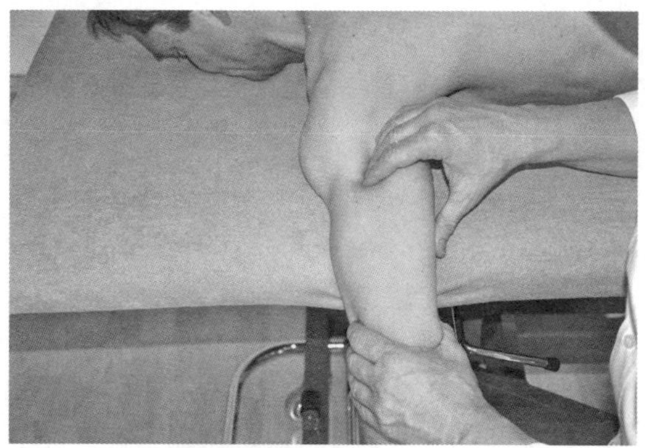

图 10.36　采用抑制法和深层摩擦按摩治疗近端触发点。利用肘部屈曲进行肌肉的预拉伸

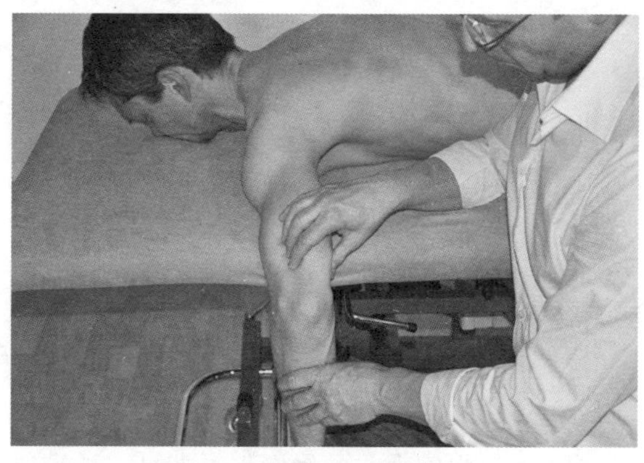

图 10.37　采用抑制法和深层摩擦按摩治疗远端触发点。利用肘部屈曲进行肌肉的预拉伸

10.15　肘肌

图 10.38。

解剖图：图 16.15。

10.15.1　解剖和疼痛辐射

起点

肱骨外上髁（背侧面）。

止点

肘关节囊。

功能

作为关节囊的调节肌（防止关节囊在肘部伸展时卡住）。

神经支配

桡神经（C6～C8）。

触发点的位置

桡骨环状韧带远端。

疼痛辐射区域

肱骨外上髁。

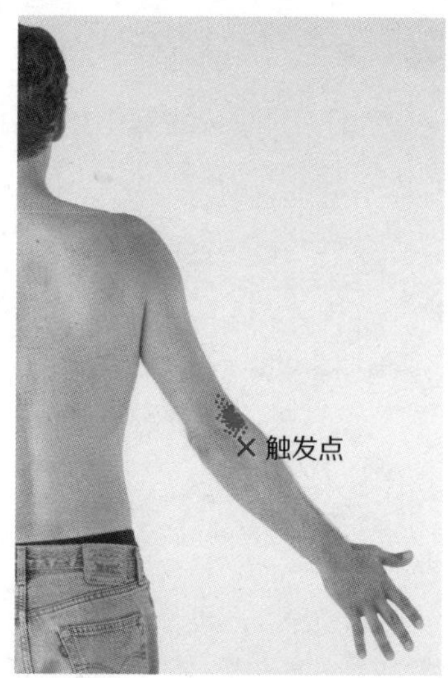

图 10.38　肘肌的触发点及其疼痛辐射区域

10.15.2　整骨疗法

既往史

慢性超负荷由非常规的体育活动（如过度的哑铃或瑜伽训练）引起。

检查结果

通过按压触发点进行疼痛激惹。

测试和技术

按压触诊（图 10.39）。

鉴别诊断提示

许多肌肉都可以引起肘部疼痛。需要耐心和时间进行区分。

患者也必须知道这一点，疼痛出现的时间越久，再生和复原需要的时间就越长。重要的是要识别到触发因素，并在愈合期间内将其消除。这可能意味着要放弃体育运动数月之久。

技术

采用抑制技术（图 10.39）。

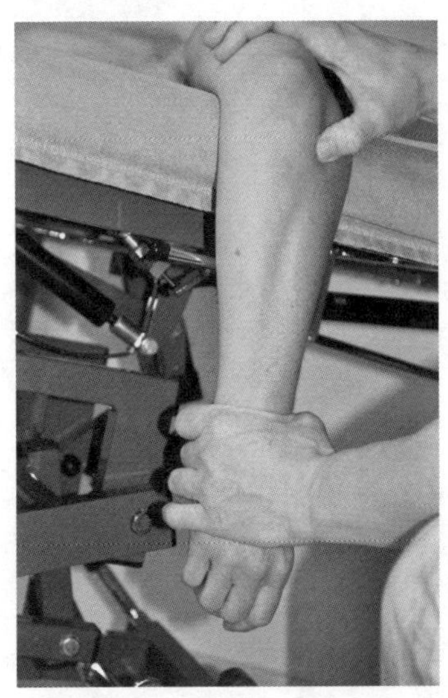

图 10.39 在肱骨外上髁处采用抑制技术治疗肌肉

10.16 疼痛指南

表 10.1 ~ 10.3 和图 10.40 ~ 10.42。

表 10.1　上胸痛

肌肉	出现频率	章节
菱形肌	很常见	10.9
头半棘肌、颈半棘肌等	很常见	9.11
多裂肌	很常见	9.11
上后锯肌	很常见	12.5
斜方肌	很常见	9.1
斜角肌	常见	10.2
竖脊肌	常见	12.8
腹直肌	常见	12.9
肩胛提肌	少见	10.1
肩胛下肌	少见	10.8
前锯肌	少见	12.7

表 10.2　肩 – 上臂疼痛

肌肉	出现频率	章节
冈上肌	很常见	10.3
冈下肌	很常见	10.4
小圆肌	很常见	10.5
大圆肌	很常见	10.6
肩胛下肌	很常见	10.8
斜角肌	常见	10.2
三角肌	常见	10.10
肱二头肌	常见	10.12
胸小肌	常见	12.2
锁骨下肌	常见	12.3
背阔肌	少见	10.7

（续表）

肌肉	出现频率	章节
喙肱肌	少见	10.11
肱肌	少见	10.13
肱三头肌	少见	10.14
胸骨肌	少见	12.4
上后锯肌	少见	12.5

表 10.3 肘部疼痛

肌肉	出现频率	章节
肱桡肌	很常见	11.1
桡侧腕长伸肌	很常见	11.2
指伸肌	很常见	11.5
旋后肌	很常见	11.7
冈上肌	常见	10.3
肱二头肌	常见	10.12
肱三头肌	常见	10.14
肘肌	常见	10.15
上后锯肌	常见	12.5
胸大肌	少见	12.1
胸小肌	少见	12.2
锁骨下肌	少见	12.3
下后锯肌	少见	12.6
胸骨肌	少见	12.4
前锯肌	少见	12.7
斜角肌	少见	10.2
冈下肌	少见	10.4
背阔肌	少见	10.7

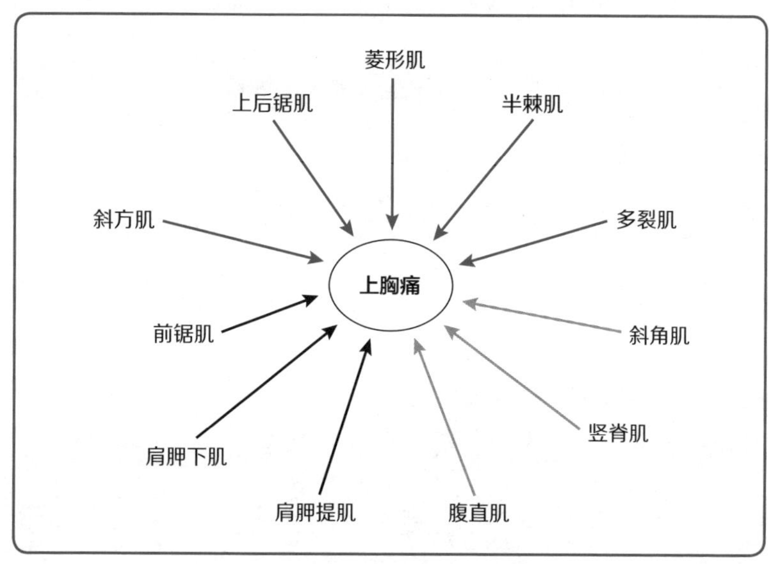

图 10.40　上胸痛

→—很常见；→—常见；→—少见

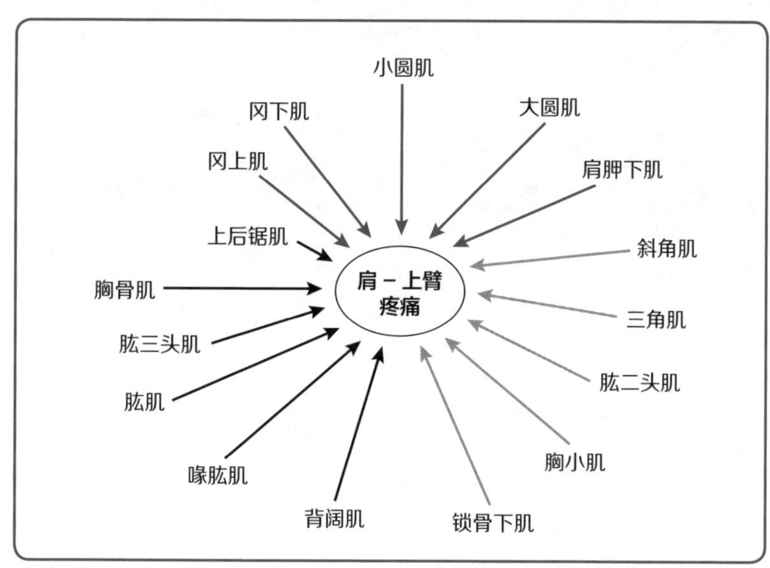

图 10.41　肩－上臂疼痛

→—很常见；→—常见；→—少见

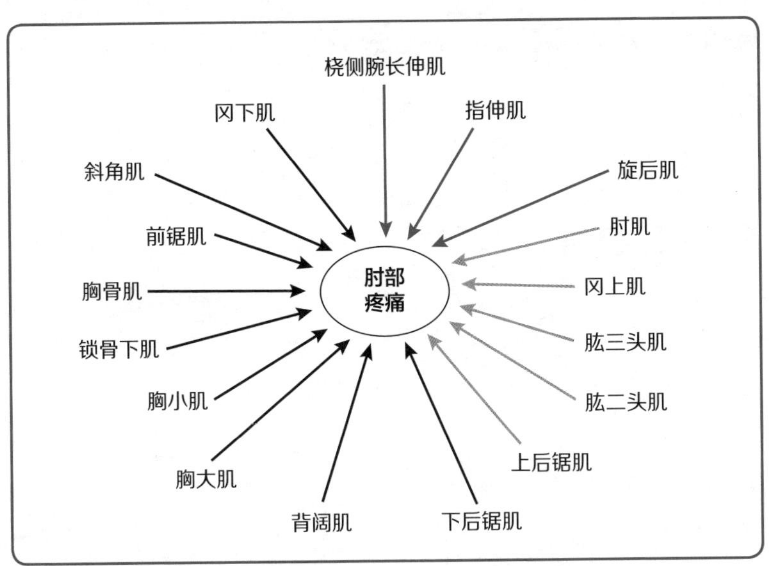

图 10.42 肘部疼痛

→—很常见；→—常见；→—少见

11 肘部 - 手指疼痛

11.1 肱桡肌

图 11.1。

解剖图：图 16.17。

11.1.1 解剖和疼痛辐射

起点

- 肱骨髁上嵴（上 2/3）。
- 肌间隔膜外侧。

止点

桡骨茎突。

功能

- 肘关节屈曲。
- 将前臂置于旋前和旋后之间的中立位。

神经支配

桡神经（C5 ~ C6）。

触发点的位置

前臂桡侧桡骨头远端 1 ~ 2 cm 处，大约在肌腹的中间。

疼痛辐射

- 拇指鞍状关节和示指掌指关节之间的手背区域。
- 肱骨外上髁。
- 前臂桡侧。

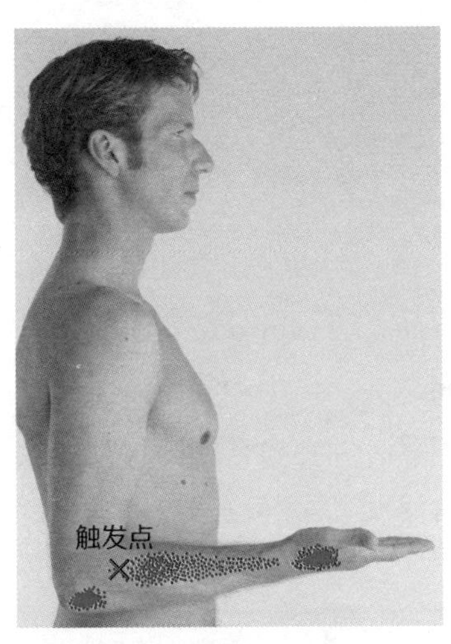

图 11.1　肱桡肌的触发点及其疼痛辐射区域

11.1.2　整骨疗法

既往史

急性超负荷可能是由许多不经常进行的或过度密集的活动造成的，这些可以是用力且重复的抓握活动，如弹吉他、打高尔夫球、打网球等。

急性超负荷也可能由不经常进行的或非常密集的手工作业活动而导致，如园艺工作、修剪树篱、拧螺丝等。

慢性超负荷则由非常规的体育活动（如过度的哑铃训练、打高尔夫球、打网球、打壁球等）导致。

检查结果

通过对触发点加压进行疼痛激惹，可以在牵伸肌肉的同时重复此操作来提高其易激惹性。如果疼痛非常剧烈，牵伸肌肉就足以作为一种刺激。

测试和技术

触发点的钳捏触诊和拉伸（图 11.2）。

鉴别诊断提示

许多肌肉都可以引起肘部疼痛，进行区分需要耐心和时间。患者必须知道，疼痛出现的时间越久，再生和复原需要的时间就越长。重要的是要识别到触发因素，并在愈合期内将其消除。这可能意味着要放弃体育运动数月之久。

技术

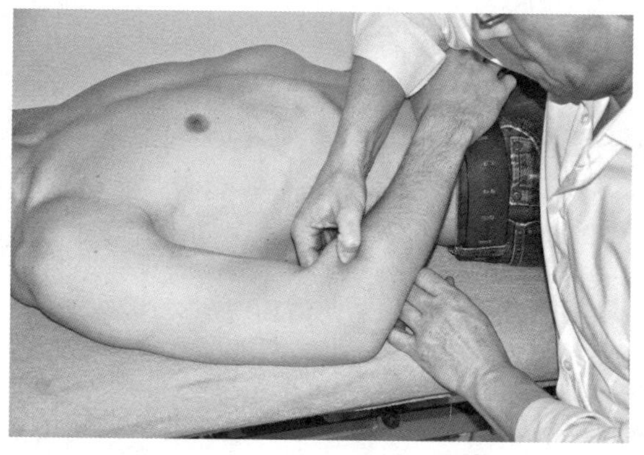

图 11.2　利用抑制和深层摩擦按摩治疗触发点。此时适合采用钳捏触诊手法

11.2　桡侧腕长伸肌

图 11.3。

解剖图：图 16.18。

11.2.1　解剖和疼痛辐射

起点

- 肱骨外侧髁上嵴（远端 1/3）。
- 肌间隔膜外侧。

止点

第 2 掌骨底（伸侧）。

功能

腕关节的背伸和桡侧外展。

神经支配

桡神经（C6 ~ C7）。

触发点的位置

桡骨头远端 1 ~ 2 cm，大约在肱桡肌触发点水平，但偏向尺骨。

疼痛辐射

- 肱骨外上髁。
- 腕关节桡侧半和手背第 1 ~ 3 掌骨区域。

内脏关联

无。

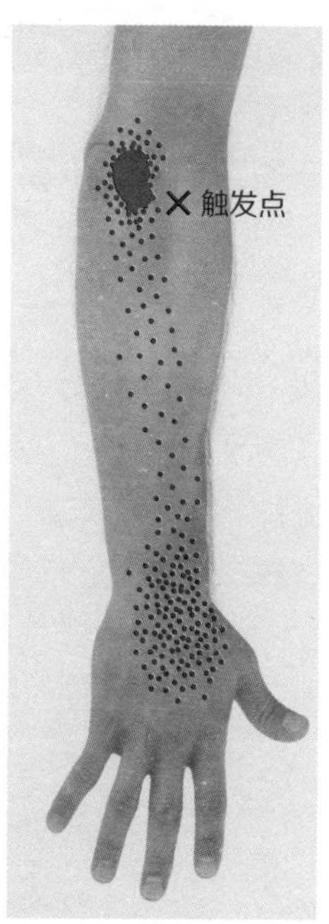

图 11.3　桡侧腕长伸肌的触发点及其疼痛辐射区域

11.2.2　整骨疗法

既往史

急性超负荷可能是由许多不经常进行的或过度密集的活动造成的，这些可以是用力且重复的抓握活动，如弹吉他、打高尔夫球、打网球等。

急性超负荷也可能由不经常进行的或非常密集的手工作业活动而导致，如园艺工作、修剪树篱、拧螺丝等。

慢性超负荷则是由非常规的体育活动（如过度的哑铃训练、

打高尔夫球、打网球、打壁球等）和手工或家务活动（如编织、擦洗等）引起的。

检查结果

通过对触发点加压进行疼痛激惹，可以在牵伸肌肉的同时重复此操作来提高其易激惹性。如果疼痛非常剧烈，牵伸肌肉就足以作为一种刺激。

测试和技术

触发点的按压触诊和拉伸（图 11.4）。

鉴别诊断提示

许多肌肉都可以引起肘部疼痛，进行区分需要耐心和时间。患者也必须知道，疼痛出现的时间越久，再生和复原需要的时间就越长。重要的是要识别出触发因素，并在愈合期内将其消除。这可能意味着要放弃体育运动或其他类型的活动数月之久。

很多活动都会导致肘部疼痛。运动的重复执行被认为是急性和慢性负荷的形成机制。我们有一双用于抓握的手，几乎整天都在进行屈曲运动，且常常结合旋前运动。前臂伸肌和旋后肌会主动抵抗这些运动，因此前臂的所有肌群都可能出现超负荷情况。

技术

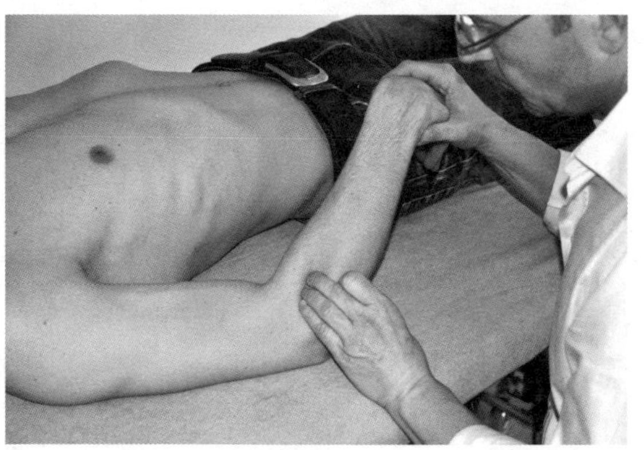

图 11.4　利用抑制法和深层摩擦按摩治疗肌肉。通过屈曲腕关节进行肌肉的预牵伸

11.3　桡侧腕短伸肌

图 11.5。

解剖图：图 16.18。

11.3.1　解剖和疼痛辐射

起点

肱骨外上髁（腹侧面）。

止点

第 3 掌骨底（伸侧）。

功能

腕关节背伸和桡侧外展。

神经支配

桡神经（C7 ~ C8）。

触发点的位置

桡骨头远端 5 ~ 6 cm（约在肌腹中间）。

疼痛辐射

腕关节和手背的中间区域。

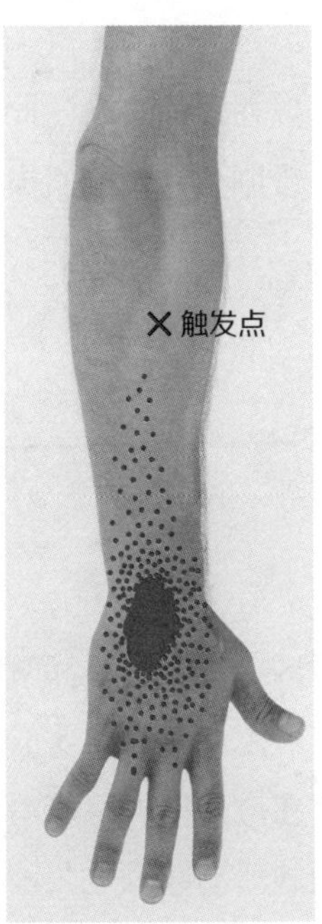

图 11.5 桡侧腕短伸肌的触发点及其疼痛辐射区域

11.3.2 整骨疗法

既往史

急性超负荷可能是由许多不经常进行的或过度密集的活动造

成的，这些可以是用力且重复的抓握活动，如弹吉他、打高尔夫球、打网球等。

急性超负荷也可能由不经常进行的或非常密集的手工作业活动（如园艺工作、修剪树篱、拧螺丝等）而导致。

慢性超负荷则是由非常规的体育活动（如过度的哑铃训练、打高尔夫球、打网球、打壁球等）和手工或家务活动（如编织、擦洗等）引起的。

检查结果

通过对触发点加压进行疼痛激惹，可以在牵伸肌肉的同时重复此操作来提高其易激惹性。如果疼痛非常剧烈，牵伸肌肉就足以作为一种刺激。

测试和技术

触发点的按压触诊和拉伸（图 11.6）。

鉴别诊断提示

许多肌肉都可以引起肘部疼痛，进行区分需要耐心和时间。患者也必须知道，疼痛出现的时间越久，再生和复原需要的时间就越长。重要的是要识别到触发因素，并在愈合期内将其消除。这可能意味着要放弃体育运动或其他类型的活动数月之久。

很多活动都会导致肘部疼痛。运动的重复执行被认为是急性和慢性负荷的形成机制。我们有一双用于抓握的手，几乎整天都在进行屈曲运动且常常结合旋前运动。前臂伸肌和旋后肌会主动抵抗这些运动，因此前臂的所有肌群都可能出现超负荷情况。

技术

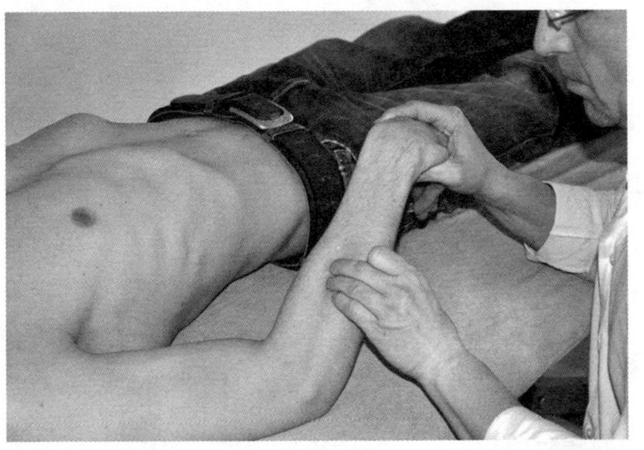

图 11.6 采用抑制和深层摩擦按摩治疗肌肉。通过屈曲腕关节来进行肌肉的预拉伸

11.4 尺侧腕伸肌

图 11.7。

解剖图：图 16.18。

11.4.1 解剖和疼痛辐射

起点

肱骨外上髁（腹侧面）。

止点

第 5 掌骨底 。

功能

腕关节背伸和尺侧外展。

神经支配

桡神经（C7 ~ C8）。

触发点的位置

肱骨外上髁远端 7 ~ 8 cm。

疼痛辐射

腕关节尺侧半。

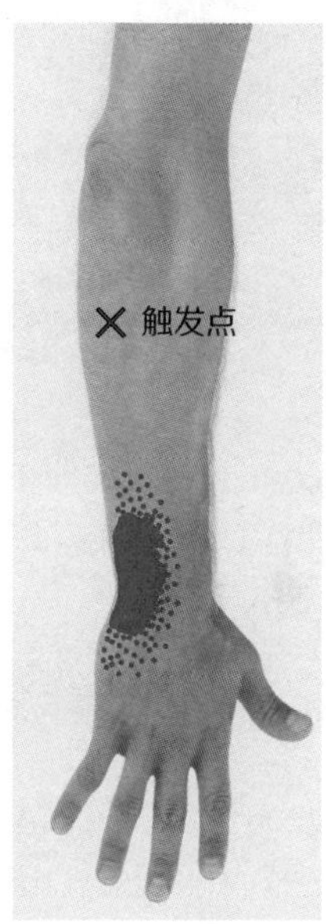

图 11.7　尺侧腕伸肌的触发点及其疼痛辐射区域

11.4.2　整骨疗法

既往史

急性超负荷可能是由许多不经常进行的或过度密集的活动而

造成的，这些可以是用力且重复的抓握活动，如弹吉他、打高尔夫球、打网球等。

急性超负荷也可能由不经常进行的或非常密集的手工作业活动（如园艺工作、修剪树篱、拧螺丝等）而导致。

慢性超负荷则是由非常规的体育活动（如过度的哑铃训练、打高尔夫球、打网球、打壁球等）和手工或家务活动（如编织、擦洗等）引起的。

检查结果

通过对触发点加压进行疼痛激惹，可以在牵伸肌肉的同时重复此操作来提高其易激惹性。如果疼痛非常剧烈，牵伸肌肉就足以作为一种刺激。

测试和技术

触发点的按压触诊和拉伸（图 11.8）。

鉴别诊断提示

许多肌肉都可以引起肘部疼痛，进行区分需要耐心和时间。患者也必须知道，疼痛出现的时间越久，再生和复原需要的时间就越长。重要的是要识别到触发因素，并在愈合期内将其消除。这可能意味着要放弃体育运动或其他类型的活动数月之久。

很多活动都会导致肘部疼痛。运动的重复执行被认为是急性和慢性负荷的形成机制。我们有一双用于抓握的手，几乎整天都在进行屈曲运动且常常结合旋前运动。前臂伸肌和旋后肌会主动抵抗这些运动，因此前臂的所有肌群都可能出现超负荷情况。

技术

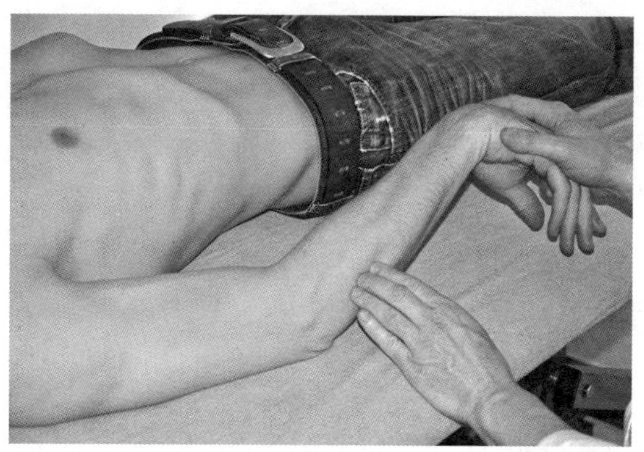

图 11.8　采用抑制和深层摩擦按摩治疗肌肉。通过屈曲腕关节来进行肌肉的预拉伸

11.5　指伸肌

图 11.9。

解剖图：图 16.18。

11.5.1　解剖和疼痛辐射

起点

肱骨外上髁（腹侧面）。

止点

第 2 ~ 5 指的中节及远节指骨（4 条肌腱呈辐射状间接附着到手背腱膜上）。

功能

指关节的伸展。

神经支配

桡神经（C7～C8）。

触发点的位置

- 中指的触发点：桡骨头背侧及其远端 3～4 cm。
- 环指和小指的触发点：位于肌腹深处远端。

疼痛辐射

- 肱骨外上髁（有时也影响环指或小指）。
- 前臂背侧。
- 腕关节。
- 手背。
- 手指，远节指骨除外。

疼痛辐射在不同的手指被感知到，具体部位取决于触发点的位置。

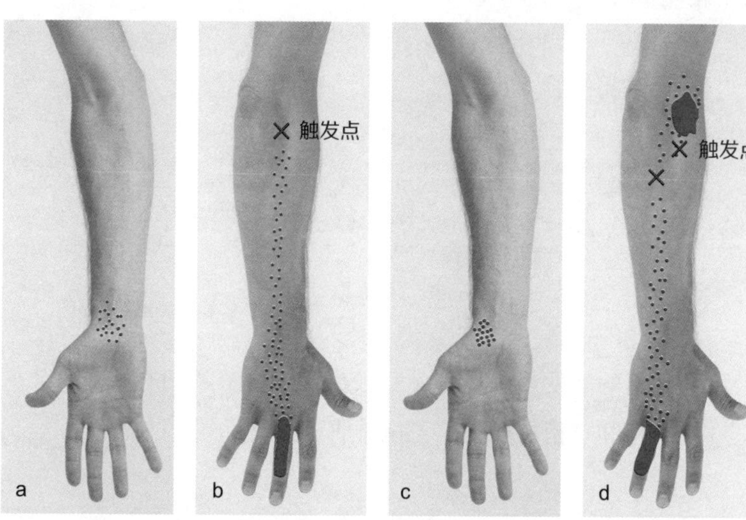

图 11.9　指伸肌的触发点及其疼痛辐射区域

a. 中指指伸肌的触发点及其疼痛辐射区域（前面观）；b. 中指指伸肌的触发点及其疼痛辐射区域（后面观）；c. 环指指伸肌的触发点及其疼痛辐射区域（前面观）；d. 环指指伸肌的触发点及其疼痛辐射区域（后面观）

11.5.2　整骨疗法

既往史

急性超负荷可能是由许多不经常进行的或过度密集的活动而造成的，这些可以是用力且重复的抓握活动，如弹吉他、打高尔夫球、打网球等。

急性超负荷也可能是由不经常进行的或非常密集的手工作业活动（如园艺工作、修剪树篱、拧螺丝等）而导致。

慢性超负荷则是由非常规的体育活动（如过度的哑铃训练、打高尔夫球、打网球、打壁球等）和手工或家务活动（如编织、擦洗等）引起的。

使用电脑鼠标时，手的强制姿势会对肌肉形成特别大的负荷。

检查结果

通过对触发点加压进行疼痛激惹，可以在牵伸肌肉的同时重复此操作来提高其易激惹性。如果疼痛非常剧烈，牵伸肌肉就足以作为一种刺激。

测试和技术

触发点的按压触诊和拉伸（图 11.10）。

鉴别诊断提示

许多肌肉都可以引起肘部疼痛。进行区分需要耐心和时间。患者也必须知道这一点，疼痛出现的时间越久，再生和复原需要的时间就越长。重要的是要识别到触发因素，并在愈合期间内将其消除。这可能意味着要放弃体育运动或其他类型的活动数月之久。

很多活动都会导致肘部疼痛。运动的重复执行被认为是急性和慢性负荷的形成机制。我们有一双用于抓握的手，几乎整天都在进行屈曲且常常结合旋前的活动。前臂伸肌和旋后肌会主动抵消这种情况，因此前臂的所有肌群都可能出现超负荷情况。

技术

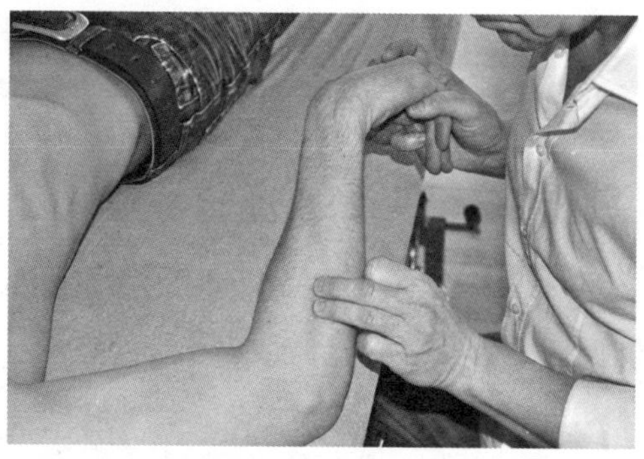

图 11.10 采用抑制和深层摩擦按摩治疗肌肉。通过手掌和手指屈曲来进行肌肉的预拉伸

11.6 示指伸肌

图 11.11。

解剖图：图 16.18。

11.6.1 解剖和疼痛辐射

起点

- 尺骨背面（远端部分）。
- 骨间膜。

止点

附着到示指背腱膜。

功能

示指伸展。

神经支配

桡神经（C7 ~ C8）。

触发点的位置

桡骨和尺骨之间的前臂中间，肌肉的远侧半。

疼痛辐射

腕关节和手背的桡侧面。

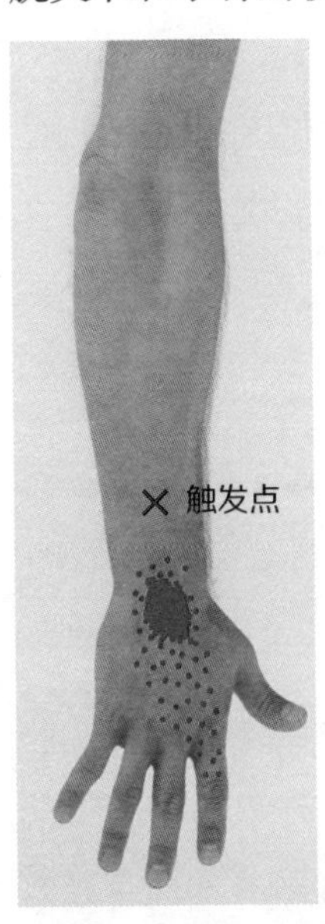

图 11.11　示指伸肌的触发点及其疼痛辐射区域

11.6.2　整骨疗法

既往史

急性超负荷可能是由许多不经常的或过度密集的活动而造成，这些可以是用力且重复的抓握活动，如弹吉他、打高尔夫球、打网球等。

急性超负荷也可能是由不经常或非常密集的手工作业活动而导致，如园艺工作、修剪树篱、拧螺丝等。

慢性超负荷是由非常规的体育活动（如过度的哑铃训练、打高尔夫球、网球、壁球等）和手工或家务活动（如编织、擦洗等）引起。

使用电脑鼠标时手的强制姿势会对肌肉形成特别大的负荷。

检查结果

通过对触发点的加压进行疼痛激惹。可以在牵伸肌肉的同时重复此操作来提高其易激惹性。如果疼痛非常剧烈，牵伸肌肉就足以作为一种刺激。

测试和技术

触发点的按压触诊和拉伸（图 11.12）。

鉴别诊断提示

许多肌肉都可以引起肘部疼痛，进行区分需要耐心和时间。患者也必须知道，疼痛出现的时间越久，再生和复原需要的时间就越长。重要的是要识别到触发因素，并在愈合期内将其消除。这可能意味着要放弃体育运动或其他类型的活动数月之久。

很多活动都会导致肘部疼痛。运动的重复执行被认为是急性和慢性负荷的形成机制。我们有一双用于抓握的手，几乎整天都在进行屈曲运动且常常结合旋前运动。前臂伸肌和旋后肌会主动抵抗这些运动，因此前臂的所有肌群都可能出现超负荷情况。

技术

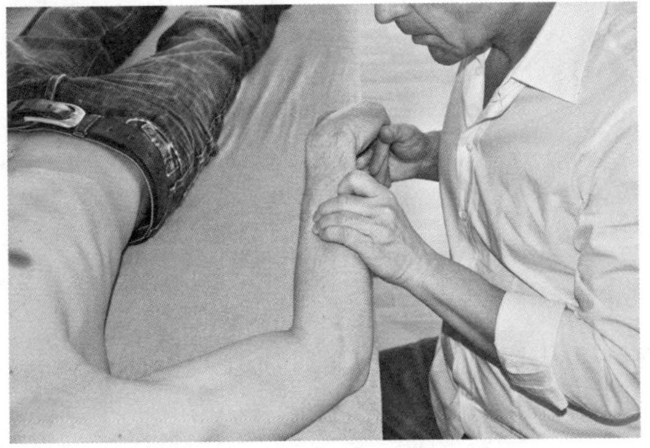

图 11.12 采用抑制和深层摩擦按摩治疗肌肉。通过掌屈和手指屈曲来进行肌肉的预拉伸

11.7 旋后肌

图 11.13。

解剖图：图 16.19。

11.7.1 解剖和疼痛辐射

起点

- 尺骨旋后肌嵴。
- 肱骨外上髁。
- 桡侧副韧带。
- 桡骨环状韧带。

止点

桡骨颈及桡骨体（在桡骨粗隆和旋前圆肌止点之间）。

功能

前臂旋后。

神经支配

桡神经（C5 ~ C6）。

触发点的位置

在桡骨腹侧肌肉表面上的肱二头肌腱稍外侧和远端。

疼痛辐射

- 肱骨外上髁和肘关节外侧区域。
- 第 1 和第 2 掌骨背侧之间的手背。
- 拇指近节指骨的背侧。

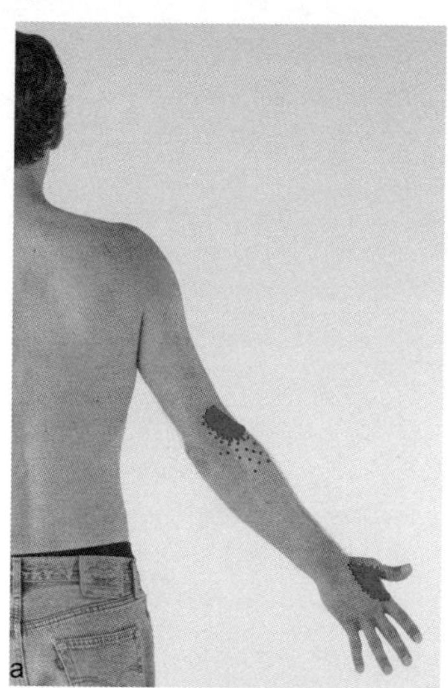

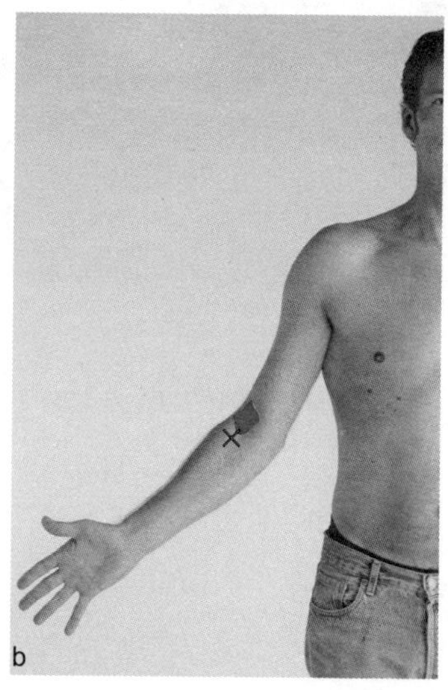

图 11.13　旋后肌的触发点及其疼痛辐射区域

a. 后面观；b. 前面观

11.7.2 整骨疗法

既往史

急性超负荷可能是由许多不经常进行的或过度密集的活动造成的，这些可以是用力且重复的抓握活动，如弹吉他、打高尔夫球、打网球等。

急性超负荷也可能由不经常进行的或非常密集的手工作业活动（如园艺工作、修剪树篱、拧螺丝等）而导致。

慢性超负荷则是由非常规的体育活动（如过度的哑铃训练、打高尔夫球、打网球、打壁球等）和手工或家务活动（如编织、擦洗等）引起的。

检查结果

通过对触发点的加压进行疼痛激惹。可以在牵伸肌肉的同时重复此操作来提高其易激惹性。如果疼痛非常剧烈，牵伸肌肉就足以作为一种刺激。

测试和技术

触发点的按压触诊和拉伸（图 11.14）。

鉴别诊断提示

许多肌肉都可以引起肘部疼痛，进行区分需要耐心和时间。患者也必须知道，疼痛出现的时间越久，再生和复原需要的时间就越长。重要的是要识别到触发因素，并在愈合期内将其消除。这可能意味着要放弃体育运动或其他类型的活动数月之久。

很多活动都会导致肘部疼痛。运动的重复执行被认为是急性和慢性负荷的形成机制。我们有一双用于抓握的手，几乎整天都

在进行屈曲运动且常常结合旋前运动。前臂伸肌和旋后肌会主动抵抗这些运动，因此前臂的所有肌群都可能出现超负荷情况。

技术

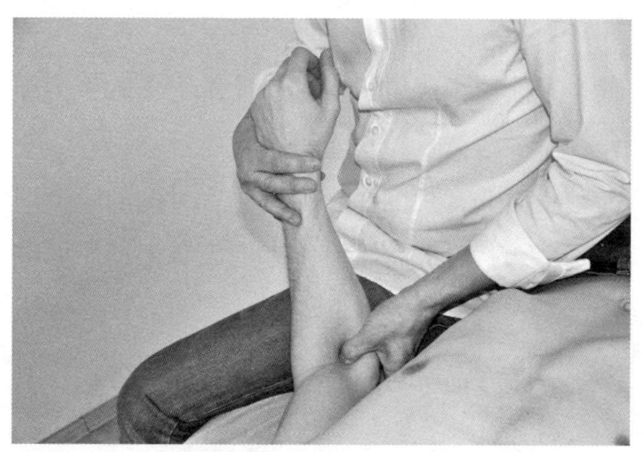

图 11.14　采用抑制和深层摩擦按摩治疗肌肉。通过旋前进行肌肉的预拉伸

11.8　掌长肌

图 11.15。

解剖图：图 16.17。

11.8.1　解剖和疼痛辐射

起点

肱骨内上髁。

止点

- 屈肌支持带。
- 掌腱膜。

功能

拉紧掌腱膜。

神经支配

正中神经（C7～C8）。

触发点的位置

前臂腹侧从近端到中间 1/3 的过渡处。

疼痛辐射

- 手掌。
- 前臂前面的远端 1/2。

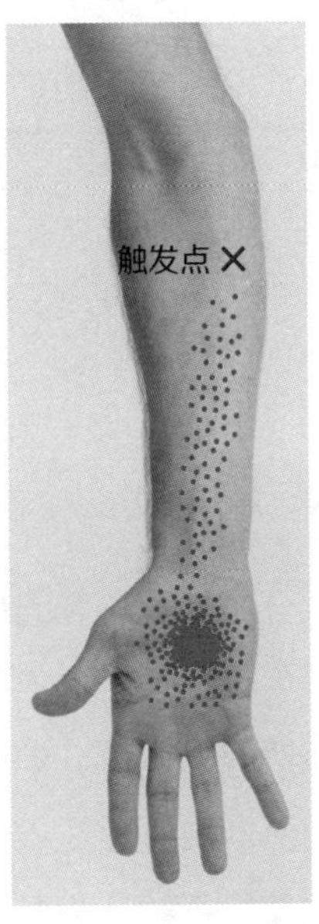

图 11.15 掌长肌的触发点及其疼痛辐射区域

11.8.2 整骨疗法

既往史

急性超负荷可能是由许多不经常进行的或过度密集的活动而造成的，这些可以是用力且重复的抓握活动，如弹吉他、打高尔夫球、打网球等。

急性超负荷也可能是由不经常进行的或非常密集的手工作业活动（如园艺工作、修剪树篱、拧螺丝等）而导致。

慢性超负荷则是由非常规的体育活动（如过度的哑铃训练、打高尔夫球、打网球、打壁球等）和手工或家务活动（如编织、擦洗等）引起的。

检查结果

通过对触发点加压进行疼痛激惹，可以在牵伸肌肉的同时重复此操作来提高其易激惹性。如果疼痛非常剧烈，牵伸肌肉就足以作为一种刺激。

测试和技术

触发点的按压触诊和拉伸（图 11.16）。

鉴别诊断提示

许多肌肉都可以引起肘部疼痛，进行区分需要耐心和时间。患者也必须知道，疼痛出现的时间越久，再生和复原需要的时间就越长。重要的是要识别到触发因素，并在愈合期内将其消除。这可能意味着要放弃体育运动或其他类型的活动数月之久。

很多活动都会导致肘部疼痛。运动的重复执行被认为是急性和慢性负荷的形成机制。我们有一双用于抓握的手，几乎整天都

在进行屈曲运动且常常结合旋前运动。前臂伸肌和旋后肌会主动抵抗这些运动，因此前臂的所有肌群都可能出现超负荷情况。

技术

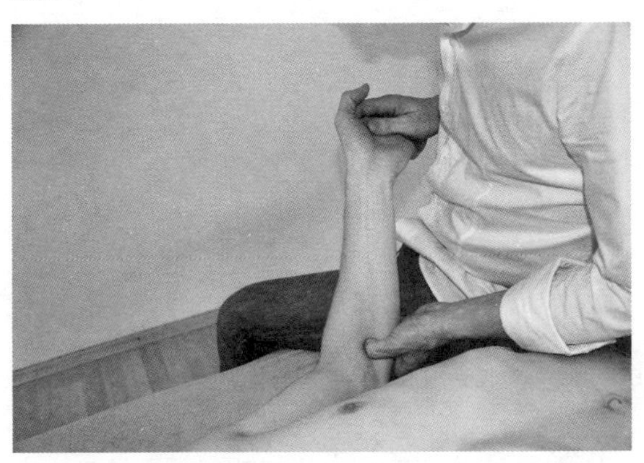

图 11.16 采用抑制和深层摩擦按摩治疗肌肉。通过背伸和手指伸展来进行肌肉的预拉伸，目的是拉伸掌腱膜

11.9 桡侧腕屈肌

图 11.17。
解剖图：图 16.17。

11.9.1 解剖和疼痛辐射

起点

肱骨内上髁。

止点

- 第 2、第 3 掌骨基底部。

- 手舟骨。

功能

- 掌侧屈曲。
- 桡侧外展。

神经支配

正中神经（C6 ~ C7）。

触发点的位置

在肌腹中间（前臂腹侧中间的近端上半部分）。

疼痛辐射

- 大鱼际和小鱼际之间的腕关节腹侧区域。

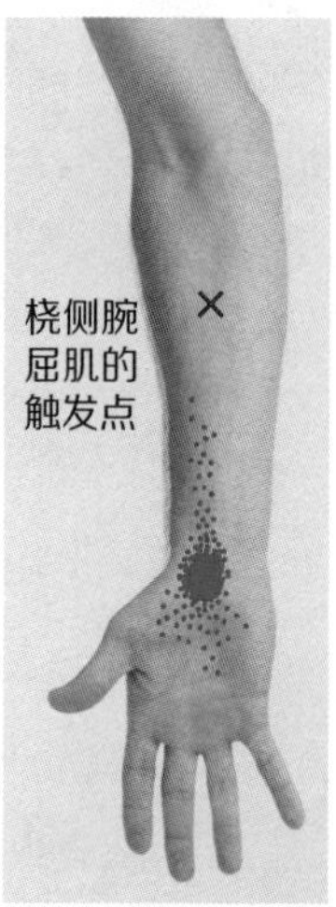

图 11.17　桡侧腕屈肌的触发点及其疼痛辐射区域

- 手掌的近端 1/2 部分。
- 前臂远端 1/2 的狭窄带状区域。

11.9.2 整骨疗法

既往史

急性超负荷可能是由许多不经常进行的或过度密集的活动而造成的，这些可以是用力且重复的抓握活动，如弹吉他、打高尔夫球、打网球等。

急性超负荷也可能由不经常进行的或非常密集的手工作业活动（如园艺工作、修剪树篱、拧螺丝等）而导致。

慢性超负荷则是由非常规的体育活动（如过度的哑铃训练、打高尔夫球、打网球、打壁球等）和手工或家务活动（如编织、擦洗等）引起的。

检查结果

通过对触发点加压进行疼痛激惹，可以在牵伸肌肉的同时重复此操作来提高其易激惹性。如果疼痛非常剧烈，牵伸肌肉就足以作为一种刺激。

测试和技术

触发点的牵伸和按压触诊（图 11.18）。

鉴别诊断提示

许多肌肉都可以引起肘部疼痛，进行区分需要耐心和时间。患者也必须知道，疼痛出现的时间越久，再生和复原需要的时间就越长。重要的是要识别到触发因素，并在愈合期内将其消除。

这可能意味着要放弃体育运动或其他类型的活动数月之久。

很多活动都会导致肘部疼痛。运动的重复执行被认为是急性和慢性负荷的形成机制。我们有一双用于抓握的手，几乎整天都在进行屈曲运动且常常结合旋前运动。前臂伸肌和旋后肌会主动抵抗这些运动，因此前臂的所有肌群都可能出现超负荷情况。

技术

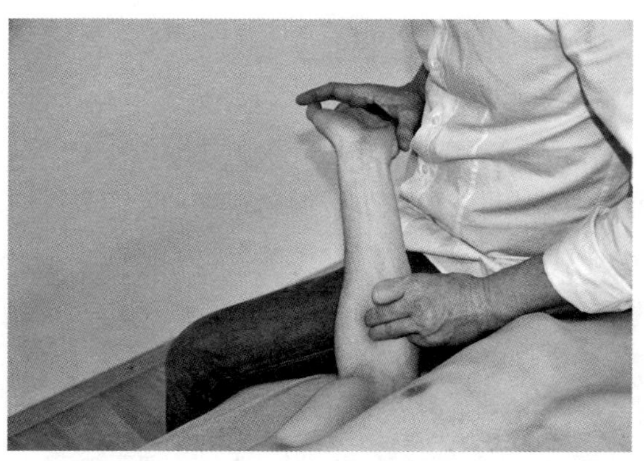

图 11.18 通过抑制和深层摩擦按摩进行肌肉的治疗。通过手的伸展进行肌肉的预牵伸

11.10 尺侧腕屈肌

图 11.19。

解剖图：图 16.17。

11.10.1 解剖和疼痛辐射

起点

- 肱骨内上髁。

- 鹰嘴。
- 尺骨后侧缘。
- 前臂筋膜。

止点

- 豌豆骨。
- 钩骨钩。
- 越过豆钩韧带和豆掌韧带止于第 5 掌骨底部。

功能

- 掌侧屈曲。
- 尺侧外展。

神经支配

尺神经（C6 ~ C7）。

触发点的位置

在前臂近端腹侧上半部分的尺侧边缘的肌腹中间。

疼痛辐射

- 腕关节腹侧的小鱼际尺侧缘区域。
- 手掌近半部分的小鱼际区域。
- 前臂远端 1/2 的狭窄带状区域（小鱼际区域）。

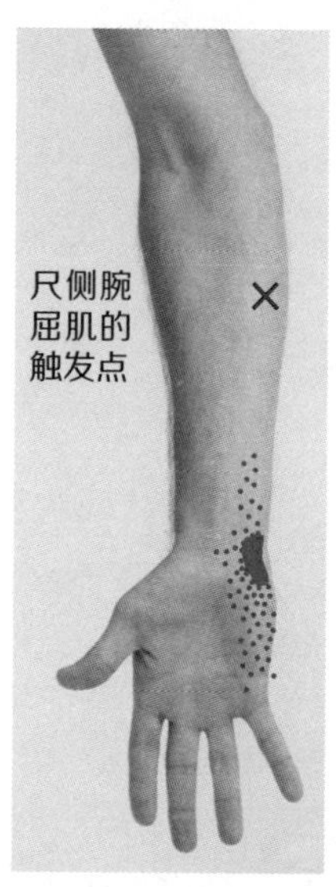

图 11.19　尺侧腕屈肌的触发点及其疼痛辐射区域

11.10.2　整骨疗法

既往史

急性超负荷可能是由许多不经常进行的或过度密集的活动而造成的，这些可以是用力且重复的抓握活动，如弹吉他、打高尔夫球、打网球等。

急性超负荷也可能由不经常进行的或非常密集的手工作业活动（如园艺工作、拧螺丝等）导致。

慢性超负荷则是由非常规的体育活动（如过度的哑铃训练、打高尔夫球、打网球、打壁球等）和手工或家务活动（如编织、擦洗等）引起的。

检查结果

通过对触发点加压进行疼痛激惹，可以在牵伸肌肉的同时重

复此操作来提高其易激惹性。如果疼痛非常剧烈，牵伸肌肉就足以作为一种刺激。

测试和技术

触发点的拉伸和按压触诊（图 11.20）。

鉴别诊断提示

许多肌肉都可以引起肘部疼痛，进行区分需要耐心和时间。患者也必须知道，疼痛出现的时间越久，再生和复原需要的时间就越长。重要的是要认识到触发因素，并在愈合期内将其消除。这可能意味着要放弃体育运动或其他类型的活动数月之久。

很多活动都会导致肘部疼痛。运动的重复执行被认为是急性和慢性负荷的形成机制。我们有一双用于抓握的手，几乎整天都在进行屈曲运动且常常结合旋前运动。前臂伸肌和旋后肌会主动抵抗这些运动，因此前臂的所有肌群都可能出现超负荷情况。

技术

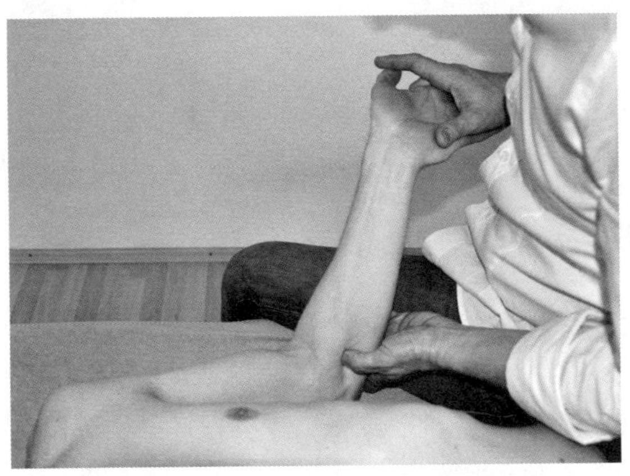

图 11.20　通过抑制和深层摩擦按摩来治疗肌肉。通过手腕的背伸进行肌肉的预牵伸

11.11 指浅屈肌和指深屈肌

11.11.1 解剖和疼痛辐射

指浅屈肌

图 11.21。

解剖图：图 16.19。

起点

- 肱骨内上髁（至肘关节尺侧副韧带）。
- 尺骨冠突（内侧缘）。
- 斜索。
- 桡骨前面沿着斜索线。

止点

止于第 2 ~ 5 指的中节指骨两侧。

功能

- 屈曲第 2 ~ 5 指的近侧指间关节和掌指关节。
- 屈曲腕关节。

神经支配

正中神经（C7 ~ C8）。

触发点的位置

前臂腹侧的近端上半部分，与桡侧腕屈肌和尺侧腕屈肌的触发点在一条直线上。

疼痛辐射

第 3 ~ 5 指的掌侧面（它们也可能单独出现疼痛）。

指深屈肌

图 11.21。

解剖图：图 16.20。

起点

- 鹰嘴（内侧）。
- 尺骨前侧与内侧面。
- 骨间膜。

止点

第 2 ~ 5 指的远节指骨。

功能

- 屈曲所有的手指关节。
- 屈曲腕关节。

神经支配

- 正中神经（C6 ~ C7）。
- 尺神经（C7 ~ C8）。

触发点的位置

前臂腹侧的近端上半部分，与桡侧腕屈肌和尺侧腕屈肌的触发点在一条直线上。

疼痛辐射

第 3 ~ 5 指的掌侧面（它们也可能单独出现疼痛）。

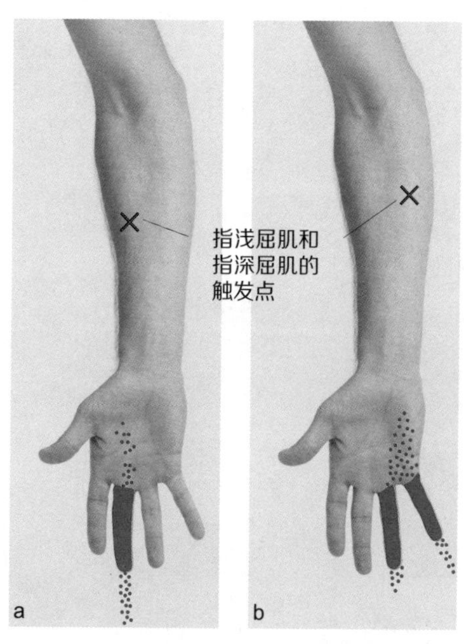

图 11.21　指浅屈肌和指深屈肌的触发点及其疼痛辐射区域

a. 疼痛辐射区域在中指；b. 疼痛辐射区域在环指和小指

11.11.2　整骨疗法

既往史

急性超负荷可能是由许多不经常进行的或过度密集的活动造

成的，这些可以是用力且重复的抓握活动，如弹吉他、打高尔夫球、打网球等。

急性超负荷也可能由不经常进行的或非常密集的手工作业活动（如园艺工作、拧螺丝等）而导致。

慢性超负荷则是由非常规的体育活动（如过度的哑铃训练、打高尔夫球、打网球、打壁球等）和手工或家务活动（如编织、擦洗等）引起的。

检查结果

通过对触发点加压进行疼痛激惹，可以在牵伸肌肉的同时重复此操作来提高其易激惹性。如果疼痛非常剧烈，牵伸肌肉就足以作为一种刺激。

测试和技术

触发点的拉伸和按压触诊（图 11.22）。

鉴别诊断提示

许多肌肉都可以引起肘部疼痛，进行区分需要耐心和时间。患者也必须知道，疼痛出现的时间越久，再生和复原需要的时间就越长。重要的是要识别到触发因素，并在愈合期内将其消除。这可能意味着要放弃体育运动或其他类型的活动数月之久。

很多活动都会导致肘部疼痛。运动的重复执行被认为是急性和慢性负荷的形成机制。我们有一双用于抓握的手，几乎整天都在进行屈曲运动且常常结合旋前运动。前臂伸肌和旋后肌会主动抵抗这些运动，因此前臂的所有肌群都可能出现超负荷情况。

技术

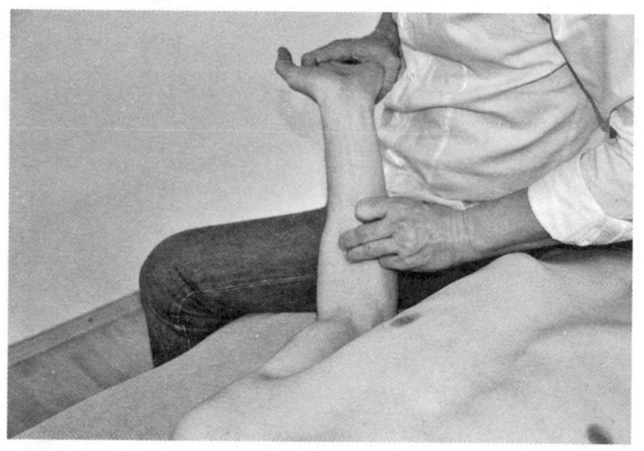

图 11.22　通过抑制和深层摩擦按摩来治疗肌肉。通过手腕的背伸进行肌肉的预牵伸

11.12　拇长屈肌

图 11.23。

解剖图：图 16.20。

11.12.1　解剖和疼痛辐射

起点

- 桡骨前面（斜索线远侧）。
- 骨间膜。

止点

拇指远节指骨底。

功能

屈曲拇指的远节指骨。

神经支配

正中神经（C7～C8）。

触发点的位置

前臂中线桡侧，略靠近腕关节。

疼痛辐射

拇指腹侧面。

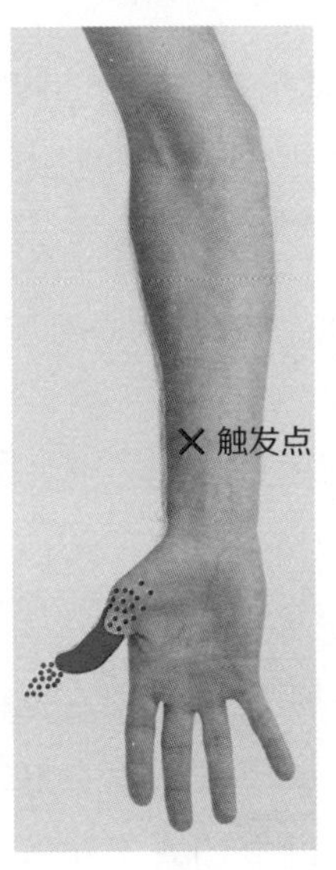

图 11.23 拇长屈肌的触发点及其疼痛辐射区域

11.12.2　整骨疗法

既往史

急性超负荷可能是由许多不经常进行的或过度密集的活动造成的，这些可以是用力且重复的抓握活动，如弹吉他、打高尔夫球、打网球等。

急性超负荷也可能由不经常进行的或非常密集的手工作业活动（如园艺工作、拧螺丝等）而导致。

慢性超负荷则是由非常规的体育活动（如过度的哑铃训练、打高尔夫球、打网球、打壁球等）和手工或家务活动（如编织、擦洗等）引起的。

检查结果

通过对触发点加压进行疼痛激惹，可以在牵伸肌肉的同时重复此操作来提高其易激惹性。如果疼痛非常剧烈，牵伸肌肉就足以作为一种刺激。

测试和技术

触发点的拉伸和按压触诊（图 11.24）。

鉴别诊断提示

人类是唯一可以用拇指对掌的灵长类动物，该功能在抓握方面具有相当大的优势。因此，人类的拇指肌肉通常发育良好，但也容易过度使用。任何曾经按压触诊过鱼际肌的人都知道这一点。在那里你几乎总能找到潜在的触发点，如果肌肉不堪重负，这些触发点很容易变得活跃。

技术

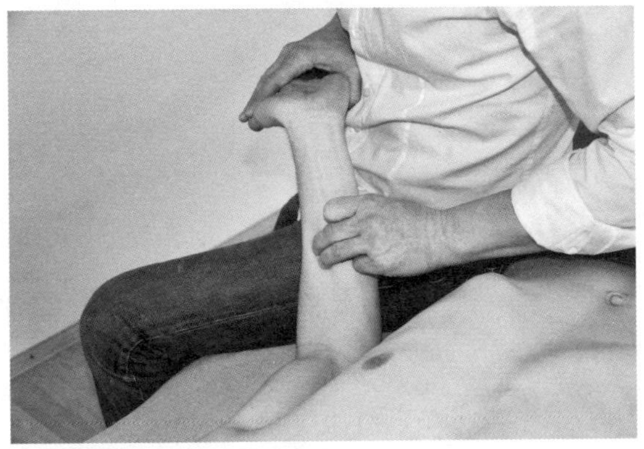

图 11.24　通过抑制和深层摩擦按摩来治疗肌肉。通过背伸和拇指伸展进行肌肉的预拉伸

11.13　旋前圆肌

图 11.25。

解剖图：图 16.15。

11.13.1　解剖和疼痛辐射

起点

- 肱骨内上髁。
- 肱肌内侧的肌间隔。
- 尺骨冠突。

止点

旋前肌粗隆。

功能

- 前臂的旋前。
- 屈曲肘关节。

神经支配

正中神经（C6 ~ C7）。

触发点的位置

肘窝附近，尺骨的肱二头肌纤维腱膜。

疼痛辐射

- 腕关节的腹侧和桡侧区域。
- 前臂的桡侧、腹侧半。

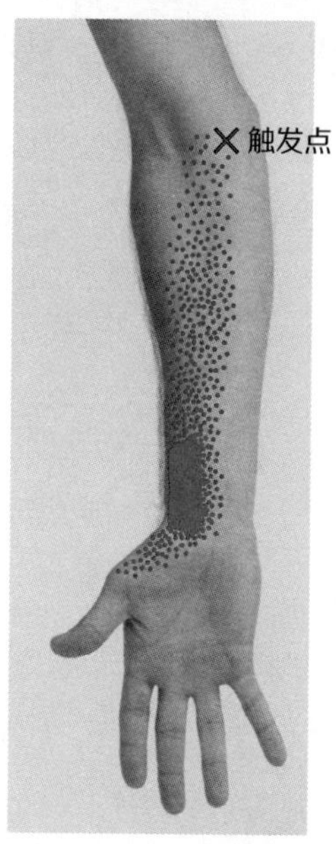

图 11.25　旋前圆肌的触发点及其疼痛辐射区域

11.13.2 整骨疗法

既往史

急性超负荷可能是由许多不经常进行的或过度密集的活动造成的，这些可以是用力且重复的抓握活动，如弹吉他、打高尔夫球、打网球等。

急性超负荷也可能由不经常进行的或非常密集的手工作业活动（如园艺工作、拧螺丝等）而导致。

慢性超负荷则是由非常规的体育活动（如过度的哑铃训练、打高尔夫球、打网球、打壁球等）和手工或家务活动（如编织、擦洗等）引起的。

检查结果

通过对触发点加压进行疼痛激惹，可以在牵伸肌肉的同时重复此操作来提高其易激惹性。如果疼痛非常剧烈，牵伸肌肉就足以作为一种刺激。

测试和技术

触发点的拉伸和按压触诊（图 11.26）。

提示

许多肌肉都可以引起肘部疼痛，进行区分需要耐心和时间。患者也必须知道，疼痛出现的时间越久，再生和复原需要的时间就越长。重要的是要识别到触发因素，并在愈合期内将其消除。这可能意味着要放弃体育运动或其他类型的活动数月之久。

很多活动都会导致肘部疼痛。运动的重复执行被认为是急性和慢性负荷的形成机制。我们有一双用于抓握的手，几乎整天都

在进行屈曲运动且常常结合旋前运动。前臂伸肌和旋后肌会主动抵抗这些运动，因此前臂的所有肌群都可能出现超负荷情况。

技术

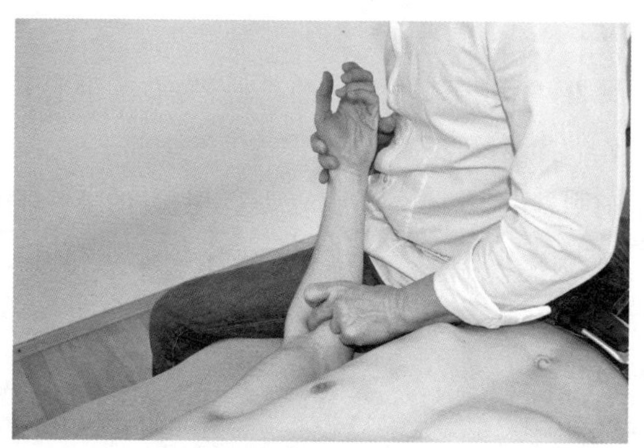

图 11.26 通过抑制和深层摩擦按摩来治疗肌肉。通过旋后进行肌肉的预拉伸

11.14 拇收肌

图 11.27。

解剖图：图 16.21。

11.14.1 解剖和疼痛辐射

起点

- 第 2 ~ 3 掌骨基底部。
- 小多角骨。
- 头状骨。
- 第 3 掌骨体。

止点

- 籽骨的尺侧。
- 拇指近节指骨（尺侧面）。
- 拇长伸肌肌腱。

功能

拇指的内收。

神经支配

尺神经（T1）。

触发点的位置

靠近拇指和示指之间的皮肤褶皱处，在肌腹处用钳捏方法很容易触诊到。

疼痛辐射

- 拇指掌指关节的桡侧面到拇指鞍状关节。
- 鱼际。
- 手背的拇指区域。

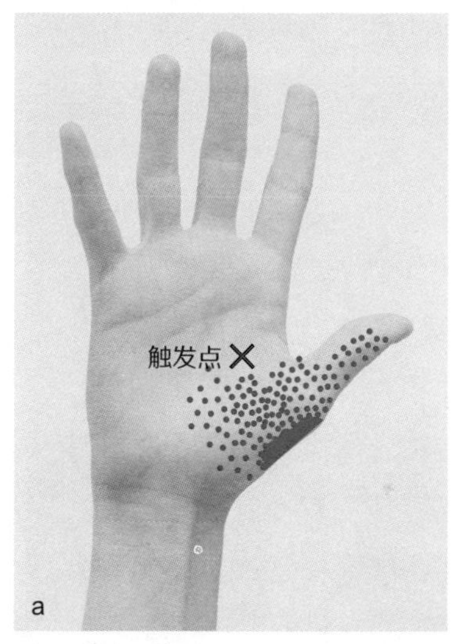

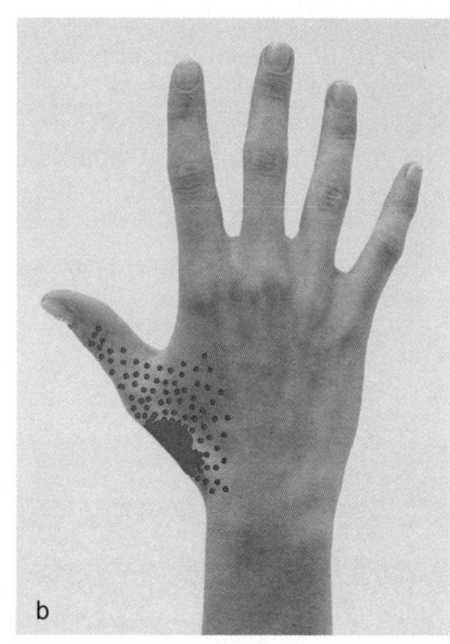

图 11.27 拇收肌的触发点及其疼痛辐射区域
a. 前面观；b. 后面观

11.14.2 整骨疗法

既往史

急性超负荷可能是由许多不经常进行的或过度密集的活动而造成，这些可以是用力且重复的抓握活动，如弹吉他、打高尔夫球、打网球等。

急性超负荷也可能由不经常进行的或非常密集的手工作业活动（如园艺工作、拧螺丝等）而导致。

慢性超负荷则是由非常规的体育活动（如过度的哑铃训练、打高尔夫球、打网球、打壁球等）和手工或家务活动（如编织、擦洗等）引起的。

检查结果

通过对触发点加压进行疼痛激惹，可以在牵伸肌肉的同时重

复此操作来提高其易激惹性。如果疼痛非常剧烈，牵伸肌肉就足以作为一种刺激。

测试和技术

触发点的拉伸和按压触诊（图 11.28）。

鉴别诊断提示

人类是唯一可以用拇指对掌的灵长类动物，该功能在抓握方面具有相当大的优势。因此，拇指肌肉通常发育良好，但也容易过度使用。任何曾经按压触诊过自己鱼际肌的人都知道这一点。在那里你几乎总能找到潜在的触发点，如果肌肉不堪重负，这些触发点很容易变得活跃。

技术

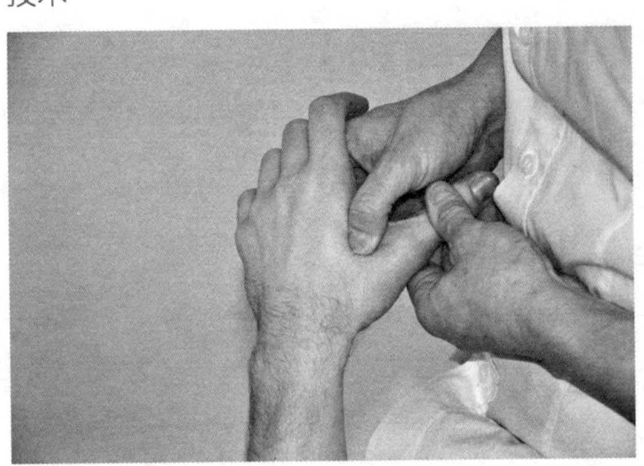

图 11.28 通过抑制和深层摩擦按摩来治疗肌肉。通过拇指外展进行肌肉的预拉伸

11.15 拇对掌肌

图 11.29。

解剖图：图 16.22。

11.15.1 解剖和疼痛辐射

起点

- 屈肌支持带。
- 大多角骨结节。

止点

- 第 1 掌骨（桡侧）。

功能

拇指的对掌。

神经支配

- 正中神经（C8～T1）。
- 尺神经（T1）。

触发点的位置

在靠近腕关节的肌腹部。

疼痛辐射

- 拇指掌侧面。
- 腕关节的桡侧和掌侧半。

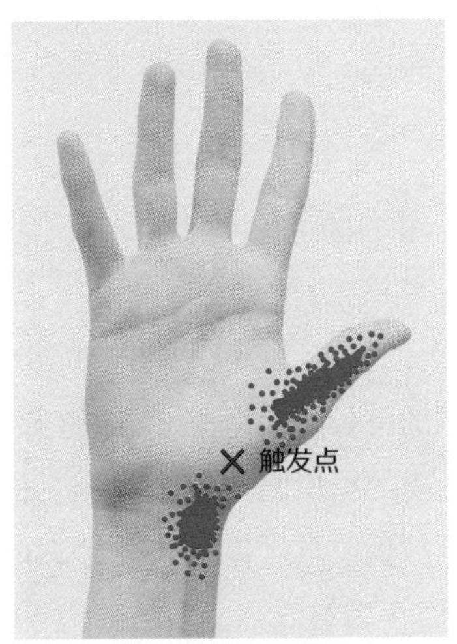

图 11.29　拇对掌肌的触发点及其疼痛辐射区域

11.15.2　整骨疗法

既往史

急性超负荷可能是由许多不经常进行的或过度密集的活动造成的，这些可以是用力且重复的抓握活动，如弹吉他、打高尔夫球、打网球等。

急性超负荷也可能由不经常进行的或非常密集的手工作业活动（如园艺工作、拧螺丝等）而导致。

慢性超负荷是由非常规的体育活动（如过度的哑铃训练、打高尔夫球、打网球、打壁球等）和手工或家务活动（如编织、擦洗等）引起。

检查结果

通过对触发点加压进行疼痛激惹，可以在牵伸肌肉的同时重复此操作来提高其易激惹性。如果疼痛非常剧烈，牵伸肌肉就足

以作为一种刺激。

测试和技术

触发点的拉伸和按压触诊（图 11.30）。

鉴别诊断提示

人类是唯一可以用拇指对掌的灵长类动物，该功能在抓握方面具有相当大的优势。因此，人类的拇指肌肉通常发育良好，但也容易过度使用，任何曾经按压触诊过自己鱼际肌的人都知道这一点。在那里你几乎总能找到潜在的触发点，如果肌肉不堪重负，这些触发点很容易变得活跃。

技术

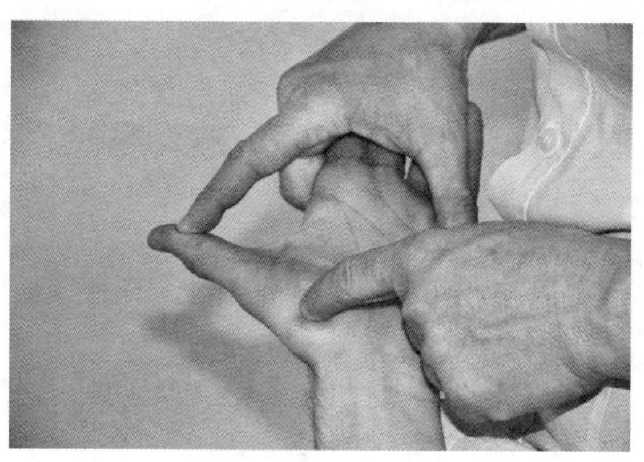

图 11.30　通过抑制和深层摩擦按摩来治疗肌肉。通过拇指对掌进行肌肉的预拉伸

11.16　小指展肌

图 11.31。

解剖图：图 16.22。

11.16.1　解剖和疼痛辐射

起点

豌豆骨。

止点

第 5 指的近节指骨底的尺侧和指背腱膜。

功能

- 小指掌指关节的屈曲和外展。
- 小指近端和远端指间关节的伸展。

神经支配

尺神经（C8 ~ T1）。

触发点的位置

靠近第 5 掌骨底部的肌腹。

疼痛辐射

小指的尺侧面。

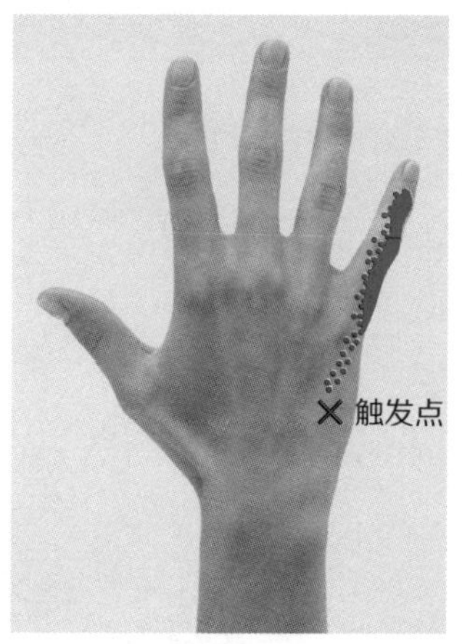

图 11.31　小指展肌的触发点及其疼痛辐射区域

11.16.2　整骨疗法

既往史

急性超负荷可能是由许多不经常进行的或过度密集的活动造成的，这些可以是用力且重复的抓握活动，如弹吉他、打高尔夫球、打网球等。

急性超负荷也可能由不经常进行的或非常密集的手工作业活动（如园艺工作、修剪树篱、拧螺丝等）而导致。

慢性超负荷则是由非常规的体育活动（如过度的哑铃训练、打高尔夫球、打网球、打壁球等）和手工或家务活动（如编织、擦洗等）引起的。

检查结果

通过对触发点加压进行疼痛激惹。

测试和技术

按压触诊（图 11.32）。

技术

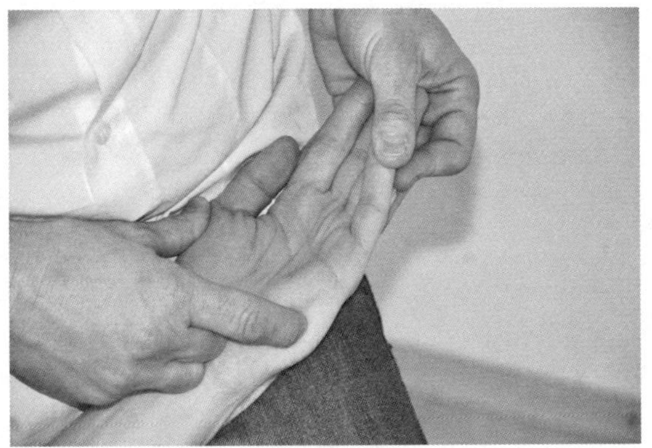

图 11.32 通过抑制和深层摩擦按摩来治疗肌肉。通过小指内收进行肌肉的预拉伸

11.17 骨间肌

图 11.33。

解剖图：图 16.23。

11.17.1 解剖和疼痛辐射

骨间背侧肌

起点

所有掌骨的内侧面。

止点

- 相应近节指骨底部。
- 第 2～4 指的指背腱膜。

功能

- 第 2～4 指的外展。
- 屈曲掌指关节时伸展近端和远端指间关节。

神经支配

尺神经（T1）。

触发点的位置和疼痛辐射

参见下文“骨间掌侧肌”。

骨间掌侧肌

起点

第 2、第 4、第 5 指的掌骨。

止点

- 相应近节指骨底部。
- 辐射至第 2、第 4、第 5 指的指背腱膜的肌腱。
- 拇指籽骨的尺侧。

功能

- 第 2、第 4、第 5 指的内收。
- 屈曲掌指关节时伸展近端和远端指间关节。

神经支配

尺神经（T1）。

触发点的位置

掌骨之间。

疼痛辐射

- 示指（整个桡侧区域）和手背（非常常见的触发点是示指骨间背侧肌的触发点）。
- 手指的桡侧。

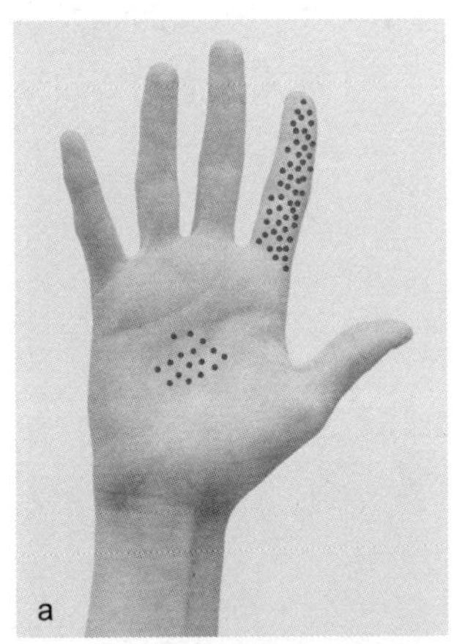

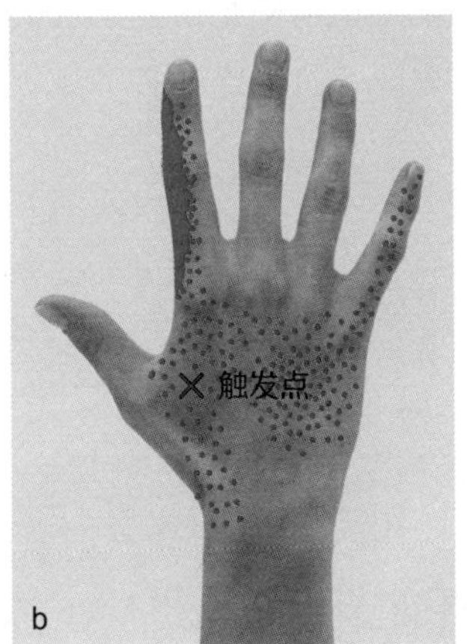

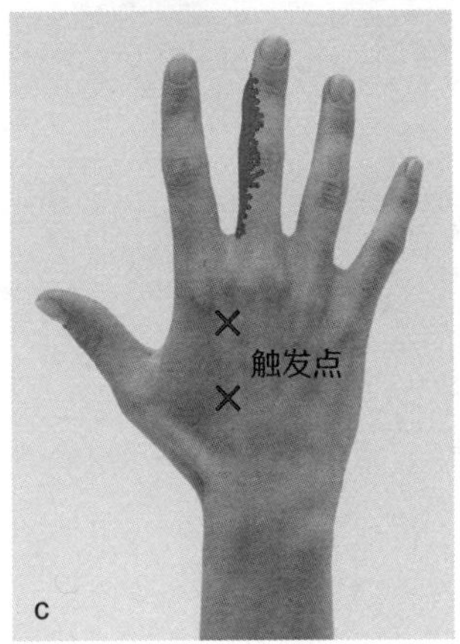

图 11.33 骨间掌侧肌、骨间背侧肌的触发点及其疼痛辐射区域

a. 前面观；b. 后面观（第 1 骨间背侧肌）；c. 背面观（第 2 骨间背侧肌）

11.17.2 整骨疗法

既往史

急性超负荷可能是由许多不经常进行的或过度密集的活动造成的，这些可以是用力且重复的抓握活动，如弹吉他、打高尔夫球、打网球等。

急性超负荷也可能由不经常进行的或非常密集的手工作业活动（如园艺工作、拧螺丝等）而导致。

慢性超负荷则是由非常规的体育活动（如过度的哑铃训练、打高尔夫球、打网球、打壁球等）和手工或家务活动（如编织、擦洗等）引起的。

检查结果

通过对触发点加压进行疼痛激惹。

测试和技术

按压触诊（图 11.34）。

技术

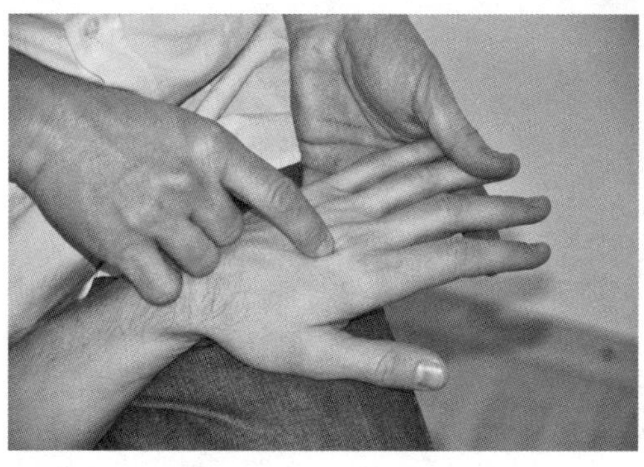

图 11.34 采用抑制法进行肌肉的治疗

11.18 疼痛指南

表 11.1 和图 11.35、11.36。

表 11.1 前臂 – 手部疼痛

肌肉	出现频率	章节
小指展肌	很常见	11.16
拇收肌	很常见	11.14
桡侧腕短伸肌	很常见	11.3
桡侧腕长伸肌	很常见	11.2
尺侧腕伸肌	很常见	11.4
指伸肌	很常见	11.5
示指伸肌	很常见	11.6
桡侧腕屈肌	很常见	11.9
尺侧腕屈肌	很常见	11.10
指深屈肌	很常见	11.11
指浅屈肌	很常见	11.11
骨间背侧肌	很常见	11.17
骨间掌侧肌	很常见	11.17
拇对掌肌	很常见	11.15
旋前圆肌	很常见	11.13
旋后肌	很常见	11.7
胸大肌	常见	12.1
胸小肌	常见	12.2
锁骨下肌	常见	12.3
肱肌	少见	10.13
喙肱肌	少见	10.11
拇长屈肌	少见	11.12

（续表）

肌肉	出现频率	章节
冈下肌	少见	10.4
背阔肌	少见	10.7
掌长肌	少见	11.8
前锯肌	少见	12.7
上后锯肌	少见	12.5
肩胛下肌	少见	10.8
冈上肌	少见	10.3
大圆肌	少见	10.6
肱三头肌	少见	10.14
斜角肌	少见	10.2

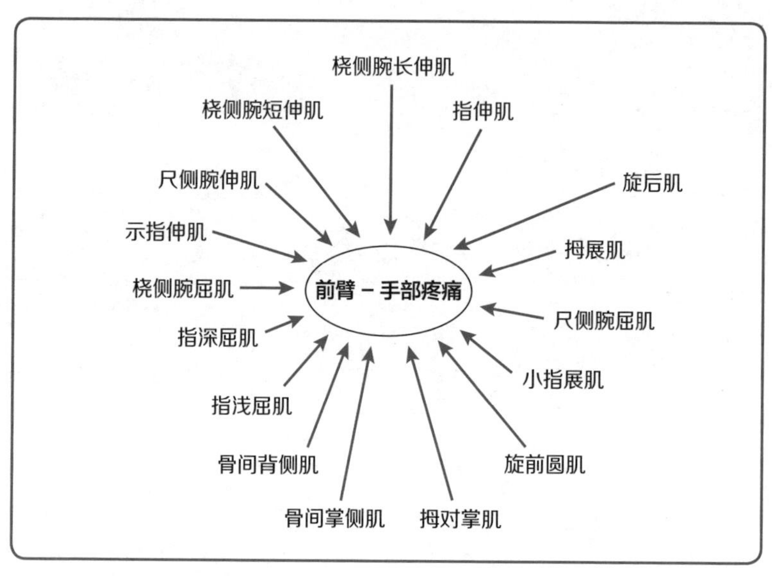

图 11.35　前臂－手部疼痛

→—很常见

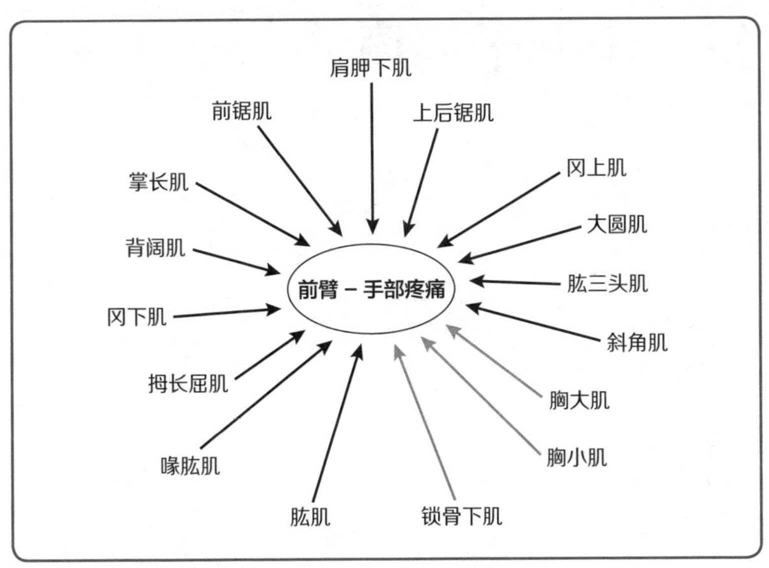

图 11.36 前臂 – 手部疼痛

→—常见；→—少见

12 上躯干疼痛

12.1 胸大肌

图 12.1。

解剖图：图 16.24。

12.1.1 解剖和疼痛辐射

起点

- 锁骨部：锁骨（胸侧半）。
- 胸肋部：胸骨柄和胸骨体的侧面，第 1 ~ 6 肋软骨；腹外斜肌腱膜。

止点

- 肱骨小结节嵴。
- 肱骨的三角肌粗隆（腹侧）。

功能

- 锁骨部：肩关节屈曲、内收。
- 胸肋部：肩关节内收和内旋，吸气肌。

神经支配

胸内侧神经和胸外侧神经（C6 ~ C8）。

触发点的位置

触发点分布在整个肌肉中。靠近腋窝的外侧触发点，可以通过钳捏触诊很容易地找到。通过平面触诊很容易找到靠近胸骨的触发点。

“心律失常”的触发点：穿过右侧乳头的垂线与另一条穿过胸骨外侧缘的垂线之间，在第 5 和第 6 肋之间的肋间隙找到触发点。

疼痛辐射

- 锁骨部的触发点：
  - 三角肌腹侧。
  - 锁骨本身。
- 胸肋部的触发点，外侧：
  - 胸部区域腹侧。
  - 上臂内侧。
  - 肱骨内上髁。
  - 前臂腹侧。
  - 手的尺侧缘。
  - 第 3～5 指的手掌腹侧。
- 胸肋部的触发点，内侧：
  - 胸骨（不跨越中线）及邻近的胸部区域。
- 胸肋部的触发点，尾侧：
  - 胸部前面区域，会引起乳头甚至整个乳房（尤其是女性）的感觉过敏。
- “心律失常”的触发点：
  - 该触发点发生在心律失常时，不会引起疼痛。

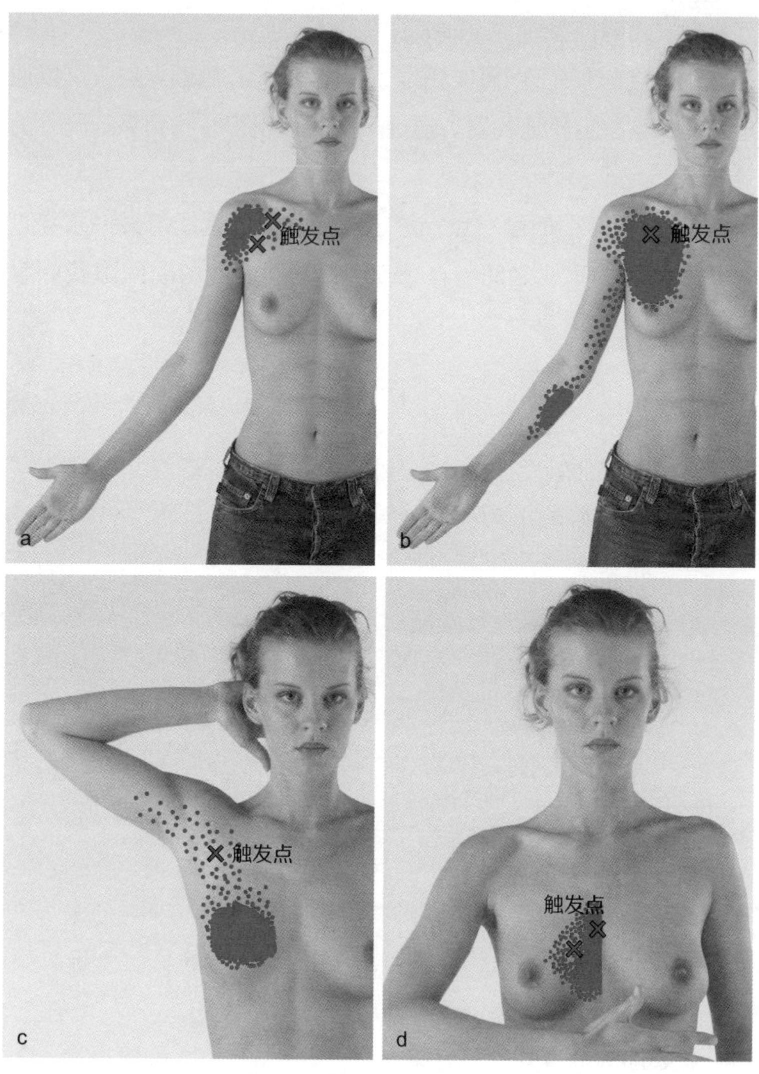

图 12.1 胸大肌的触发点及其疼痛辐射区域

a. 锁骨部；b. 胸肋部，外侧；c. 胸肋部，尾侧；d. 胸肋部，内侧

12.1.2 整骨疗法

既往史

急性超负荷是由外伤引起的。例如：车祸时安全带的压迫，险些跌倒时用手抓住栏杆，或非常规的体育活动（力量训练）。

慢性超负荷被认为是单侧的姿势维持或日常活动的结果，例如：胸骨联合负重姿势，在身体前方提起重物。

检查结果

通过对触发点加压进行疼痛激惹，可以在牵伸肌肉的同时重复此操作来提高其易激惹性。如果疼痛非常剧烈，牵伸肌肉就足以作为一种刺激。

测试和技术

触发点的拉伸和按压触诊（图 12.2，12.3）。

鉴别诊断提示

对于这种疼痛辐射，应该想到心绞痛或心肌梗死的可能性，如有必要，须转诊以进一步鉴别。

心绞痛或心肌梗死发作除了疼痛辐射外，还有其他症状。对于心绞痛，当除去诱发因素（如身体负荷或寒冷）或使用硝酸酯类喷雾剂时症状就会消失。

在心肌梗死发作的情况下，患者除了会出现功能下降，还有自主神经功能紊乱和濒死感。

从长远来看，不良姿势，即坐位或站立时严重的胸椎后凸会导致胸肌短缩。即使肌肉没有过度紧张，短缩的肌肉也会促进触发点的产生，一次提起重物的动作就足以引起触发点的产生。

内脏关联

心脏。

技术

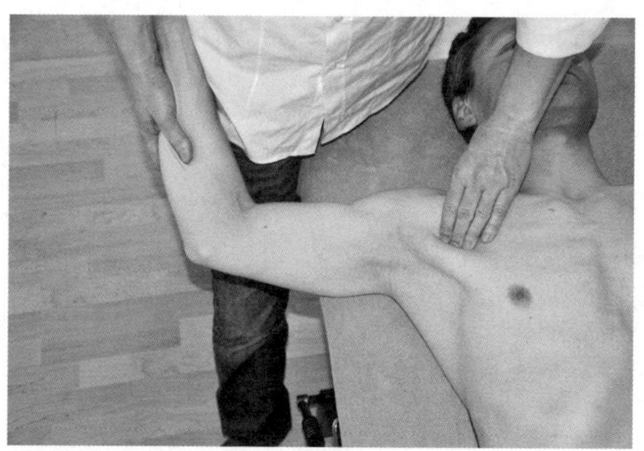

图 12.2　通过抑制和深层摩擦按摩治疗触发点。通过水平外展进行肌肉的预拉伸

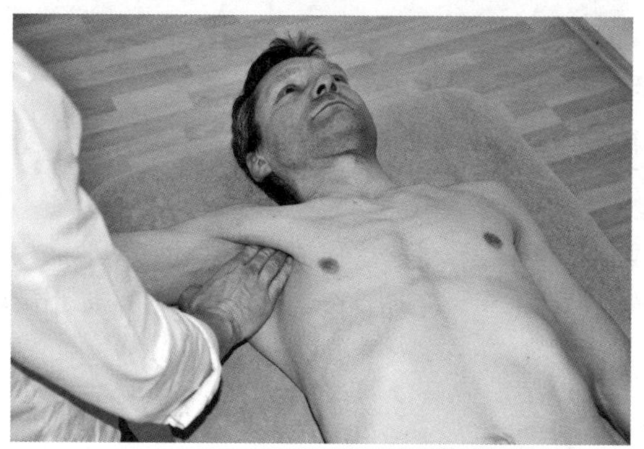

图 12.3　操作人员体位及接触部位变换后的操作

12.2 胸小肌

图 12.4。

解剖图：图 16.24。

12.2.1 解剖和疼痛辐射

起点

第 3 ~ 5 肋。

止点

肩胛骨喙突（头端内侧）。

功能

- 向前、向下牵拉肩胛骨。
- 肩胛骨固定时，作为吸气肌。

神经支配

胸内侧神经和胸外侧神经（C6 ~ C8）。

触发点的位置

- 触发点 1：第 4 肋，肌肉起点附近（图 16.24）。
- 触发点 2：在肌腹到肌腱的过渡处，稍靠近肩胛骨喙突尾端（图 16.24）。

疼痛辐射

- 三角肌腹侧。

- 胸部区域。
- 上臂、肘部和前臂的尺侧。
- 第 3 ~ 5 指的掌侧。

其放射痛模式与胸大肌非常相似。

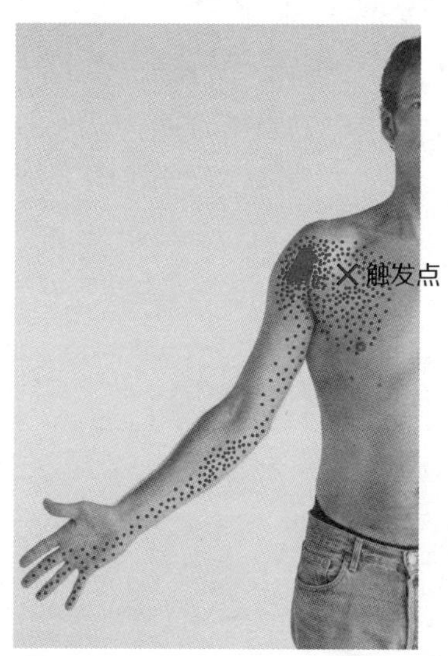

图 12.4 胸小肌的触发点及其疼痛辐射区域

12.2.2 整骨疗法

既往史

急性超负荷是由外伤引起的，例如：车祸时安全带的压迫，险些跌倒时用手抓住栏杆，或非常规的体育活动（力量训练）。

慢性超负荷被认为是单侧的姿势维持或日常活动的结果，例如：胸骨联合负重姿势，在身体前方提起重物。

检查结果

通过对触发点加压进行疼痛激惹，可以在牵伸肌肉的同时重复此操作来提高其易激惹性。如果疼痛非常剧烈，牵伸肌肉就足以作为一种刺激。

测试和技术

触发点的拉伸和按压触诊（图 12.5）。

鉴别诊断提示

对于这种疼痛辐射，应该想到心绞痛或心肌梗死的可能性，如有必要，须转诊以进一步鉴别。

心绞痛或心肌梗死发作除了疼痛辐射外，还有其他症状。对于心绞痛，当除去诱发因素（如身体负荷或寒冷）或使用硝酸酯类喷雾剂时，症状就会消失。

在心肌梗死发作的情况下，患者除了会出现功能下降，还会有自主神经功能紊乱和濒死感。

从长远来看，不良姿势，即坐位或站立时严重的胸椎后凸会导致胸肌短缩。即使肌肉没有过度紧张，短缩的肌肉也会促进触发点的产生，一次提起重物的动作就足以引起触发点的产生。

内脏关联

心脏。

技术

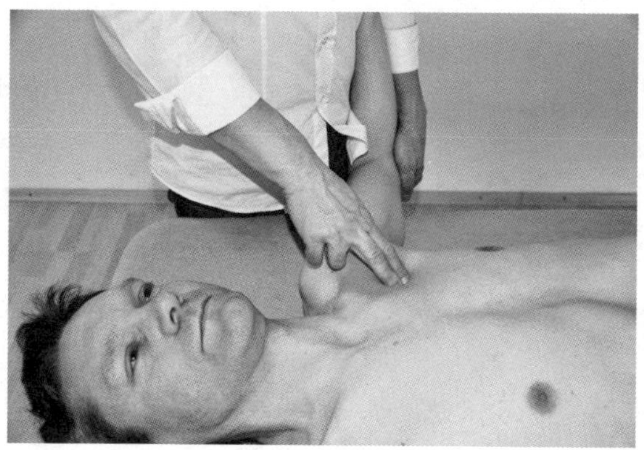

图 12.5　通过抑制和深层摩擦按摩治疗触发点

12.3　锁骨下肌

图 12.6。

解剖图：图 16.24。

12.3.1　解剖和疼痛辐射

起点

第 1 肋（软骨－骨交界处）。

止点

锁骨中间 1/3 的底面。

功能

下拉锁骨。

神经支配

锁骨下神经（C5 ~ C6）。

触发点的位置

靠近肌肉止点。

疼痛辐射

- 肩部和上臂的腹侧区域。
- 前臂的桡侧。
- 第 1 ~ 3 指及该侧手掌的掌侧和背侧区域。

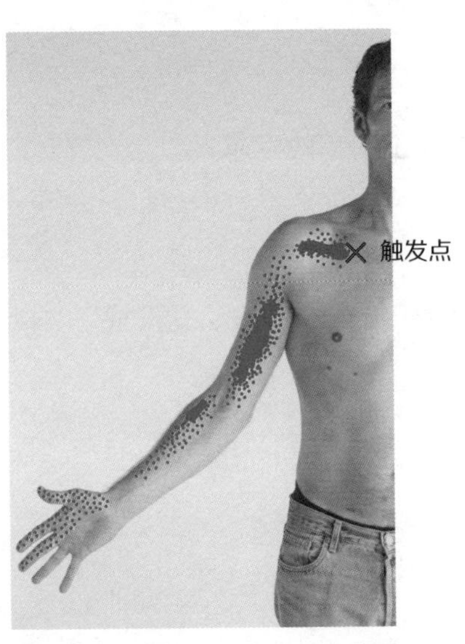

图 12.6　锁骨下肌的触发点及其疼痛辐射区域

12.3.2　整骨疗法

既往史

急性超负荷是由外伤引起的，例如：车祸时安全带的压迫，险些跌倒时用手抓住栏杆，或非常规的体育活动（力量训练）。

慢性超负荷被认为是单侧的姿势维持或日常活动的结果，例如：胸骨联合负重姿势，在急性或慢性阻塞性或限制性肺疾病中经常性使用辅助呼吸肌。

检查结果

通过对触发点加压进行疼痛激惹。

测试和技术

按压触诊（图 12.7）。

鉴别诊断提示

疼痛辐射类似于腕管综合征引起的疼痛。

内脏关联

锁骨下肌通常由膈神经的一个分支支配，这形成了与以下器官的关联。

- 肝脏。
- 胆囊。

技术

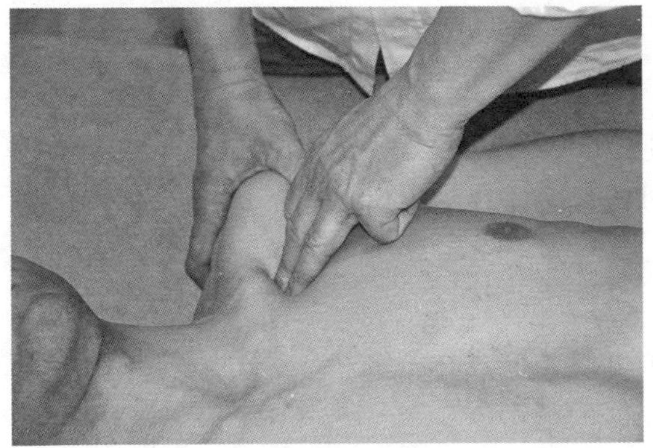

图 12.7 通过抑制和深层摩擦按摩治疗触发点

12.4 胸骨肌

图 12.8。

平均每 20 人中仅有 1 人存在该肌肉。

12.4.1 解剖和疼痛辐射

起点

可能起源于胸骨头端区域单侧或双侧的胸筋膜或胸锁乳突肌筋膜。

止点

存在较大的差异，可能附着在第 3 ~ 7 肋软骨之间、胸筋膜或腹直肌筋膜。

功能

未知，可能是筋膜张力器。

神经支配

胸内侧神经（C6 ~ C8）或肋间神经。

触发点的位置

触发点可出现在肌腹的任何部位，多在胸骨的中间区域。

疼痛辐射

- 整个胸骨，也可能是胸骨下。
- 上胸部区域。
- 上臂和肘部的腹侧。

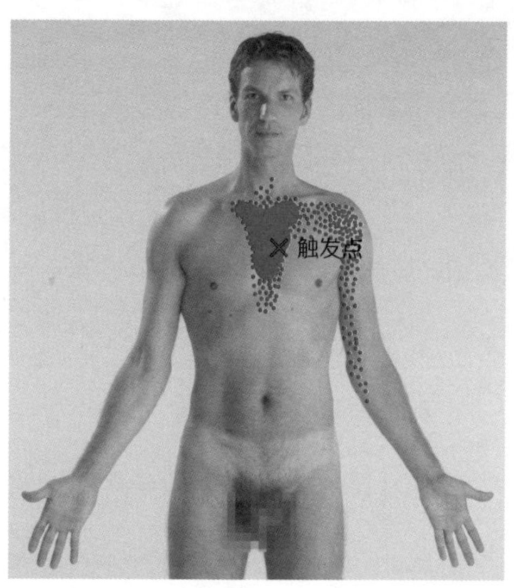

图 12.8　胸骨肌的触发点及其疼痛辐射区域

12.4.2 整骨疗法

既往史

该肌肉触发点的特征性表现为胸骨后或胸骨表面疼痛。

检查结果

通过对触发点加压进行疼痛激惹。

测试和技术

按压触诊（图 12.9）。

鉴别诊断提示

对于这种疼痛辐射，应该想到心绞痛或心肌梗死的可能，如有必要，须转诊以进行鉴别。

还应考虑到的疾病包括胃食管反流病和 Tietze 综合征（痛性非化脓性肋软骨肿胀）。

心绞痛或心肌梗死发作除了疼痛辐射外，还有其他症状。对于心绞痛，当除去诱发因素（如身体负荷或寒冷）或使用硝基喷雾剂时，症状就会消失。

在心肌梗死发作的情况下，患者除了会出现心脏功能下降，还会有自主神经功能紊乱和濒死感。

内脏关联

心脏。

技术

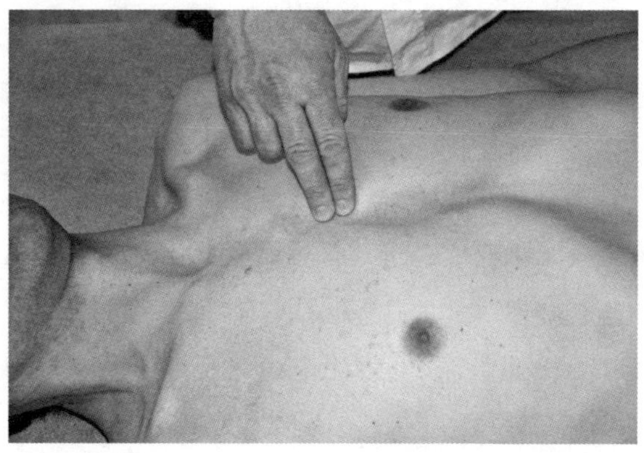

图 12.9 采用抑制法进行触发点的治疗

12.5 上后锯肌

图 12.10，12.11。

解剖图：图 16.25。

12.5.1 解剖和疼痛辐射

起点

第 7 颈椎至第 2 胸椎的棘突和棘上韧带。

止点

第 2 ~ 5 肋表面（后面）。

功能

深吸气时的吸气肌。

神经支配

T2 ~ T5 脊神经的腹侧支。

触发点的位置

在中立位，触发点投射到躯干背部冈上窝水平接近肩胛冈的位置。触诊时为了暴露它，肩部必须被拉长。

疼痛辐射

- 肩胛骨上半部的里面。
- 三角肌背侧。
- 上臂背侧。
- 前臂尺侧。
- 肘关节背侧。
- 小鱼际和第 5 指区域的腹侧和背侧。
- 胸部区域。

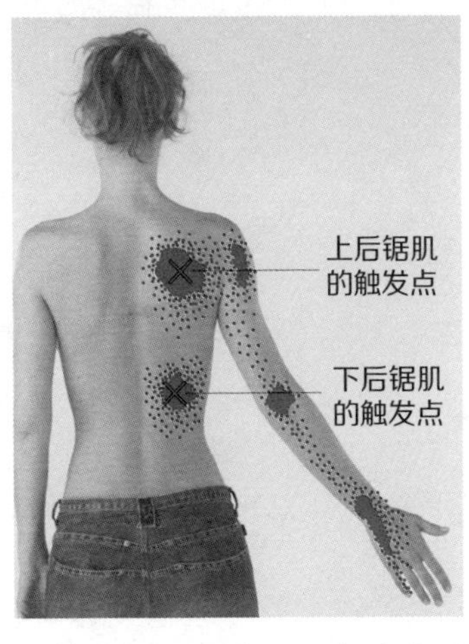

图 12.10　上后锯肌的触发点及其疼痛辐射区域，后面观

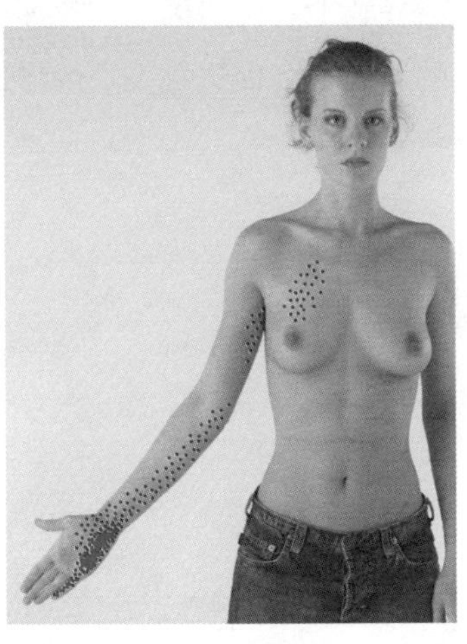

图 12.11　上后锯肌触发点的疼痛辐射区域，前面观

12.5.2 整骨疗法

既往史

单侧的姿势维持和日常活动被视为急性和慢性的超负荷，例如：胸骨联合应力负荷。

检查结果

通过对触发点加压进行疼痛激惹，可以在牵伸肌肉的同时重复此操作来提高其易激惹性。如果疼痛非常剧烈，牵伸肌肉就足以作为一种刺激。

测试和技术

触发点的拉伸和按压触诊（图 12.12）。

鉴别诊断提示

从长远来看，不良姿势，即坐姿或站立姿势下的胸椎严重后凸会导致上背部肌肉过度拉伸。即使肌肉并无过度负荷，过度拉伸的肌肉也会促进触发点的形成。

内脏关联

- 心脏。
- 肺。

技术

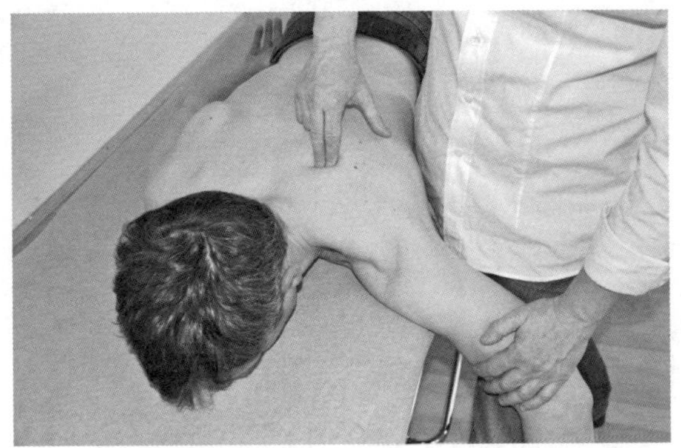

图 12.12　通过抑制和深层摩擦按摩治疗触发点。使肩胛骨处于前伸的位置，以便能够很好地触诊肌肉（通过斜方肌和菱形肌）

12.6　下后锯肌

图 12.13。

解剖图：图 16.25。

12.6.1　解剖和疼痛辐射

起点

第 11 胸椎至第 2 腰椎的棘突和棘上韧带。

止点

第 9 ~ 12 肋表面（后面）。

功能

深呼气时的呼气肌。

神经支配

T9 ~ T12 脊神经的腹侧支。

触发点的位置

在肋骨旁靠近肌肉止点的肌腹处。

疼痛辐射

下部肋骨周围的肌肉区域。

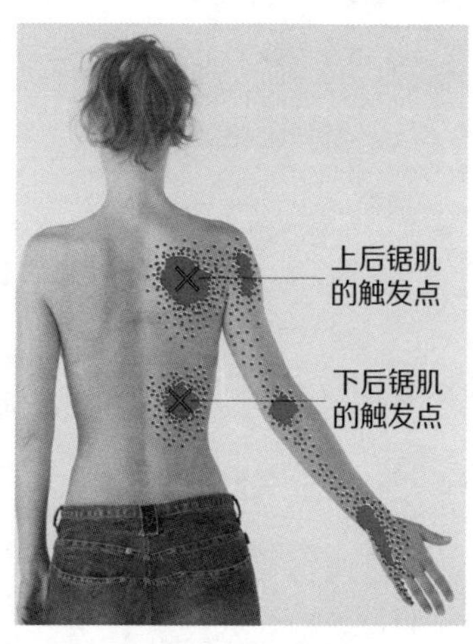

图 12.13 下后锯肌的触发点及其疼痛辐射区域

12.6.2 整骨疗法

既往史

急性超负荷可见于举重物受伤引起的急性腰痛，慢性超负荷被视为脊柱弯曲（如脊柱侧凸）的结果。

检查结果

通过对触发点加压进行疼痛激惹，可以在牵伸肌肉的同时重复此操作来提高其易激惹性。如果疼痛非常剧烈，牵伸肌肉就足以作为一种刺激。

测试和技术

触发点的拉伸和按压触诊（图 12.14）。

鉴别诊断提示

如果是因举重物受伤，必须治疗关节功能障碍，以减少反射性高张力的情况。

内脏关联

- 肾脏。
- 十二指肠。
- 胰腺。
- 空肠、回肠。
- 结肠。
- 子宫。

技术

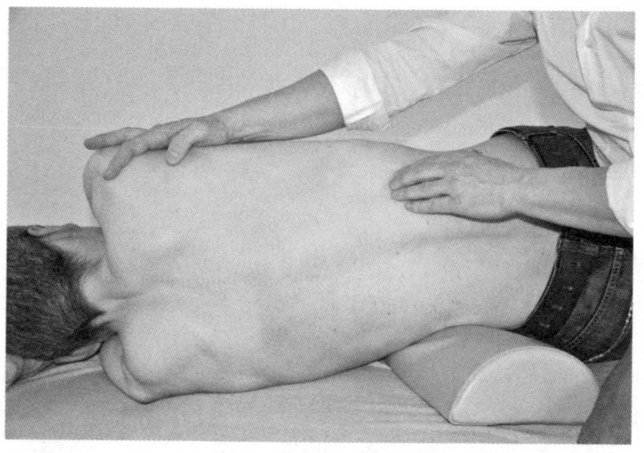

图 12.14 通过抑制和深层摩擦按摩来进行触发点的治疗。通过向对侧侧屈进行肌肉的预拉伸

12.7 前锯肌

图 12.15。

解剖图：图 16.26。

12.7.1 解剖和疼痛辐射

起点

第 1 ~ 9 肋和肋间隙的锁骨中线区域。

止点

肩胛骨内侧缘。

功能

- 向前外侧牵拉肩胛骨。

- 作为辅助吸气肌。

神经支配

- 胸长神经（C5 ~ C7）。
- 肋间神经。

触发点的位置

靠近腋中线，在起始于第 5 或第 6 肋的肌束中。

疼痛辐射

- 胸部中部区域的前外侧。
- 肩胛骨下角内侧。
- 上臂和前臂内侧。
- 手掌以及第 4 和第 5 指。

运动时，深呼吸会引起胸部侧面刺痛。

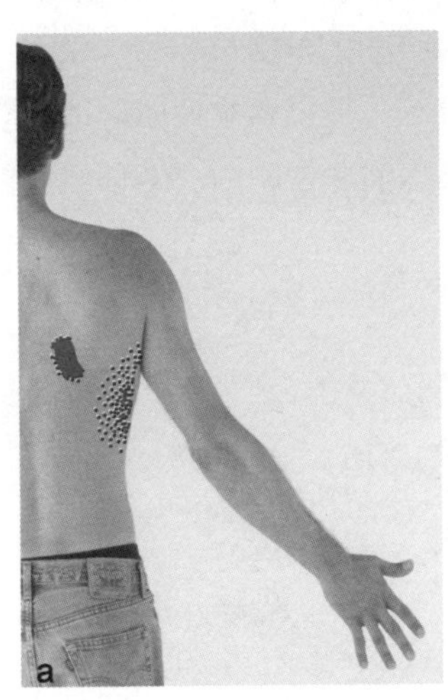

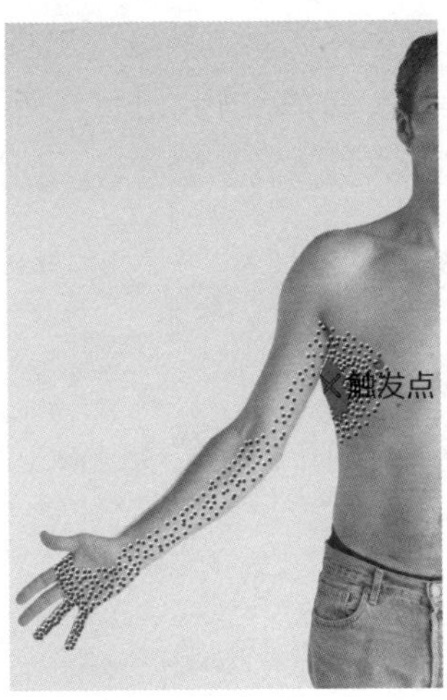

图 12.15 前锯肌的触发点及其疼痛辐射区域

a. 后面观；b. 前面观；c. 侧面观

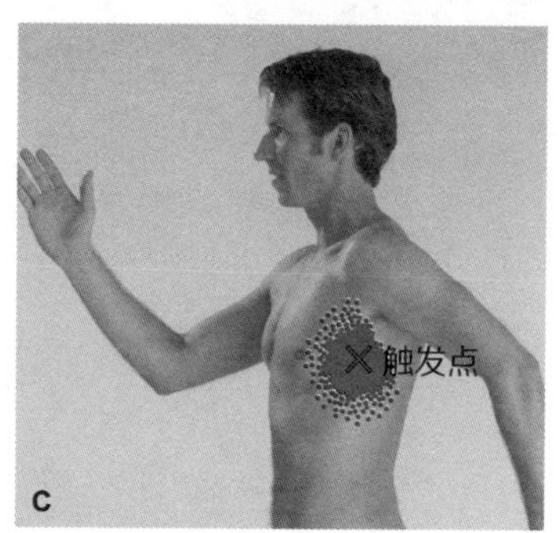

图 12.15（续）

12.7.2 整骨疗法

既往史

急性或慢性超负荷是由外伤引起的。例如，险些跌倒时用手抓住栏杆，或者进行非常规的作业活动或体育活动（如过度的园艺工作或过于激进的健身训练）。

检查结果

通过对触发点加压进行疼痛激惹，可以在牵伸肌肉的同时重复此操作来提高其易激惹性。如果疼痛非常剧烈，牵伸肌肉就足以作为一种刺激。

测试和技术

触发点的拉伸和按压触诊（图 12.16）。

内脏关联

心脏。

技术

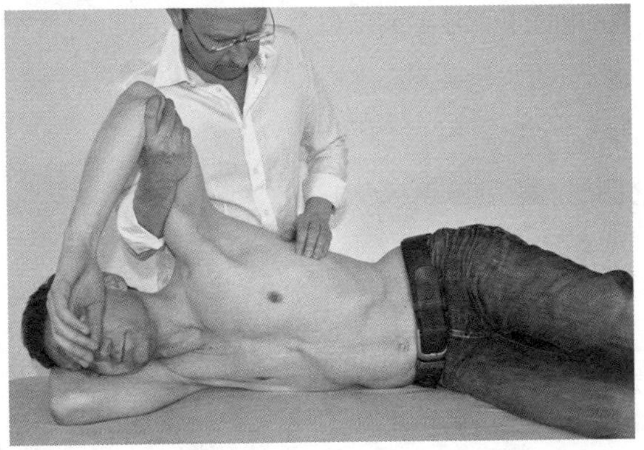

图 12.16　用抑制法进行肌肉的治疗

12.8　竖脊肌

图 12.17 ~ 12.19。

12.8.1　解剖和疼痛辐射

髂肋肌

图 12.17。

起点

- 骶骨。
- 髂嵴。
- 腰椎棘突。
- 胸腰筋膜。
- 肋角。

止点

中段颈椎横突的颅侧和尾侧，以及胸腰区域的肋角。

功能

- 脊柱的侧屈。
- 脊柱的伸展。

神经支配

各节段脊神经的背侧支。

触发点的位置和疼痛辐射

见后文“棘肌”。

最长肌

图 12.18。

起点

- 横突。
- 骶骨。
- 髂嵴。
- 腰椎的棘突和乳突。

止点

- 对应起点颅侧的横突。
- 颞骨乳突。
- 第 2 ~ 12 肋的肋突及周围结构。

功能

脊柱的伸展。

神经支配

各节段脊神经的背侧支。

触发点的位置和疼痛辐射

见下文“棘肌”。

棘肌

图 12.19。

起点

脊柱的棘突。

止点

对应起点椎体的颅侧 6 个棘突。

功能

脊柱的侧屈。

神经支配

各节段脊神经的背侧支。

触发点的位置

触发点可以分布在整个竖脊肌中。触诊棘突处的感觉过敏区域对于找到触发点很有帮助，这样可以找到竖脊肌活跃的触发点。

疼痛辐射

- 髂肋肌中胸部区域的触发点：向颅侧到肩部区域和外侧胸壁。
- 髂肋肌下胸部区域的触发点：向颅侧到肩胛骨上方，向前到腹部和上腰椎。
- 髂肋肌腰部的触发点：向尾侧到臀中部。
- 最长肌的触发点：臀部区域和骶髂关节区域。
- 棘肌的触发点：疼痛集中在触发点周围。

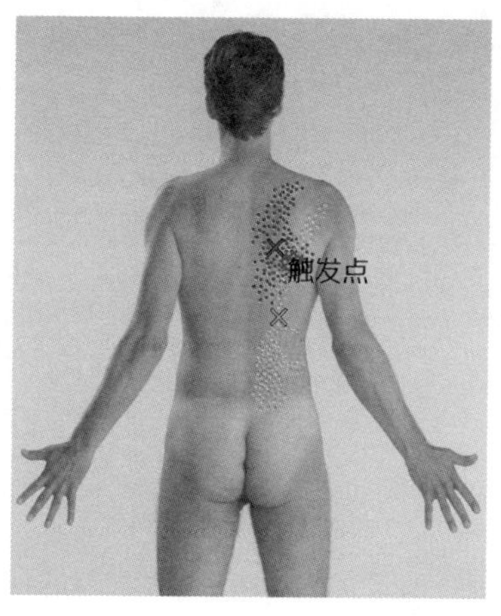

图 12.17　髂肋肌的触发点及其疼痛辐射区域

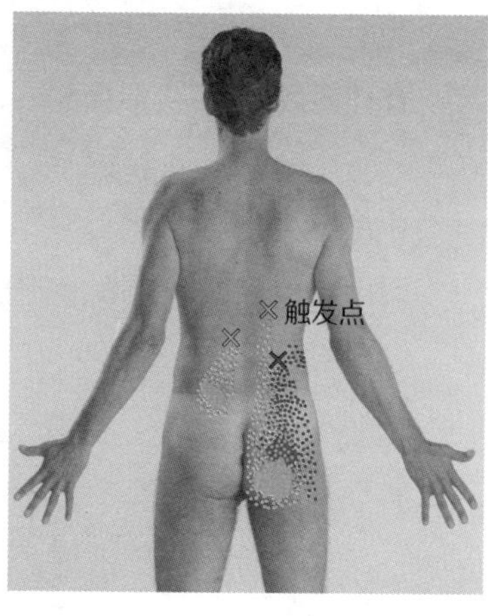

图 12.18　最长肌的触发点及其疼痛辐射区域

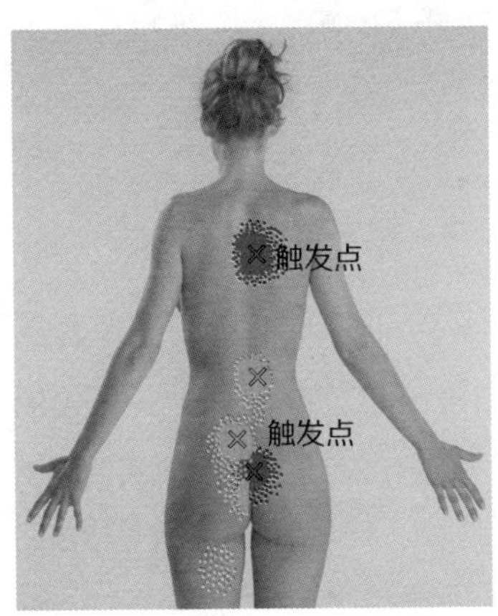

图 12.19 棘肌的触发点及其疼痛辐射区域

12.8.2 整骨疗法

既往史

产生急性超负荷的情况，例如背部拉伤，可能是由于在脊柱完全弯曲的情况下抬起了重量较轻的物品，这个动作可能会引起脊柱额外旋转或手臂伸出过远，如从后备箱中取出一箱饮料。很常见的日常动作（如早上穿衣）可导致脊柱关节的急性功能障碍，然后由于节段性背部肌肉的反射性高张力，导致触发点的产生。

慢性超负荷被认为是长时间单侧的姿势维持或日常活动的结果，如长时间在电脑前工作或长途飞行。

检查结果

通过对触发点加压进行疼痛激惹，可以在牵伸肌肉的同时重复此操作来提高其易激惹性。如果疼痛非常剧烈，牵伸肌肉就足以作为一种刺激。

测试和技术

触发点的拉伸和按压触诊（图 12.20）。

鉴别诊断提示

我们拥有一个“运动系统”。然而，职场迫使许多人从事久坐不动的工作。为了避免脊柱的慢性超负荷，有必要在久坐不动的日常生活中创造积极的平衡。生命在于运动。

内脏关联

- 空肠、回肠。
- 结肠。
- 肾脏。
- 膀胱。
- 子宫。
- 卵巢。
- 前列腺。

技术

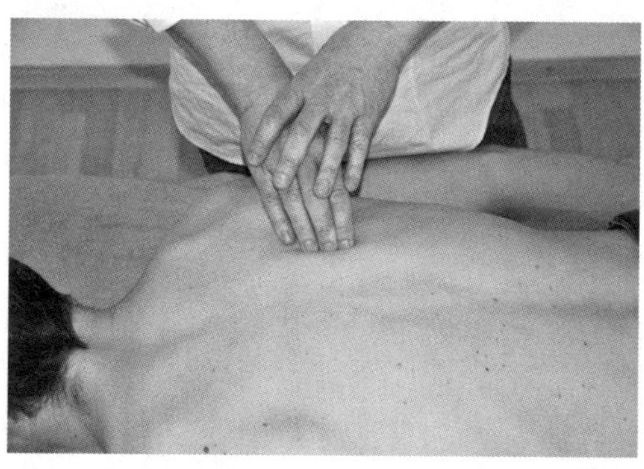

图 12.20　通过抑制和深层摩擦按摩来进行触发点的治疗

12.9　腹直肌、腹内斜肌、腹外斜肌、腹横肌和锥状肌

图 12.21 ~ 12.24。

12.9.1　解剖和疼痛辐射

腹直肌

起点

- 耻骨嵴。
- 耻骨联合。

止点

- 第 5 至第 7 肋软骨。
- 肋弓的内侧区域。
- 剑突的后侧面。

功能

- 屈曲躯干。
- 增加腹压。
- 用力呼气。

神经支配

T7 ~ T12 脊神经的腹侧支。

触发点的位置和疼痛辐射

见后文“锥状肌”。

腹内斜肌

起点

- 胸腰筋膜。
- 髂嵴前 2/3。
- 腹股沟韧带外侧 2/3。

止点

- 肋弓。
- 腹直肌鞘的前层和后层。
- 以腱状止于耻骨嵴和耻骨肌线。

功能

- 使躯干侧屈。
- 使躯干向同侧旋转（与对侧肌肉一起）。
- 增加腹压。
- 用力呼气。
- 加固腹股沟管。

神经支配

T7 ~ T12 脊神经的腹侧支。

触发点的位置和疼痛辐射

见后文“锥状肌”。

腹外斜肌

起点

第 5 至第 12 肋的腹侧外表面。

止点

- 髂嵴。
- 腹股沟韧带。
- 耻骨结节。
- 耻骨嵴。
- 白线。

功能

- 使躯干侧屈。
- 使躯干向对侧旋转（与对侧肌肉一起）。
- 增加腹压。
- 用力呼气。

神经支配

T7 ~ T12 脊神经的腹侧支。

触发点的位置和疼痛辐射

见后文“锥状肌”。

腹横肌

起点

- 下 6 肋的内表面。
- 胸腰筋膜。
- 髂嵴前 2/3。
- 腹股沟韧带的外侧 1/2。

止点

- 腹直肌鞘的前层和后层。
- 耻骨嵴。
- 耻骨梳。

功能

- 增加腹压。
- 用力呼气。
- 加固腹股沟管。

神经支配

T7 ~ T12 脊神经的腹侧支。

触发点的位置和疼痛辐射

见后文“锥状肌”。

锥状肌

起点

耻骨嵴，腹直肌止点的腹侧。

止点

白线远端。

功能

加强腹直肌鞘。

神经支配

- 肋下神经（T12）。
- 支配腹肌的神经。

触发点的位置

可以发现触发点分布在整个腹部肌肉中。图 12.21 ~ 12.24 显示了一些常见触发点的定位。

疼痛辐射

一般来说，腹部肌肉中可能存在大量的触发点，它们的共同点主要是在触发点周围产生局部疼痛。此外，腹部肌肉的触发点也会引起一些内脏症状（如恶心、呕吐或痛经）。腹肌触发点的另一个特点是：疼痛辐射跨越身体中线。

然而，仍可定义腹部肌肉的一些典型疼痛模式。

- 腹外肌的触发点，肋骨部分：

– “心脏痛”。

– 类似于食管裂孔疝的症状。

– 上腹痛，可蔓延到腹部其他部位。

- 下腹壁的触发点（所有腹壁肌肉）：

– 腹股沟和睾丸或阴唇的疼痛。

– 腹部其他部位的疼痛。

- 沿耻骨上缘和腹股沟韧带外侧 1/2 的触发点（腹内肌和腹直肌）：

– 膀胱区域疼痛甚至膀胱痉挛。

– 腹股沟疼痛。

– 尿潴留。

- 腹横肌中的触发点，靠近肋骨的起点：

– 肋弓之间的上腹部。

- 脐上方腹直肌的触发点：

– 在胸椎向腰椎过渡的水平部，横跨背部的疼痛带。

- 脐水平腹直肌的触发点，位于脐水平的肌肉外侧缘：

– 腹部痉挛和绞痛。

– 腹侧腹壁疼痛，无固定模式。

- 脐下方腹直肌的触发点：

– 痛经。

– 在骶骨水平，横跨背部的疼痛带。

- 锥状肌的触发点：

– 耻骨联合和脐之间，靠近中线。

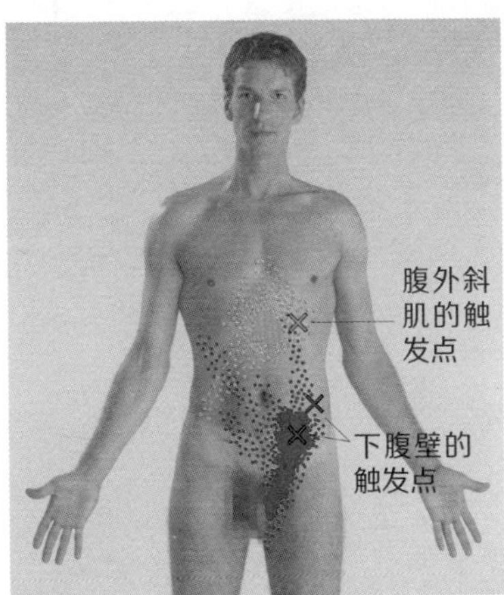

图 12.21 腹外斜肌和下腹壁的触发点及其疼痛辐射区域

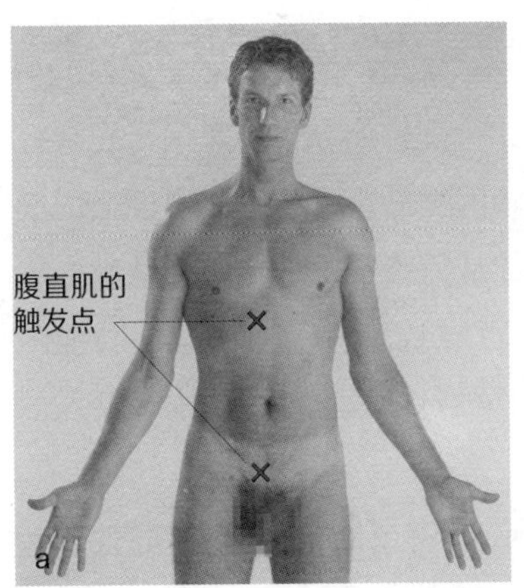

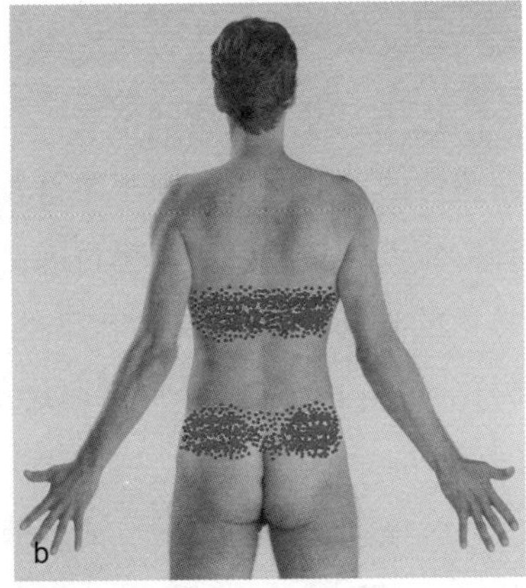

图 12.22 腹直肌的触发点及其疼痛辐射区域

a. 前面观；b. 后面观

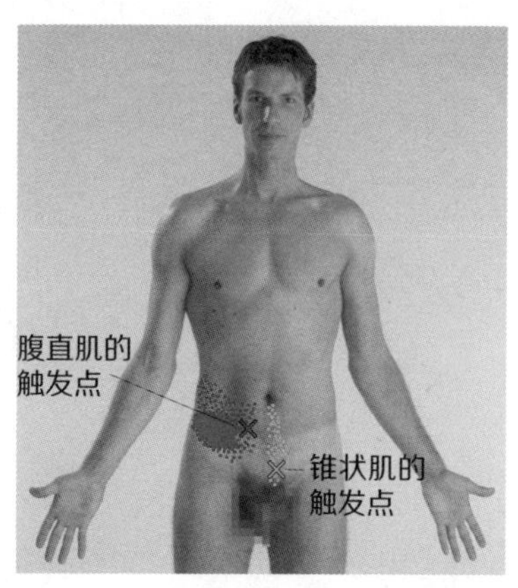

图 12.23 腹直肌和锥状肌的触发点及其疼痛辐射区域

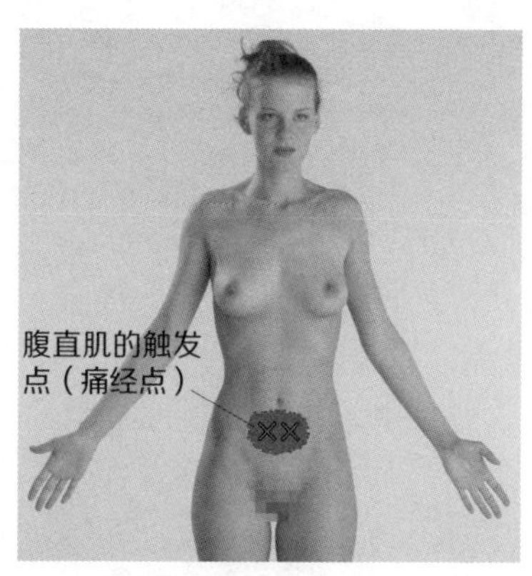

图 12.24 腹直肌（“痛经点”）的触发点及其疼痛辐射区域

12.9.2 整骨疗法

既往史

产生急性超负荷的情况，例如背部拉伤，可能是由于在脊柱完全弯曲的情况下抬起了重量较轻的物品，这个动作可能会引起脊柱额外旋转或手臂伸出过远，如从后备箱中取出一箱饮料。很常见的日常动作（如早上穿衣）可导致脊柱关节的急性功能障碍，然后由于节段性背部肌肉的反射性高张力，导致触发点的产生。

过度的腹部肌肉训练或其他非常规的体育活动也是导致急性和慢性超负荷的原因。久坐在办公桌前的胸骨联合压迫姿势是触发点产生的另一个原因。

检查结果

通过对触发点加压进行疼痛激惹，可以在牵伸肌肉的同时重复此操作来提高其易激惹性。如果疼痛非常剧烈，牵伸肌肉就足

以作为一种刺激。

测试和技术

触发点的拉伸和按压触诊（图 12.25）。

鉴别诊断提示

我们拥有一个“运动系统”。然而，职场迫使许多人从事久坐不动的工作。为了避免脊柱的慢性超负荷，有必要在久坐不动的日常生活中创造积极的平衡。生命在于运动。

脊柱后凸的持久性不良姿势会导致腹部肌肉缩短。如果一旦要求这些肌肉处于伸展的位置（例如，进行手臂高举过头的工作或羽毛球运动），就极有可能出现急性超负荷。首先是感到过劳后的肌肉疼痛。如果进行日常运动时缺乏对腹部肌肉的拉伸刺激，就会形成触发点。

内脏关联

- 肝脏。
- 胆囊。
- 胃。
- 胰腺。
- 脾。
- 十二指肠。
- 空肠、回肠。
- 结肠。
- 肾脏。
- 子宫。

- 卵巢。

急腹症以腹壁紧张为特征，这可以解释为节段性的内脏反射：腹部肌肉以一种平稳的高张力对节段性器官腹膜刺激做出反应。

器质性疾病治愈后，触发点会有规律地存在于腹部肌肉中。

技术

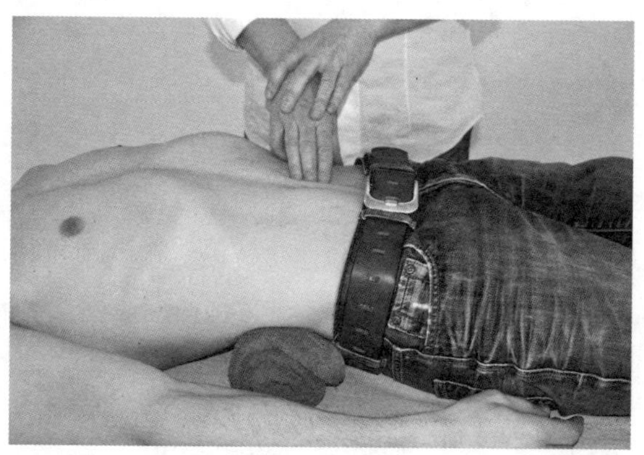

图 12.25 通过抑制和深层摩擦按摩来进行触发点的治疗。通过脊柱前凸（如在腰椎处放置毛巾）来进行肌肉的预拉伸

12.10 疼痛指南

表 12.1 和图 12.26。

表 12.1　躯干腹侧疼痛

肌肉	出现频率	章节
胸大肌	很常见	12.1
胸小肌	很常见	12.2
锁骨下肌	常见	12.3
腹直肌	常见	12.9
腹外斜肌	常见	12.9
腹内斜肌	常见	12.9
斜角肌	少见	10.2
胸骨肌	少见	12.4
上后锯肌	少见	12.5
锥状肌	少见	12.9
前锯肌	少见	12.7

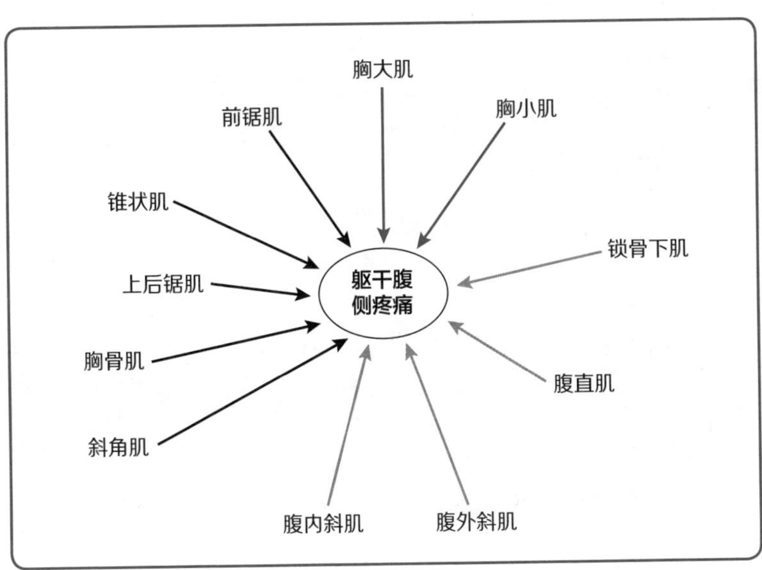

图 12.26　躯干腹侧疼痛

→—很常见；→—常见；→—少见

13 下躯干疼痛

13.1 腰方肌

图 13.1，13.2。

13.1.1 解剖和疼痛辐射

起点

第 12 肋下缘。

止点

- 第 1 ~ 4 腰椎横突。
- 髂腰韧带。
- 髂嵴后 1/3。

功能

- 使躯干侧屈。
- 呼吸时固定第 12 肋。

神经支配

T12 ~ L3 脊神经的腹侧支。

触发点的位置

为了便于触诊，可用毛巾卷置于患者对侧的腰部，使脊柱向远离待触诊肌肉的一侧侧屈。上方手臂处于最大限度的外展位，上方腿伸展，下方腿略微屈曲，由此强化了所需的侧弯。触诊以下区域肌肉的触发点：

- 髂嵴上方和竖脊肌外侧的夹角处。
- 沿着髂嵴的区域。
- 第 12 肋和竖脊肌的夹角处。

浅表触发点位于肌肉的外侧区域，一处位于第 12 肋下方，一处位于髂嵴上方。

深层触发点一处位于第 4 和第 5 腰椎横突之间的髂嵴上方，另一处在第 3 腰椎横突水平的肌肉内侧区域。

疼痛辐射

- 颅侧的浅表触发点：沿髂嵴，有时直至腹股沟和下腹部区域。
- 尾侧的浅表触发点：围绕转子，部分延伸至大腿外侧。
- 颅侧的深层触发点：在骶髂关节区域。
- 尾侧的深层触发点：臀部尾侧。

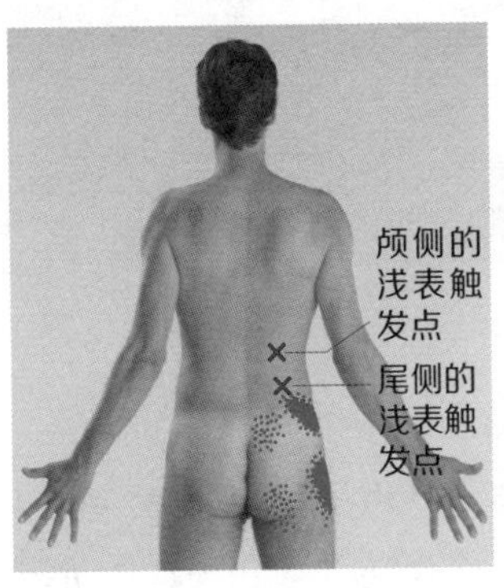

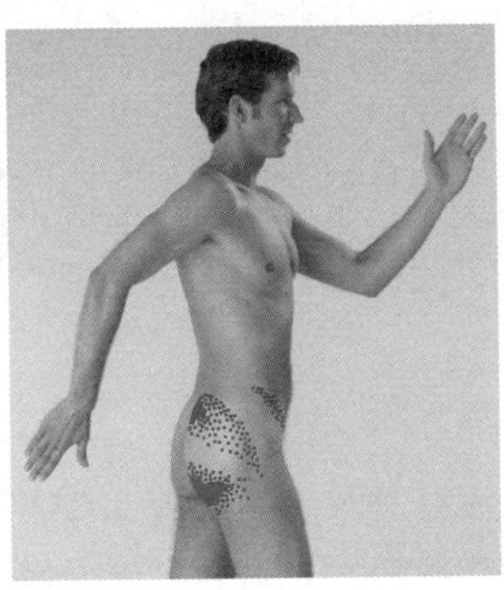

图 13.1 腰方肌的浅层触发点及其疼痛辐射区域

a. 后面观；b. 侧面观

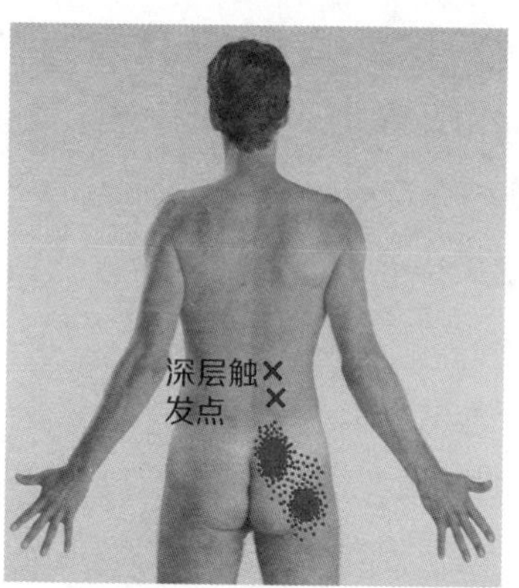

图 13.2　腰方肌的深层触发点及其疼痛辐射区域

13.1.2　整骨疗法

既往史

产生急性超负荷的情况（如导致背部拉伤的情况）可能是在脊柱完全屈曲的情况下抬起了重量较轻的物品，这个动作可能会引起脊柱额外旋转或手臂伸出过远，例如从后备箱中取出一箱饮料。很常见的日常动作（如早上穿衣）可导致脊柱关节的急性功能障碍，然后由于节段性背部肌肉的反射性高张力，导致触发点的产生。

慢性超负荷通常是长时间的单侧姿势维持或运动的结果，例如：长时间在电脑前工作或长途飞行。

检查结果

通过对触发点加压进行疼痛激惹，可以在牵伸肌肉的同时重复此操作来提高其易激惹性。如果疼痛非常剧烈，牵伸肌肉就足以作为一种刺激。

测试和技术

触发点的拉伸和按压触诊（图 13.3）。

内脏关联

- 空肠、回肠。
- 结肠。
- 肾脏。
- 膀胱。
- 子宫、子宫附件、前列腺。

技术

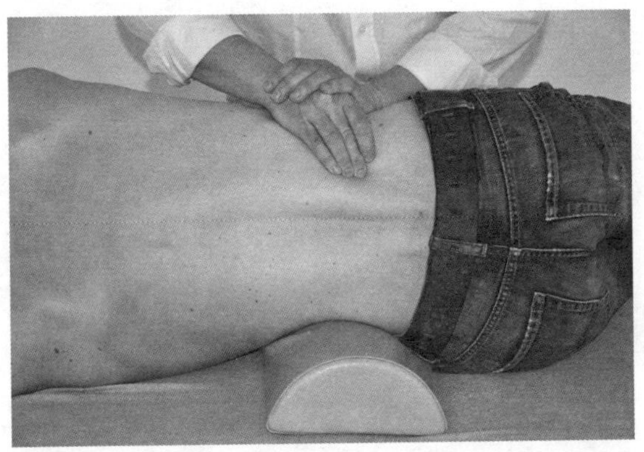

图 13.3 通过抑制和深层摩擦按摩治疗触发点。将体位置于向对侧侧屈来进行肌肉的预拉伸

13.2 髂腰肌

图 13.4。

解剖图：图 16.27。

13.2.1 解剖和疼痛辐射

髂肌

起点

髂窝。

止点

股骨小转子。

功能

- 髋关节屈曲。
- 髋关节的外旋和内旋。

神经支配

股神经（L2～L3）。

触发点的位置和疼痛辐射

见后文“腰小肌”。

腰大肌

起点

- L1～L5 的横突。
- T12～L5，以及 T12 以下的椎间盘。

止点

股骨小转子。

功能

- 髋关节屈曲。
- 髋关节外旋和内旋。
- 髋关节外展。
- 腰椎伸展和侧屈。

神经支配

L1 ~ L2 脊神经腹侧支。

触发点的位置和疼痛辐射

见下文“腰小肌”。

腰小肌

起点

连同椎间盘在内的 T12 ~ L1。

止点

髂筋膜。

功能

躯干屈曲（弱）。

神经支配

L1 脊神经腹侧支。

触发点的位置

- 触发点 1：股三角的外侧缘。
- 触发点 2：髂前上棘水平的髂窝。
- 触发点 3：对应脐下水平腹直肌外侧的深层，定位时需先仔细触诊腹直肌外侧和脐下方，然后向内触诊，以便将腰大肌压向脊柱。

疼痛辐射

- 主要在腰椎同侧沿脊柱至骶髂关节，以及下至臀中部。
- 腹股沟和大腿前内侧。

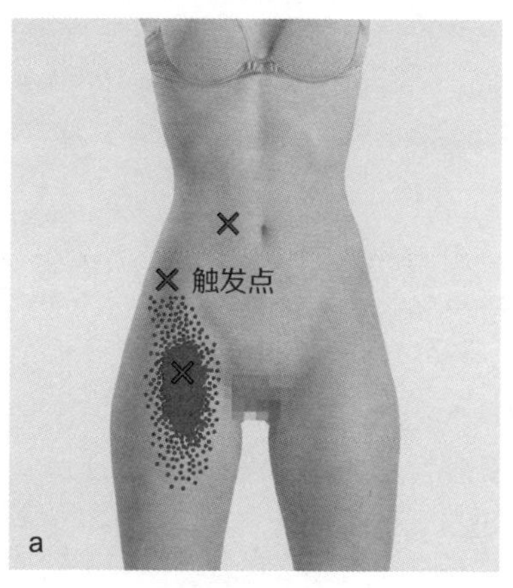

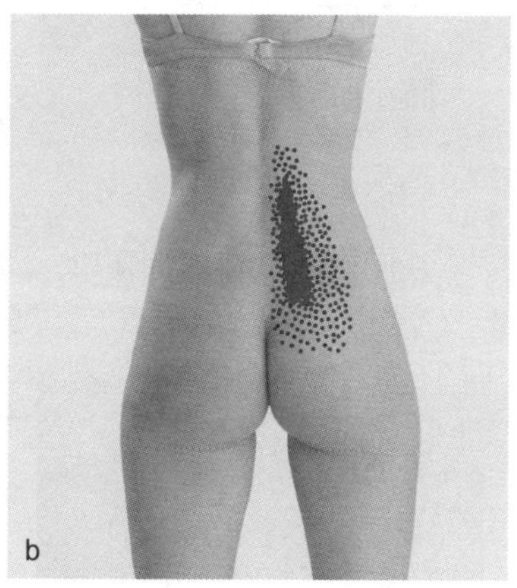

图 13.4 髂腰肌的触发点及其疼痛辐射区域
a. 前面观；b. 后面观

13.2.2 整骨疗法

既往史

日常生活中，久坐不动对触发点的发展起着重要作用。髋屈肌的拉伸动力缺失，导致其慢性短缩，肌肉突然需要被拉长导致急性超负荷或慢性超负荷，因为肌肉在短缩时变得功能不全且不再能承受负荷。

髋关节炎是一种关节疾病，它总是导致髋屈肌超负荷。足球是一项经常导致髂腰肌急性触发点的运动，因为在训练时经常忽略了对过度负荷的肌肉进行充分拉伸。

检查结果

通过对触发点加压进行疼痛激惹，可以在牵伸肌肉的同时重复此操作来提高其易激惹性。如果疼痛非常剧烈，牵伸肌肉就足以作为一种刺激。

测试和技术

触发点的拉伸和按压触诊（图 13.5）。

内脏关联

- 结肠。
- 肾脏。
- 膀胱。
- 子宫、子宫附件、前列腺。

技术

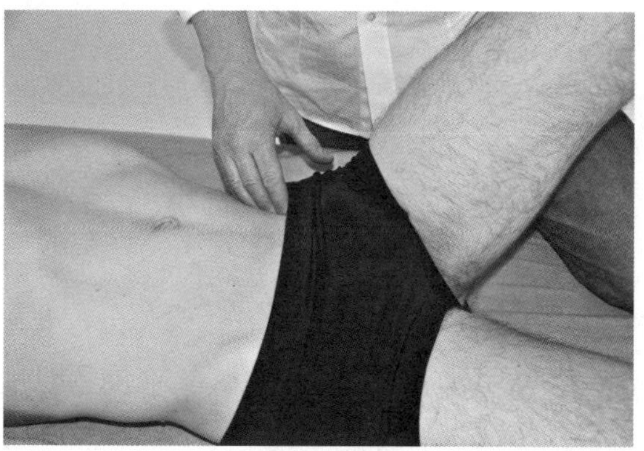

图 13.5　通过抑制治疗髂肌的触发点。当腿部伸展时，更容易进行肌肉触诊。腿部伸展可以进行预拉伸

13.3　盆底肌

图 13.6。

13.3.1　解剖和疼痛辐射

闭孔内肌

起点

- 闭孔膜的内表面。
- 闭孔骨缘的尾侧中部。

止点

大转子窝。

功能

- 稳定髋关节。
- 髋关节外旋。

神经支配

闭孔神经（L5 ~ S2）。

触发点的位置和疼痛辐射

见后文“尾骨肌”。

肛门外括约肌

起点

环状的括约肌。

止点

肛周的皮下、浅表和深层结缔组织。

功能

- 闭合肛管（排便抑制）。

神经支配

阴部神经（S2 ~ S4）。

触发点的位置和疼痛辐射

见后文“尾骨肌”。

肛提肌

起点

- 耻骨后表面。
- 肛提肌腱弓。
- 坐骨棘。

止点

- 肛尾韧带。
- 环形围绕直肠。

功能

- 加固骨盆底。
- 维持控便能力。

神经支配

S3 ~ S4 脊神经的腹侧支。

触发点的位置和疼痛辐射

见下文“尾骨肌”。

尾骨肌

起点

- 骶棘韧带。
- 坐骨棘。

止点

- 肛尾韧带。
- 尾骨。

功能

- 加固骨盆底。

神经支配

S4 ~ S5 脊神经的腹侧支。

触发点的位置

可以通过直肠、阴道或盆底触诊找到触发点。

疼痛辐射

- 尾骨。
- 骶尾部。
- 肛门区。
- 大腿背侧（闭孔内肌）。

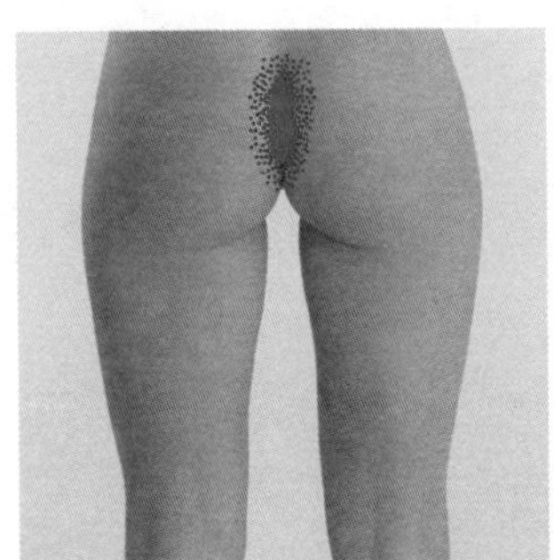
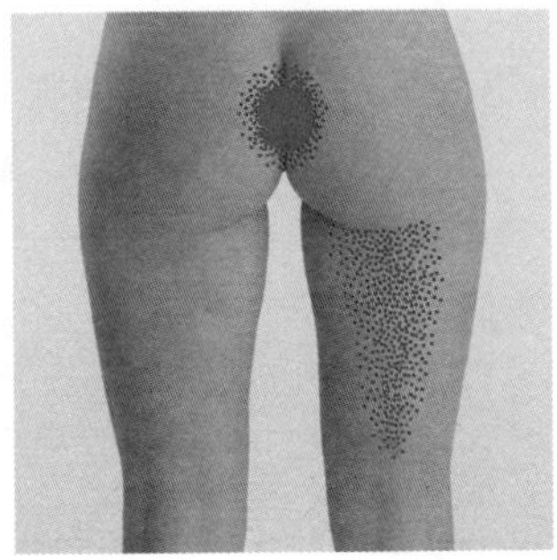

图 13.6 盆底肌触发点的疼痛辐射区域

13.3.2 整骨疗法

既往史

摔倒撞到尾骨不仅会引发尾骨的卡滞，还会引发盆底肌肉的反射性高张力。

分娩期间的会阴切口愈合不佳有时也会引发触发点。

检查结果

通过压迫触发点进行疼痛激惹。

测试和技术

按压触诊（图 13.7）。

鉴别诊断提示

闭孔内肌出现高张力反应，提示小骨盆内的器官（尤其是膀胱）有功能障碍、脏器下垂或病变。

内脏关联

- 直肠。
- 膀胱。
- 子宫、子宫附件、前列腺。

技术

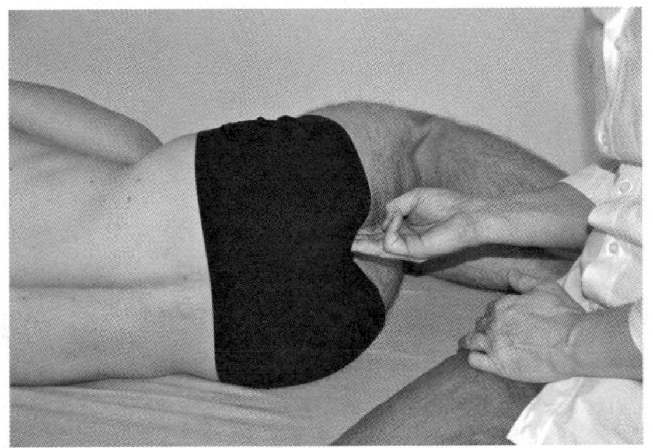

图 13.7 用抑制法治疗触发点

13.4 臀大肌

图 13.8，13.9。

解剖图：图 16.28。

13.4.1 解剖和疼痛辐射

起点

- 臀后线后方的髂骨翼外表面。
- 髂嵴后 1/3。
- 胸腰筋膜。
- 骶骨。
- 骶结节韧带。
- 尾骨。

止点

- 股骨的臀肌粗隆。
- 髂胫束（延伸至胫骨外侧髁）。

功能

- 髋关节伸展。
- 髋关节外旋。

神经支配

臀下神经（L5 ~ S2）。

触发点的位置

侧卧位，被检查的一侧朝上，双腿稍屈曲，可以很容易触诊到触发点。

- 触发点 1：约在臀沟的上端旁，离骶骨的肌肉附着处不远。
- 触发点 2：约在坐骨结节颅侧方向（图 16.28）。
- 触发点 3：在肌肉的中下交界处——在臀沟尾端旁——用指捏触诊可以很容易触摸到。

疼痛辐射

- 触发点 1：从骶髂关节沿臀沟到尾部肌肉区域和大腿后侧起始端。
- 触发点 2：整个肌肉，重点是骶骨尾部、髂嵴下方的外侧区域和臀部尾侧。部分疼痛感觉很深，似臀小肌疼痛。疼痛没有辐射到尾骨。

- 触发点 3：尾骨和肌肉的中间尾部区域。

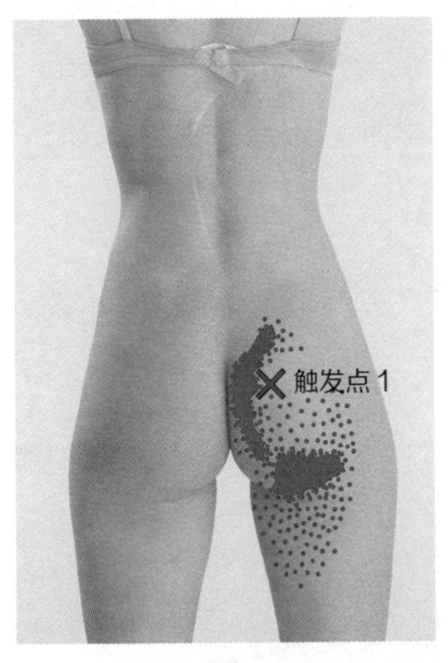

图 13.8 臀大肌的触发点 1 及其疼痛辐射区域

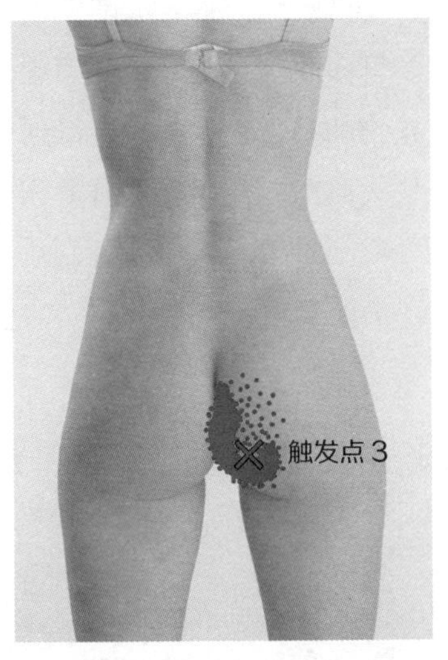

图 13.9 臀大肌的触发点 3 及其疼痛辐射区域

13.4.2 整骨疗法

既往史

摔倒撞到臀部，偶尔一次的长时间登山或快速走走停停的体育活动（如打壁球或打网球）。可能是产生触发点的诱发因素。

检查结果

通过对触发点加压进行疼痛激惹，可以在牵伸肌肉的同时重复此操作来提高其易激惹性。如果疼痛非常剧烈，牵伸肌肉就足以作为一种刺激。

测试和技术

触发点的拉伸和按压触诊（图 13.10）。

鉴别诊断提示

臀部疼痛放射至大腿背侧或外侧是患者日常工作中的常见症状。许多肌肉可能导致此问题，通常是小而短的肌肉，因为它们在正常的日常运动中没有得到充分牵伸。相比之下，臀大肌作为一块大肌肉，往往会“自愈”。

内脏关联

心血管系统。

技术

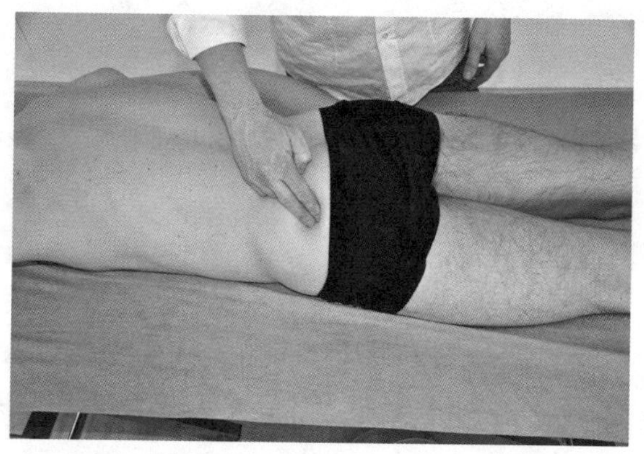

图 13.10 通过抑制和深层摩擦按摩治疗触发点

13.5 臀中肌

图 13.11，13.12。

解剖图：图 16.28。

13.5.1 解剖和疼痛辐射

起点

髂骨外侧面（在臀前线和臀后线之间）。

止点

大转子（背外侧）。

功能

- 髋关节外展。
- 髋关节内旋（腹侧和外侧部）。
- 髋关节外旋（背侧和内侧部）。
- 在步行摆动相维持骨盆的水平稳定。

神经支配

臀上神经（L4 ~ S1）。

触发点的位置

触诊时向对侧侧卧，双腿屈曲。

- 触发点 1：位于髂嵴下方不远，骶髂关节附近的后侧肌腹。
- 触发点 2：紧邻髂嵴下方，约在其走行的中间位置。
- 触发点 3：同样紧邻髂嵴下方，但向腹侧更远靠近髂前上棘。

疼痛辐射

- 触发点 1：疼痛从骶髂后部经骶髂关节和骶骨辐射到整个

臀部。

- 触发点 2：疼痛从臀部外侧和中部辐射到大腿近端的后侧和外侧。
- 触发点 3：疼痛沿髂嵴和下腰椎区域辐射，特别是在骶骨区域。

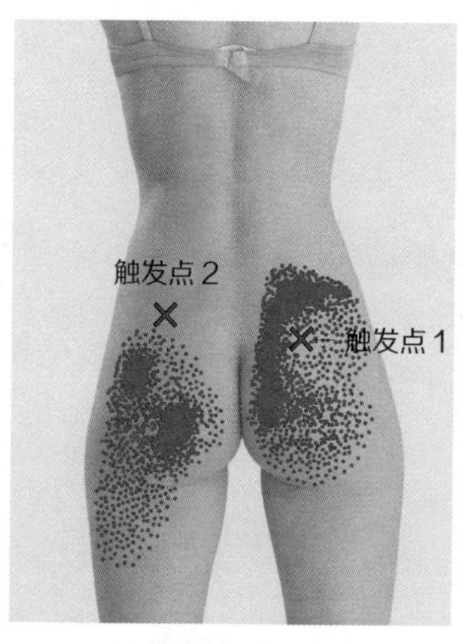

图 13.11 臀中肌的触发点 1、2 及其疼痛辐射区域

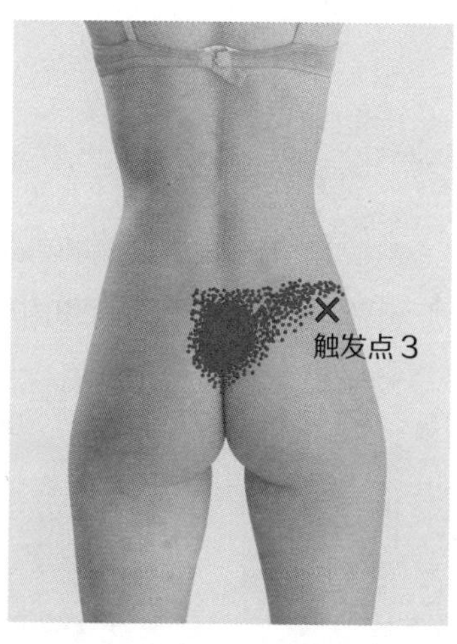

图 13.12 臀中肌的触发点 3 及其疼痛辐射区域

13.5.2 整骨疗法

既往史

摔倒撞到臀部、不习惯的长时间登山或快速走走停停的体育活动（如打壁球或打网球），可能是产生触发点的诱发因素。在髋关节炎时，臀部小肌肉会负荷过重。

检查结果

通过对触发点加压进行疼痛激惹，可以在牵伸肌肉的同时重

复此操作来提高其易激惹性。如果疼痛非常剧烈，牵伸肌肉就足以作为一种刺激。

测试和技术

触发点的拉伸和按压触诊（图 13.13）。

鉴别诊断提示

臀部疼痛辐射到大腿背侧或外侧是患者日常工作中常见的症状。许多肌肉可能导致此问题，通常是小而短的肌肉，因为它们在正常的日常运动中没有得到充分的牵伸。几乎在每个人身上都能找到肌张力较高的臀部小肌肉。即使是非常敏捷的人也不能充分拉伸这些肌肉。因此，触发点非常常见。

内脏关联

心脏 / 循环系统。

技术

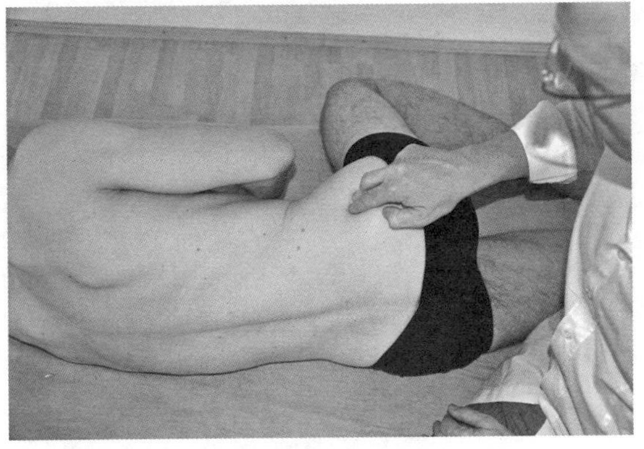

图 13.13 通过抑制和深层摩擦按摩治疗触发点。将同侧腿置于屈曲内收体位来进行肌肉的预拉伸

13.6 臀小肌

图 13.14，13.15。

解剖图：图 16.29。

13.6.1 解剖和疼痛辐射

起点

髂骨外侧面（在臀前线和臀后线之间）。

止点

大转子（腹侧）。

功能

- 髋关节外展。
- 髋关节内旋（腹侧和外侧部）。
- 在步行摆动相维持骨盆的水平稳定。

神经支配

臀上神经（L4 ~ S1）。

触发点的位置

- 前触发点：在髂前上棘水平，但在髂嵴下方比臀中肌更远些。
- 后触发点：整个肌肉起点的上缘。

疼痛辐射

- 前触发点：疼痛放射到臀的下部外侧和大腿外侧，以及膝和小腿。
- 后触发点：整个臀部，特别是尾部内侧，并延伸至大腿后侧、腘窝和小腿近端 1/3。

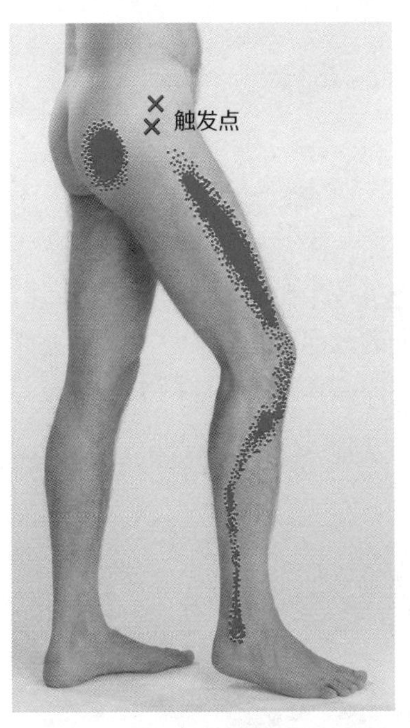

图 13.14　臀小肌的触发点及其疼痛辐射区域，侧面观

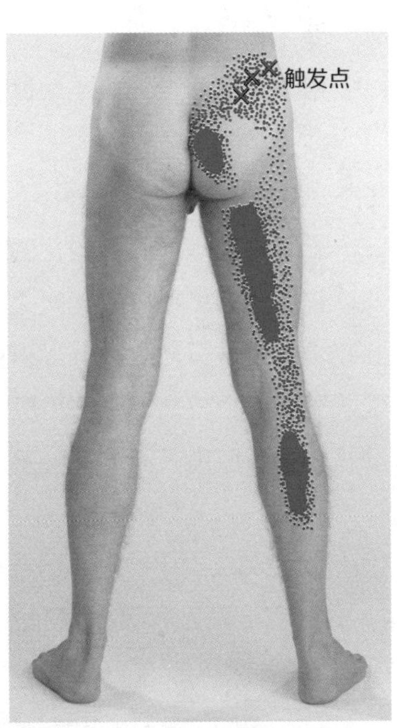

图 13.15　臀小肌的触发点及其疼痛辐射区域，后面观

13.6.2　整骨疗法

既往史

摔倒撞到臀部、不习惯的长时间登山或快速走走停停的体育活动（如打壁球或打网球），可能是产生触发点的诱发因素。在髋关节炎时，臀部小肌肉会负荷过重。

检查结果

通过对触发点加压进行疼痛激惹，可以在牵伸肌肉的同时重复此操作来提高其易激惹性。如果疼痛非常剧烈，牵伸肌肉就足以作为一种刺激。

测试和技术

触发点的牵伸和按压触诊（图 13.16）。

鉴别诊断提示

臀部疼痛辐射到大腿背侧或外侧是患者日常工作中常见的症状。许多肌肉可能导致此问题，通常是小而短的肌肉，因为它们在正常的日常运动中没有得到充分的牵伸。几乎在每个人身上都能找到肌张力较高的臀部小肌肉。即使是非常敏捷的人也不能充分拉伸这些肌肉。因此，触发点非常常见。

技术

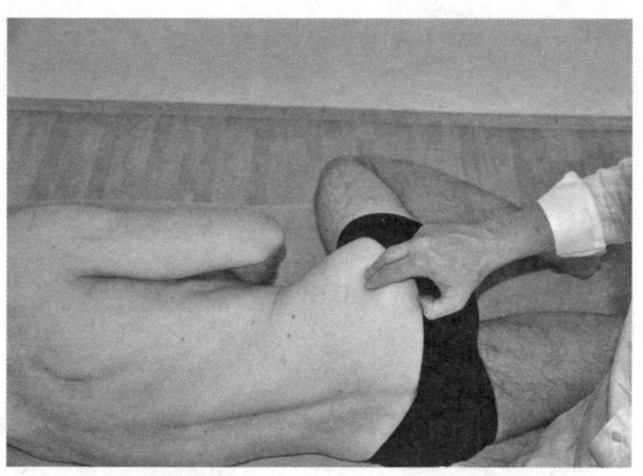

图 13.16　通过抑制和深层摩擦按摩治疗触发点。将同侧腿置于屈曲内收体位来进行肌肉的预拉伸

13.7 梨状肌

图 13.17。

解剖图：图 16.29。

13.7.1 解剖和疼痛辐射

起点

骶骨第 2 ~ 4 骶前孔区域的骨盆面。

止点

股骨大转子。

功能

- 髋关节外旋。
- 屈髋 90° 时髋关节内旋。
- 屈髋 90° 时髋关节外展。

神经支配

S1 ~ S2 脊神经的腹侧支。

触发点的位置

触发点定位的辅助线为：将股骨大转子的近端上缘与骶骨和髂骨相应点进行连线。梨状肌上缘大致位于这条线上。

- 触发点 1：将辅助线分成三部分，触发点位于中、外 1/3 交界处的稍外侧。
- 触发点 2：位于辅助线的内侧端。

疼痛辐射

- 骶髂关节。
- 整个臀部区域。
- 大腿后侧 2/3。

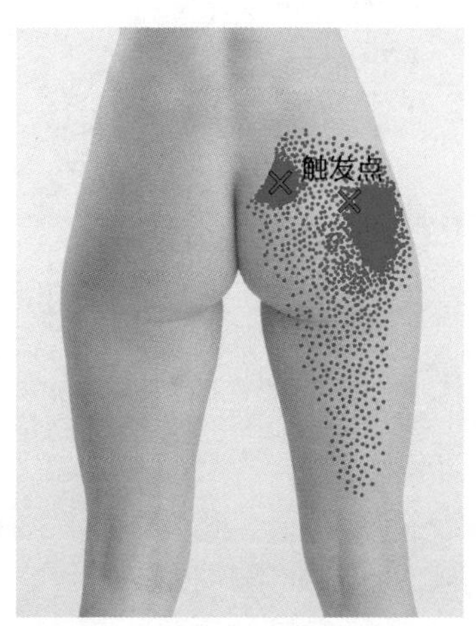

图 13.17　梨状肌的触发点及其疼痛辐射区域

13.7.2　整骨疗法

既往史

摔倒撞到臀部、不习惯的长时间登山或快速走走停停的体育活动（如打壁球或打网球），可能是产生触发点的诱发因素。

长时间驾驶汽车会导致“加速器脚”一侧（特别是梨状肌）的超负荷。

检查结果

通过对触发点加压进行疼痛激惹，可以在牵伸肌肉的同时重复此操作来提高其易激惹性。如果疼痛非常剧烈，牵伸肌肉就足以作为一种刺激。

测试和技术

触发点的牵伸和按压触诊（图 13.18）。

鉴别诊断提示

臀部疼痛辐射到大腿背侧或外侧是患者日常工作中常见的症状。许多肌肉可能导致此问题，通常是小而短的肌肉，因为它们在正常的日常运动中没有得到充分的牵伸。

内脏关联

- 膀胱。
- 乙状结肠。
- 直肠。
- 子宫、卵巢、输卵管、前列腺。
- 心脏 / 循环系统。

技术

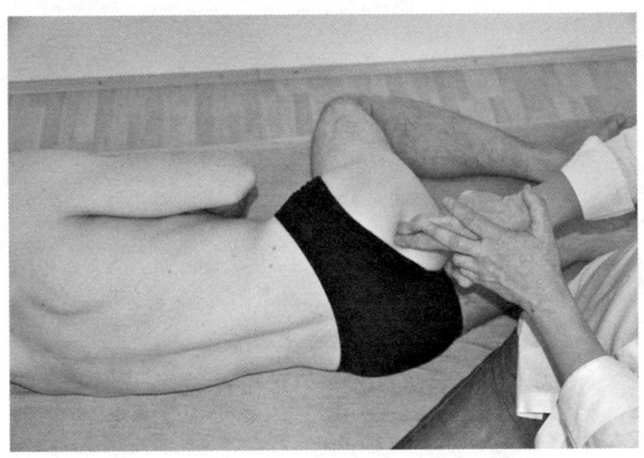

图 13.18　通过抑制和深层摩擦按摩治疗触发点。将同侧腿置于屈曲内收体位来进行肌肉的预拉伸

13.8 疼痛指南

表 13.1 ~ 13.3 和图 13.19 ~ 13.21。

表 13.1 腰背痛

肌肉	出现频率	章节
竖脊肌	很常见	12.8
腰方肌	很常见	13.1
腹直肌	常见	12.9
髂腰肌	常见	13.2
下后锯肌	少见	12.6

表 13.2 骶髂关节 – 臀部疼痛

肌肉	出现频率	章节
臀中肌	很常见	13.5
臀小肌	很常见	13.6
梨状肌	很常见	13.7
竖脊肌	常见	12.8
腰方肌	常见	13.1
闭孔内肌	常见	13.3
肛门外括约肌	常见	13.3
肛提肌	常见	13.3
尾骨肌	常见	13.3
臀大肌	常见	13.4
比目鱼肌	少见	15.5
股四头肌	少见	14.4

表 13.3 盆底－尾骨痛

肌肉	出现频率	章节
肛门外括约肌	很常见	13.3
肛提肌	很常见	13.3
尾骨肌	很常见	13.3
臀小肌	常见	13.6
闭孔内肌	少见	13.3
臀大肌	少见	13.4
最长肌	少见	12.8
棘肌	少见	12.8

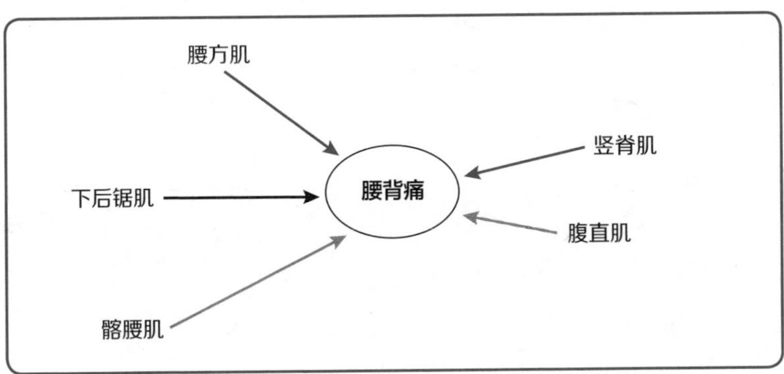

图 13.19 腰背痛

→—很常见；→—常见；→—少见

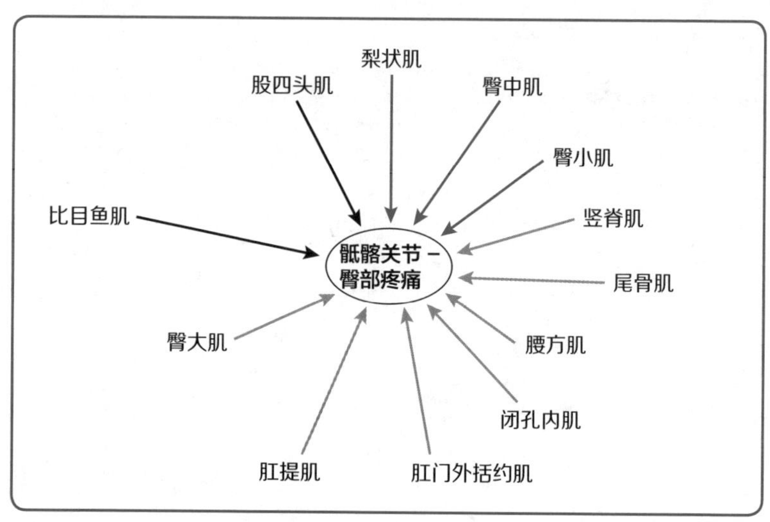

图 13.20　骶髂关节－臀部疼痛

→—很常见；→—常见；→—少见

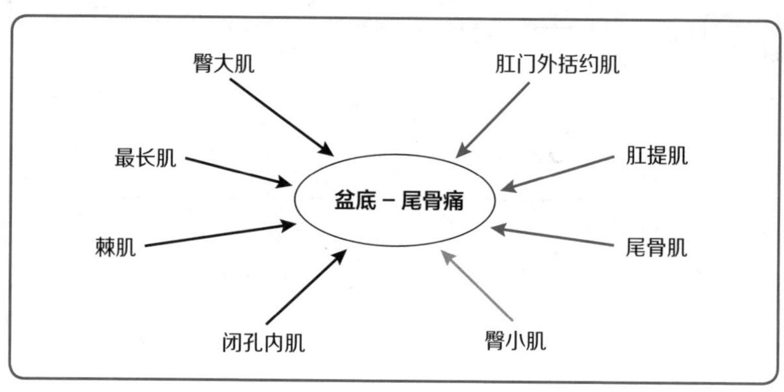

图 13.21　盆底－尾骨痛

→—很常见；→—常见；→—少见

14 髋关节、大腿和膝关节疼痛

14.1 阔筋膜张肌

图 14.1。

解剖图：图 16.30。

14.1.1 解剖和疼痛辐射

起点

髂结节和髂前上棘之间的髂嵴（外表面）。

止点

通过髂胫束，止于胫骨外侧髁前面。

功能

- 髋外展。
- 伸膝时稳定膝关节。

神经支配

臀上神经（L4 ~ S1）。

触发点的位置

在肌肉前缘近端 1/3。

疼痛辐射

- 髋关节。
- 大腿前外侧，可能到膝。

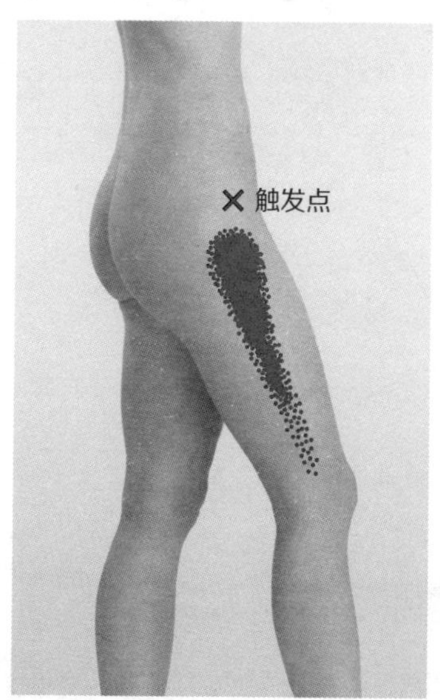

图 14.1 阔筋膜张肌的触发点及其疼痛辐射区域

14.1.2 整骨疗法

既往史

当患者存在髋关节炎时，所有屈髋肌群都会随着时间的推移而短缩。它们都可能由于这种已经存在的功能不足而出现急性或慢性超负荷。侧身跌倒时尤其会影响这块肌肉。

检查结果

通过对触发点加压进行疼痛激惹，可以在牵伸肌肉的同时重复此操作来提高其易激惹性。如果疼痛非常剧烈，牵伸肌肉就足

以作为一种刺激。

测试和技术

触发点的牵伸和按压触诊（图 14.2）。

鉴别诊断提示

臀部疼痛辐射到大腿背侧或外侧是患者日常工作中常见的症状。许多肌肉可能导致此问题，通常是小而短的肌肉，因为它们在正常的日常运动中没有得到充分的牵伸。

内脏关联

大肠。

技术

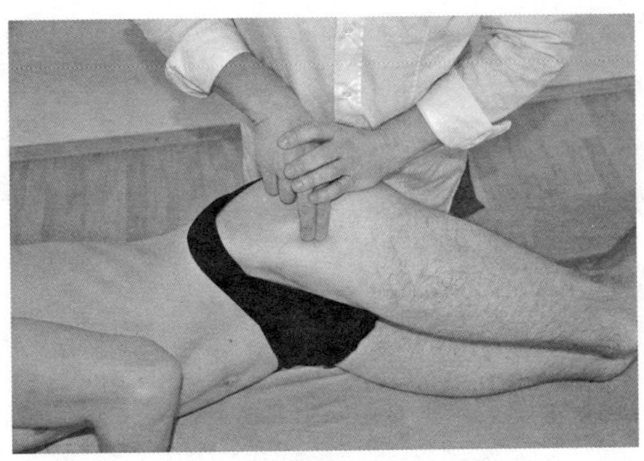

图 14.2　通过抑制和深层摩擦按摩治疗触发点。将同侧腿置于内收体位来进行肌肉的预拉伸

14.2 缝匠肌

图 14.3。

解剖图：图 16.30。

14.2.1 解剖和疼痛辐射

起点

髂前上棘稍下面。

止点

胫骨粗隆内侧缘。

功能

- 髋关节屈曲。
- 髋关节外展。
- 髋关节外旋。
- 膝关节屈曲。
- 膝关节内旋。

神经支配

股神经（L3 ~ L4）。

触发点的位置

触发点 1 ~ 3 位于肌肉从近端到远端走行的肌束内。

疼痛辐射

大腿的腹侧和内侧（沿肌肉走行方向）。

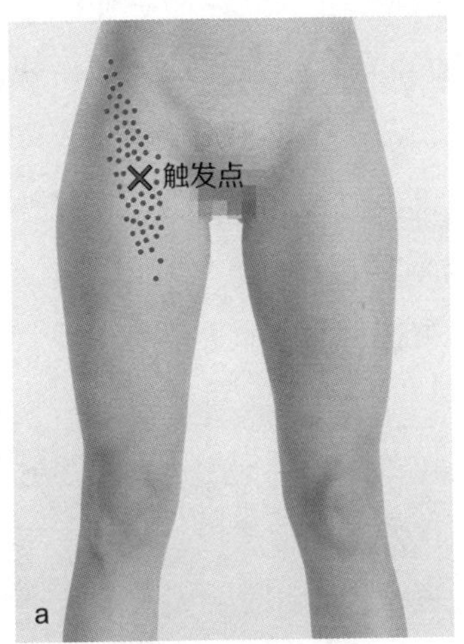

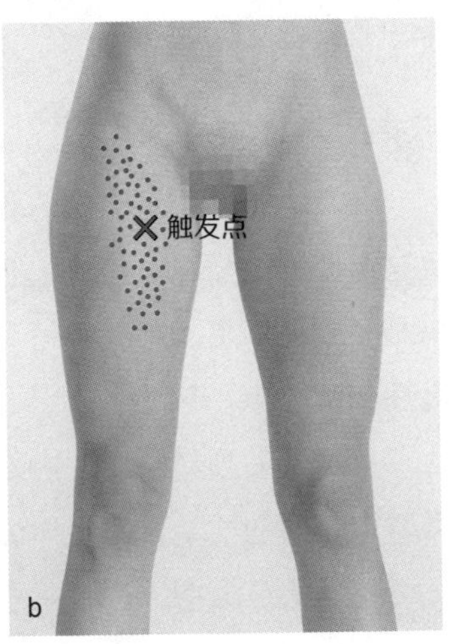

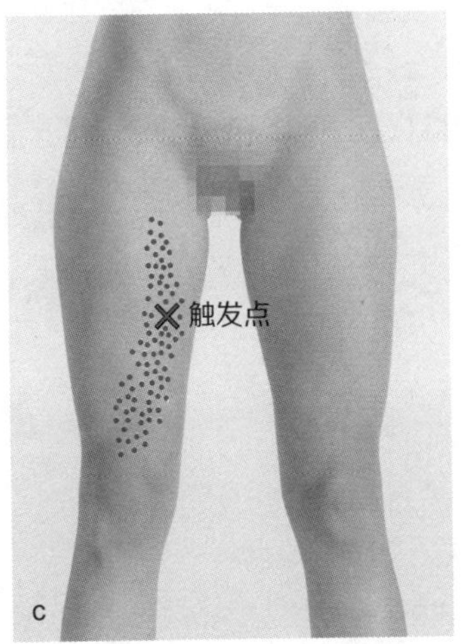

图 14.3 缝匠肌的触发点及其疼痛辐射区域

a. 近端触发点 1；b. 中间触发点 2；c. 远端触发点 3

14.2.2 整骨疗法

既往史

以髋外展或劈叉姿势发生的摔倒或近乎摔倒会使大腿内收肌群受到急性超负荷。如果内收肌存在短缩，这种创伤就会更严重。

在日常生活中所有的内收肌都没有被充分拉伸，这自然会导致这组肌群的短缩。当这组肌群需要更多地出力（如力量训练、骑马）或更常见的情况——突然被拉伸时，就必然会出现急性或慢性超负荷。

足球是一项经常出现内收肌超负荷综合征的运动。踢射动作需要内收肌的活动，但在训练中拉伸常常被忽视。

在髋关节炎中，内收肌总是短缩的，并受触发点的折磨。

检查结果

通过对触发点加压进行疼痛激惹，可以在牵伸肌肉的同时重复此操作来提高其易激惹性。如果疼痛非常剧烈，牵伸肌肉就足以作为一种刺激。

测试和技术

触发点的牵伸和按压触诊（图 14.4）。

内脏关联

肾上腺。

技术

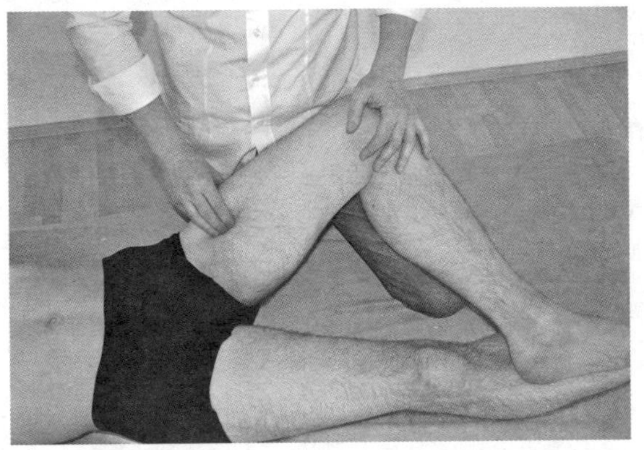

图 14.4　利用抑制、横向牵伸和深层摩擦按摩治疗触发点

14.3　耻骨肌

图 14.5。

解剖图：图 16.30。

14.3.1　解剖和疼痛辐射

起点

- 耻骨梳。
- 耻骨上支。

止点

股骨大转子下方的耻骨肌线。

功能

- 髋关节屈曲。
- 髋关节内收。
- 髋关节内旋。

神经支配

- 股神经（L2 ~ L3）。
- 有时也有闭孔神经（L2 ~ L3）。

触发点的位置

耻骨上支远端。

疼痛辐射

腹股沟深部（即腹股沟韧带下方）疼痛。

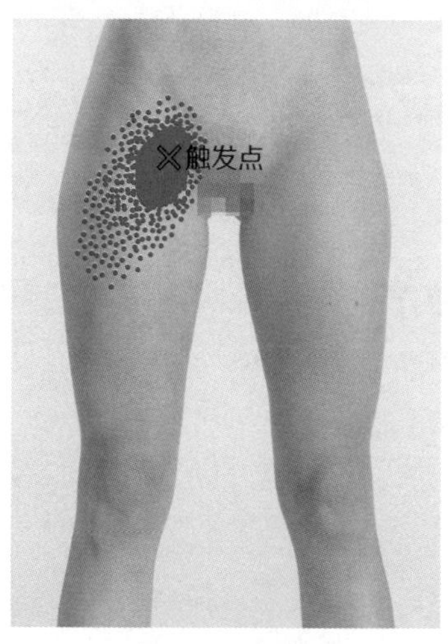

图 14.5　耻骨肌的触发点及其疼痛辐射区域

14.3.2 整骨疗法

既往史

以髋外展或劈叉姿势发生的摔倒或近乎摔倒会使大腿内收肌群受到急性超负荷。如果内收肌存在短缩，这种创伤就会更严重。

在日常生活中所有的内收肌都没有被充分拉伸，这自然会导致这组肌群的短缩。当这组肌群需要更多地出力（如力量训练、骑马）或更常见的情况——突然被拉伸时，就必然会出现急性或慢性超负荷。

足球是一项经常出现内收肌超负荷综合征的运动。踢射动作需要内收肌的活动，但在训练中拉伸常常被忽视。

在髋关节炎中，内收肌总是短缩的，并受触发点的折磨。

检查结果

通过对触发点加压进行疼痛激惹，可以在牵伸肌肉的同时重复此操作来提高其易激惹性。如果疼痛非常剧烈，牵伸肌肉就足以作为一种刺激。

测试和技术

触发点的牵伸和按压触诊（图 14.6）。

内脏关联

- 膀胱。
- 子宫、子宫附件、前列腺。
- 心脏 / 循环系统。

技术

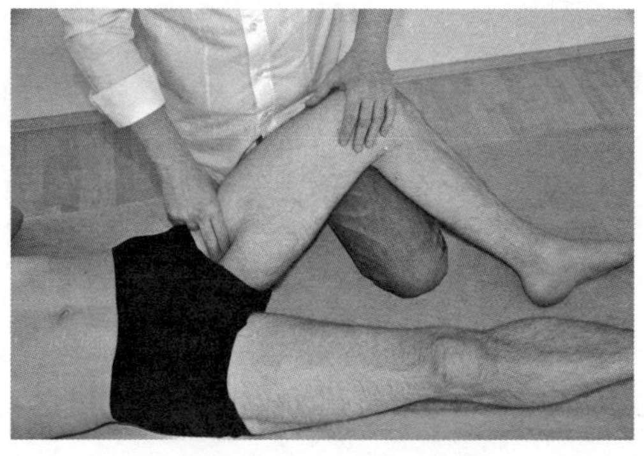

图 14.6　利用抑制治疗肌肉。股动脉穿过耻骨肌，因此可以在动脉两侧触诊到部分肌肉

14.4　股四头肌

图 14.7 ~ 14.9。

解剖图：图 16.30。

14.4.1　起点

股直肌

起点

- 髂前下棘。
- 髂骨，髋臼的颅侧。

股外侧肌

起点

- 股骨转子间线上部。

- 股骨大转子。
- 股骨粗线外侧唇。
- 外侧髁上线。
- 股外侧肌间隔。

股内侧肌

起点

- 股骨转子间线下部。
- 股骨粗线内侧唇。
- 股骨螺旋线。
- 股内侧肌间隔。

股中间肌

起点

股骨的前表面和外表面（直到髁上约一掌宽）。

14.4.2　解剖和疼痛辐射

股直肌、股外侧肌、股内侧肌、股中间肌。

止点

- 通过股四头肌肌腱到髌骨。
- 通过髌韧带到胫骨粗隆。

功能

- 膝关节伸展。
- 股直肌可屈曲髋关节。

神经支配

股神经（L3～L4）。

触发点的位置

- 股直肌的触发点：髂前下棘尾侧。
- 股内侧肌的触发点：在肌肉的内侧缘，触发点 1 较远，约在髌骨上方，触发点 2 差不多正好位于大腿中部（图 16.30）。
- 股中间肌的触发点：触发点很难触诊，由于肌肉位置深，即便借助手指也很难检查到。触发点靠近肌腹部近端，但远于股直肌的触发点。通过对股直肌外侧缘的近端触诊，并从那里触诊到大腿深处，可以到达股中间肌的触发点。
- 股外侧肌的触发点：由于其在大腿深处的位置，触发点的触诊非常困难。它们分布在整个肌腹部，仅通过压迫股骨上的肌肉，就会显示出典型的疼痛辐射。

疼痛辐射

- 股直肌的触发点：
  - 膝关节。
  - 髌骨周围。
  - 大腿内侧。
- 股内侧肌的触发点：膝前内侧（触发点 1）和大腿区域（触发点 2），图 16.30。
- 股中间肌的触发点：在整个大腿前侧，大腿中间最明显。
- 股外侧肌的触发点：大腿外侧和膝部区域。

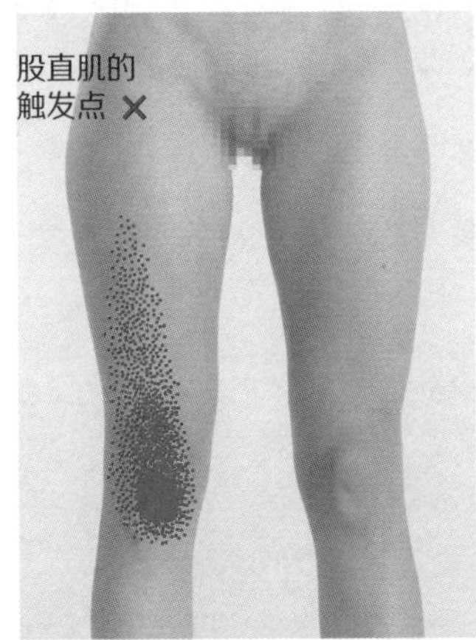

图 14.7 股直肌的触发点及其疼痛辐射区域

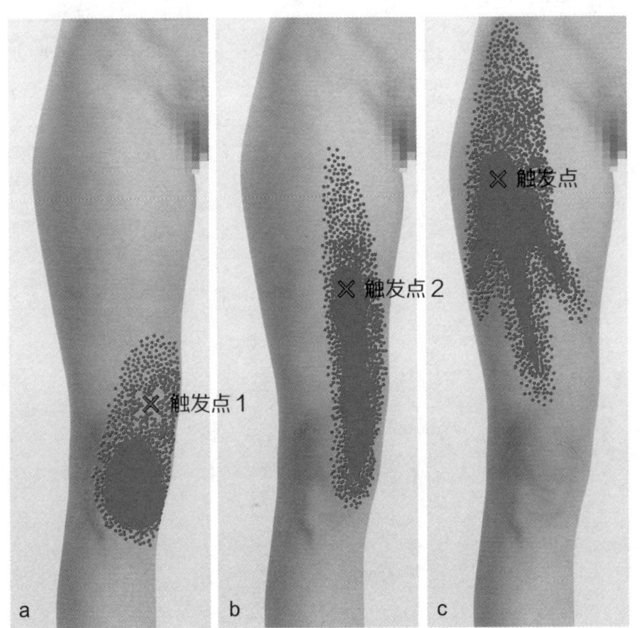

图 14.8 股内侧肌和股中间肌的触发点及其疼痛辐射区域

a. 股骨远端的触发点 1 及其疼痛辐射区域；b. 股骨中部的触发点 2 及其疼痛辐射区域；c. 股中间肌的触发点及其疼痛辐射区域

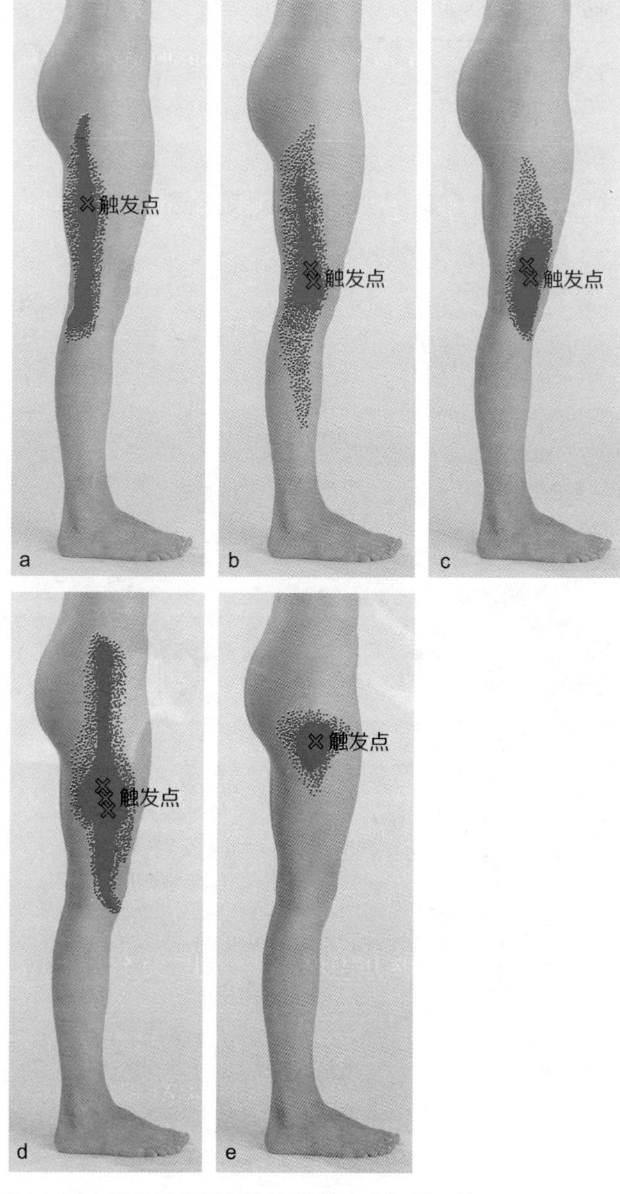

图 14.9　股外侧肌的触发点及其疼痛辐射区域

a. 中后部；b. 下后部；c. 下前部；d. 中前部；e. 上部

14.4.3 整骨疗法

既往史

摔倒或滑步引起的差点摔倒会使股四头肌受到急性超负荷。

髋关节炎患者在髋关节处于屈曲姿势时会伴有屈膝，帕金森病患者也是如此。股四头肌必须发力以维持姿势，因此会出现超负荷，产生触发点。

在缺乏训练或没有登山杖的情况下，长时间步行下山是另一个触发因素。

检查结果

通过对触发点加压进行疼痛激惹，可以在牵伸肌肉的同时重复此操作来提高其易激惹性。如果疼痛非常剧烈，牵伸肌肉就足以作为一种刺激。

测试和技术

触发点的牵伸和按压触诊（图 14.10）。

鉴别诊断提示

由于股四头肌是一群大的和部分双关节的肌肉，日常运动往往足以缓解急性超负荷。每个人都知道在超强度的运动消耗后这块肌肉会出现严重的肌肉酸痛，疼痛消失后，人们发现有时会有持续存在的触发点。在这里需要注意导致髋关节和膝关节屈曲挛缩的慢性病变。

内脏关联

小肠。

技术

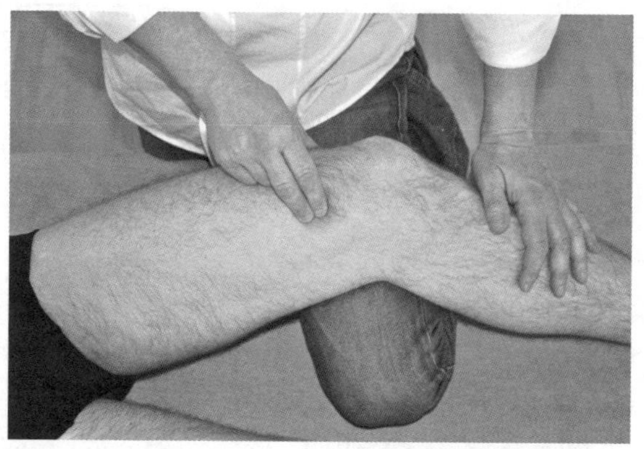

图 14.10　利用抑制和深层摩擦按摩治疗股内侧肌的触发点

14.5 股薄肌

图 14.11。

解剖图：图 16.30。

14.5.1 解剖和疼痛辐射

起点

耻骨下支（外表面）。

止点

胫骨前表面（位于缝匠肌下方）。

功能

- 髋关节内收。

- 膝关节屈曲。
- 膝关节内旋（屈膝位）。

神经支配

- 闭孔神经（L2 ~ L3）。

触发点的位置

在肌腹中间 1/3。

疼痛辐射

大腿内侧面。

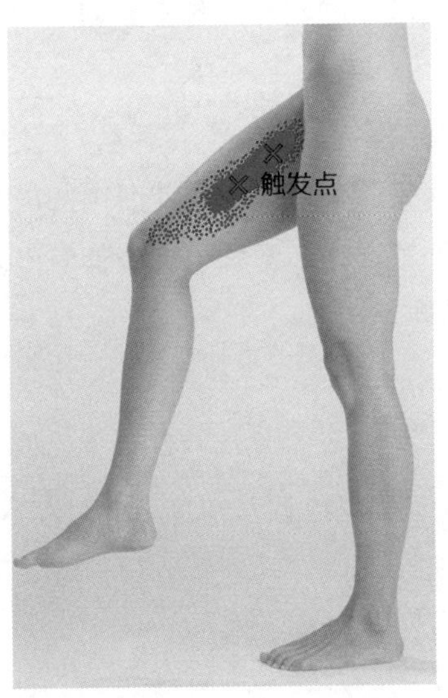

图 14.11　股薄肌的触发点及其疼痛辐射区域

14.5.2 整骨疗法

既往史

以髋外展或劈叉姿势发生的摔倒或近乎摔倒会使大腿内收肌群受到急性超负荷。如果内收肌存在短缩，这种创伤就会更严重。

在日常生活中所有的内收肌都没有被充分拉伸，这自然会导致这组肌群的短缩。当这组肌群需要更多地出力（如力量训练、骑马）或更常见的情况——突然被拉伸时，就必然会出现急性或慢性超负荷。

足球是一项经常出现内收肌超负荷综合征的运动。踢射动作需要内收肌的活动，但在训练中拉伸常常被忽视。

在髋关节炎中，内收肌总是短缩的，并受触发点的折磨。

检查结果

通过对触发点加压进行疼痛激惹，可以在牵伸肌肉的同时重复此操作来提高其易激惹性。如果疼痛非常剧烈，牵伸肌肉就足以作为一种刺激。

测试和技术

触发点的牵伸和按压触诊（图 14.12）。

内脏关联

- 子宫、子宫附件。
- 前列腺。
- 膀胱。
- 心脏 / 循环系统。

- 肾上腺。
- 其他性腺。

技术

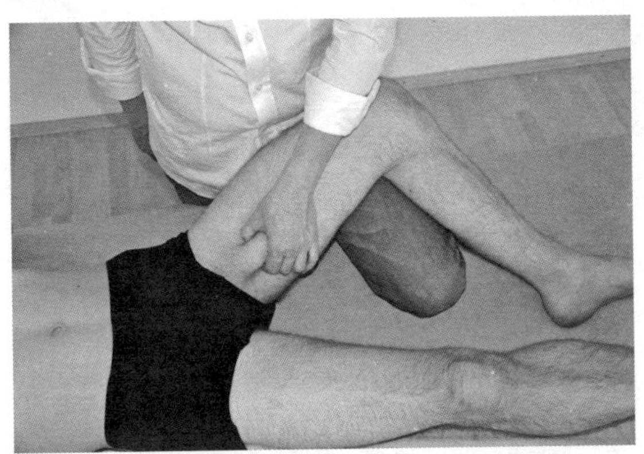

图 14.12 用抑制法或横向牵伸和钳捏法治疗触发点

14.6 长收肌

图 14.13。

解剖图：图 16.30。

14.6.1 解剖和疼痛辐射

起点

- 耻骨体。
- 耻骨结节（下部和内侧）。

止点

股骨粗线内侧唇（远端 2/3）。

功能

- 髋关节内收。
- 髋关节内旋。

神经支配

闭孔神经（L2 ~ L3）。

触发点的位置

患者取仰卧位，通过髋关节屈曲和外展使肌肉处于应力状态，此时触发点会很容易被触诊。触发点位于该肌肉的近侧半。

疼痛辐射

- 腹股沟。
- 大腿前内侧。
- 髌上。
- 沿着胫骨边缘。

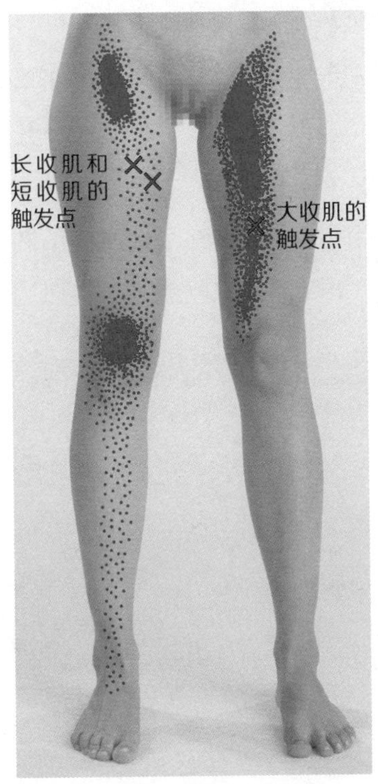

图 14.13 长收肌、短收肌和大收肌的触发点及其疼痛辐射区域

14.6.2 整骨疗法

既往史

以髋外展或劈叉姿势发生的摔倒或近乎摔倒会使大腿内收肌群受到急性超负荷。如果内收肌存在短缩，这种创伤就会更严重。

在日常生活中所有的内收肌都没有被充分拉伸，这自然会导致这组肌群的短缩。当这组肌群需要更多地出力（如力量训练、骑马）或更常见的情况——突然被拉伸时，就必然会出现急性或慢性超负荷。

足球是一项经常出现内收肌超负荷综合征的运动。踢射动作需要内收肌的活动，但在训练中拉伸常常被忽视。

在髋关节炎中，内收肌总是短缩的，并受触发点的折磨。

检查结果

通过对触发点加压进行疼痛激惹，可以在牵伸肌肉的同时重复此操作来提高其易激惹性。如果疼痛非常剧烈，牵伸肌肉就足以作为一种刺激。

测试和技术

触发点的牵伸和按压触诊（图 14.14）。

内脏关联

- 子宫、子宫附件。
- 前列腺。
- 睾丸。
- 膀胱。
- 心脏 / 循环系统。

技术

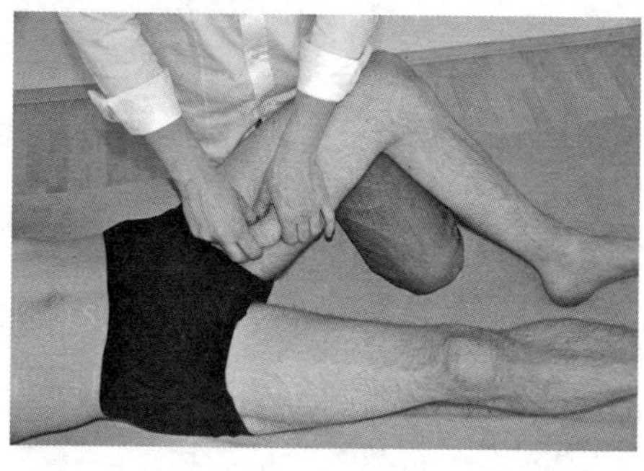

图 14.14　用抑制法或横向牵伸和钳捏法治疗触发点

14.7 短收肌

图 14.15。

解剖图：图 16.31。

14.7.1 解剖和疼痛辐射

起点

耻骨下支和耻骨体。

止点

股骨粗线（近端 1/3）。

功能

髋关节内收。

神经支配

闭孔神经（L2 ~ L3）。

触发点的位置

患者取仰卧位，通过髋关节屈曲和外展使肌肉处于应力状态，此时很容易对触发点进行触诊。触发点位于肌肉的近侧半。

疼痛辐射

- 腹股沟。
- 大腿前内侧。
- 髌上。

- 沿着胫骨边缘。

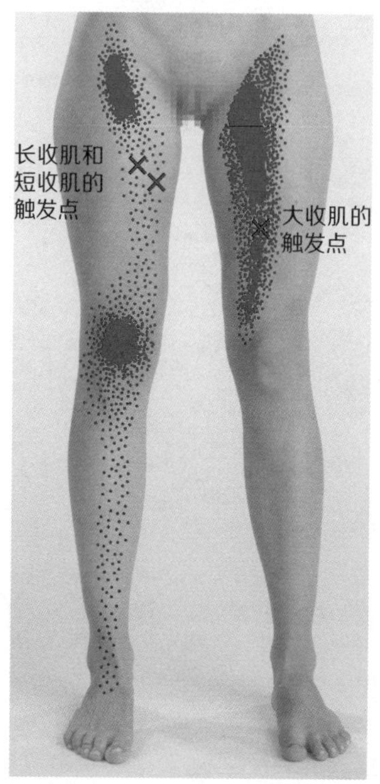

图 14.15　长收肌、短收肌和大收肌的触发点及其疼痛辐射区域

14.7.2　整骨疗法

既往史

以髋外展或劈叉姿势发生的摔倒或近乎摔倒会使大腿内收肌群受到急性超负荷。如果内收肌存在短缩，这种创伤就会更严重。

在日常生活中所有的内收肌都没有被充分拉伸，这自然会导致这组肌群的短缩。当这组肌群需要更多地出力（如力量训练、骑马）或更常见的情况——突然被拉伸时，就必然会出现急性或慢性超负荷。

足球是一项经常出现内收肌超负荷综合征的运动。踢射动作需要内收肌的活动，但在训练中拉伸常常被忽视。

在髋关节炎中，内收肌总是短缩的，并受触发点的折磨。

检查结果

通过对触发点加压进行疼痛激惹，可以在牵伸肌肉的同时重复此操作来提高其易激惹性。如果疼痛非常剧烈，牵伸肌肉就足以作为一种刺激。

测试和技术

触发点的牵伸和按压触诊（图 14.16）。

内脏关联

- 子宫、子宫附件。
- 前列腺。
- 睾丸。
- 膀胱。
- 心脏 / 循环系统。

技术

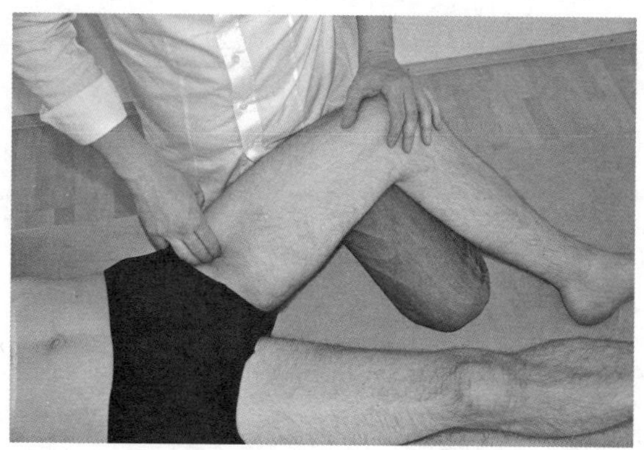

图 14.16　用抑制法治疗触发点

14.8　大收肌

图 14.17。

解剖图：图 16.31。

14.8.1　解剖和疼痛辐射

起点

- 坐骨支。
- 耻骨下支。
- 坐骨结节。

止点

- 股骨粗线至臀肌粗隆。
- 股骨的收肌结节。

功能

- 髋关节伸展。
- 髋关节内收。
- 髋关节内旋。

神经支配

- 闭孔神经（L2 ~ L4）。
- 胫神经（L4 ~ S3）。

触发点的位置

- 触发点 1：在肌肉中间，靠近股骨粗线的肌肉止点处（图 16.31）。
- 触发点 2：靠近坐骨和耻骨的肌肉起点处（图 16.31）。

疼痛辐射

- 触发点 1：腹股沟和大腿前内侧，不完全到膝部。
- 触发点 2：耻骨、阴道、直肠、膀胱，以及小骨盆腔内的弥漫性疼痛。

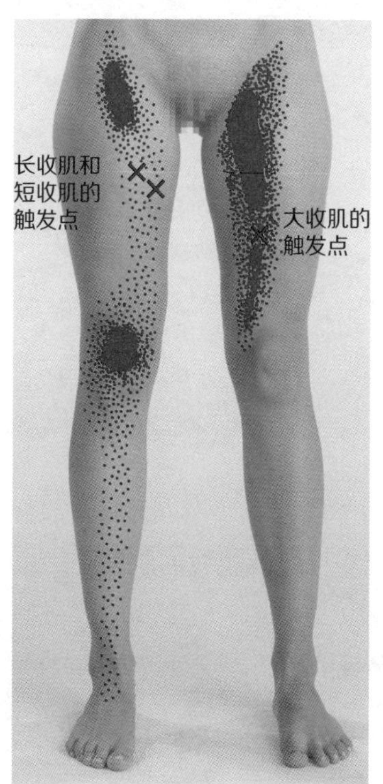

图 14.17　长收肌、短收肌和大收肌的触发点及其疼痛辐射区域

14.8.2　整骨疗法

既往史

以髋外展或劈叉姿势发生的摔倒或近乎摔倒会使大腿内收肌群受到急性超负荷。如果内收肌存在短缩，这种创伤就会更严重。

在日常生活中所有的内收肌都没有被充分拉伸，这自然会导致这组肌群的短缩。当这组肌群需要更多地出力（如力量训练、骑马）或更常见的情况——突然被拉伸时，就必然会出现急性或慢性超负荷。

足球是一项经常出现内收肌超负荷综合征的运动。踢射动作需要内收肌的活动，但在训练中拉伸常常被忽视。

在髋关节炎中，内收肌总是短缩的，并受触发点的折磨。

检查结果

通过对触发点加压进行疼痛激惹，可以在牵伸肌肉的同时重复此操作来提高其易激惹性。如果疼痛非常剧烈，牵伸肌肉就足以作为一种刺激。

测试和技术

触发点的牵伸和按压触诊（图 14.18）。

内脏关联

- 子宫、子宫附件。
- 前列腺。
- 膀胱。
- 心脏 / 循环系统。

技术

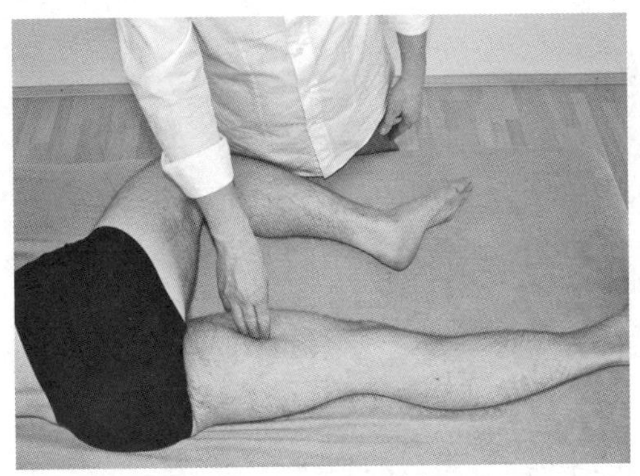

图 14.18 用抑制法和深层摩擦按摩治疗触发点

14.9 股二头肌

图 14.19。

解剖图：图 16.32。

14.9.1 解剖和疼痛辐射

起点

- 坐骨结节（后表面）。
- 股骨粗线侧缘（中间 1/3 段）。

止点

- 腓骨头顶端。
- 股骨外侧髁上线。
- 腓侧副韧带。
- 胫骨外侧髁。

功能

- 髋关节伸展。
- 膝关节屈曲。
- 膝关节外旋。

神经支配

胫神经和腓神经（L4 ~ S3）。

触发点的位置

在大腿后外侧的中间 1/3 可以找到几个触发点。

疼痛辐射

- 腘窝（主要疼痛部位）。
- 小腿后外侧近端。
- 大腿后外侧，未至臀皱襞。

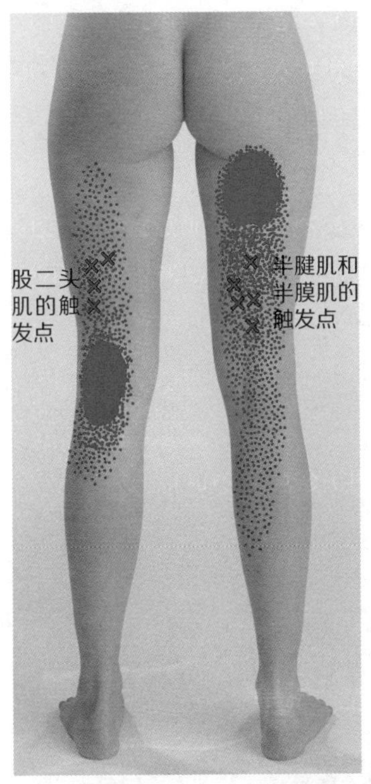

图 14.19 股二头肌、半腱肌和半膜肌的触发点及其疼痛辐射区域

14.9.2 整骨疗法

既往史

以劈叉姿势发生的摔倒或近乎摔倒，或有快速走走停停动作的体育活动（如壁球、足球或网球），可能是触发点产生的诱因。

检查结果

通过对触发点加压进行疼痛激惹，可以在牵伸肌肉的同时重复此操作来提高其易激惹性。如果疼痛非常剧烈，牵伸肌肉就足以作为一种刺激。

测试和技术

触发点的牵伸和按压触诊（图 14.20）。

鉴别诊断提示

久坐不动的生活方式也会导致腘绳肌短缩，从而使之收缩不足和拉伸阻力高。因此，慢性触发点非常常见。

内脏关联

直肠。

技术

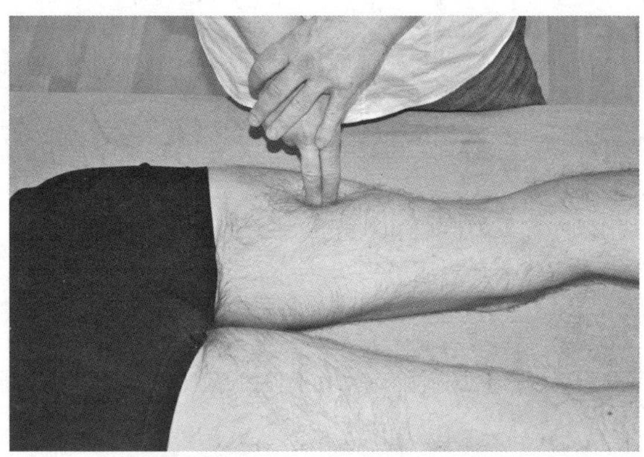

图 14.20　用抑制法和深层摩擦按摩治疗触发点

14.10 半腱肌和半膜肌

图 14.21。
解剖图：图 16.32。

14.10.1 解剖和疼痛辐射

起点

坐骨结节（后表面）。

止点

- 半腱肌：胫骨内侧面（股薄肌下方）。
- 半膜肌：胫骨内侧髁、腘斜韧带、腘肌筋膜。

功能

- 髋关节伸展。
- 膝关节屈曲。
- 膝关节内旋。

神经支配

胫神经（L5～S1）。

触发点的位置

在大腿后内侧的中间 1/3 处可以发现几个触发点。

疼痛辐射

- 臀部尾端和臀皱襞（主要疼痛部位）。

- 大腿后内侧。
- 腘窝和小腿的后内侧半。

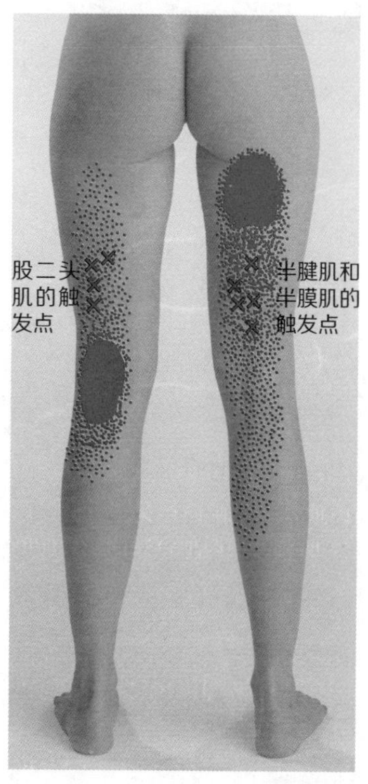

图 14.21　股二头肌、半腱肌和半膜肌的触发点及其疼痛辐射区域

14.10.2　整骨疗法

既往史

以劈叉姿势发生的摔倒或近乎摔倒，或有快速走走停停动作的体育活动（如壁球、足球或网球），可能是触发点产生的诱因。

检查结果

通过对触发点加压进行疼痛激惹，可以在牵伸肌肉的同时重复此操作来提高其易激惹性。如果疼痛非常剧烈，牵伸肌肉就足以作为一种刺激。

测试和技术

触发点的牵伸和按压触诊（图 14.22）。

鉴别诊断提示

久坐不动的生活方式也会导致腘绳肌短缩，从而使之收缩不足和拉伸阻力高。因此，慢性触发点非常常见。

内脏关联

直肠。

技术

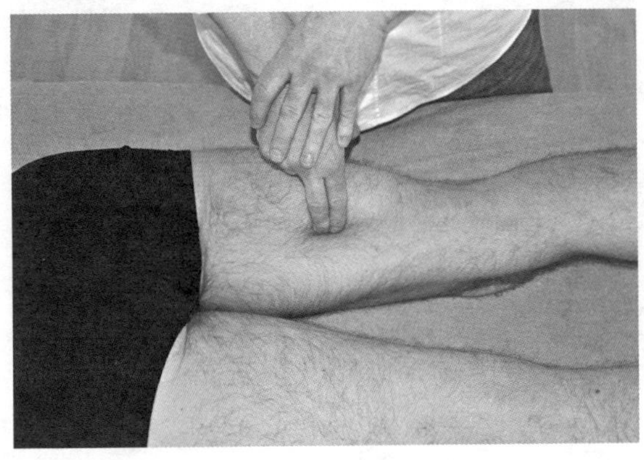

图 14.22 用抑制法和深层摩擦按摩治疗触发点

14.11 腘肌

图 14.23。

解剖图：图 16.33。

14.11.1 解剖和疼痛辐射

起点

胫骨后面（比目鱼肌线上方，胫骨髁下方）。

止点

- 股骨外上髁。
- 延伸到膝关节囊。
- 连接到外侧半月板（后角）。

功能

- 膝关节内旋。
- 向后牵拉外侧半月板。

神经支配

胫神经（L5 ~ S1）。

触发点的位置

肌肉起点的近 1/2 处，靠近胫骨。

疼痛辐射

腘窝。

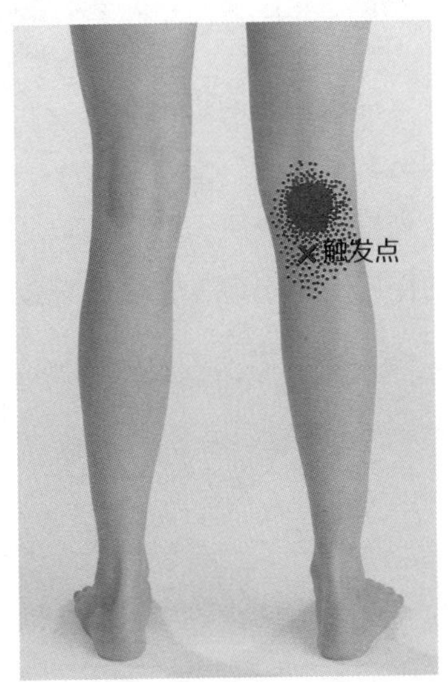

图 14.23　腘肌的触发点及其疼痛辐射区域

14.11.2　整骨疗法

既往史

跌倒或近乎跌倒时伴随着突然的、强烈的膝关节屈曲（例如在滑雪时），或有快速走走停停动作的体育活动（例如壁球、足球或网球），可能是触发点产生的诱因。

检查结果

通过对触发点加压进行疼痛激惹。

测试和技术

按压触诊（图 14.24）。

鉴别诊断提示

久坐不动的生活方式也会导致这块小肌肉出现缩短，进而导致其收缩不足和拉伸阻力高。因此，慢性触发点非常常见。

在诊断“足跟骨刺”时，应该检查这块肌肉。小腿的淋巴和静脉引流通过腘窝，腘肌对此的作用不容小觑：它收缩时会阻碍淋巴和血液循环。

内脏关联

胆囊。

技术

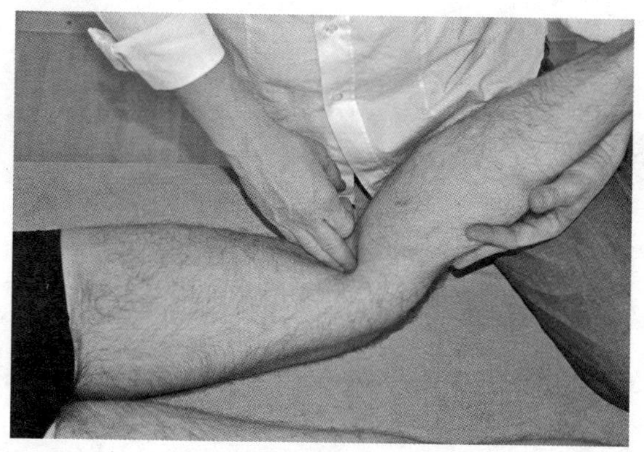

图 14.24 采用抑制法进行肌肉的治疗

14.12 疼痛指南

表 14.1、14.2 和图 14.25、14.26。

表 14.1　腹股沟疼痛

肌肉	出现频率	章节
髂腰肌	很常见	13.2
长收肌	很常见	14.6
短收肌	很常见	14.7
耻骨肌	很常见	14.3
股四头肌	常见	14.4
大收肌	常见	14.8
缝匠肌	少见	14.2
腹直肌	少见	12.9

表 14.2　大腿 – 膝部疼痛

肌肉	出现频率	章节
臀中肌、臀小肌	很常见	13.5、13.6
梨状肌	很常见	13.7
阔筋膜张肌	很常见	14.1
股二头肌	很常见	14.9
半腱肌	很常见	14.10
半膜肌	很常见	14.10
腘肌	很常见	14.11
腓肠肌	很常见	15.4
比目鱼肌	很常见	15.5
股四头肌	常见	14.4
长收肌、短收肌	常见	14.6、14.7
大收肌	常见	14.8
闭孔内肌	少见	13.3
臀大肌	少见	13.4
缝匠肌	少见	14.2
股薄肌	少见	14.5
跖肌	少见	15.6

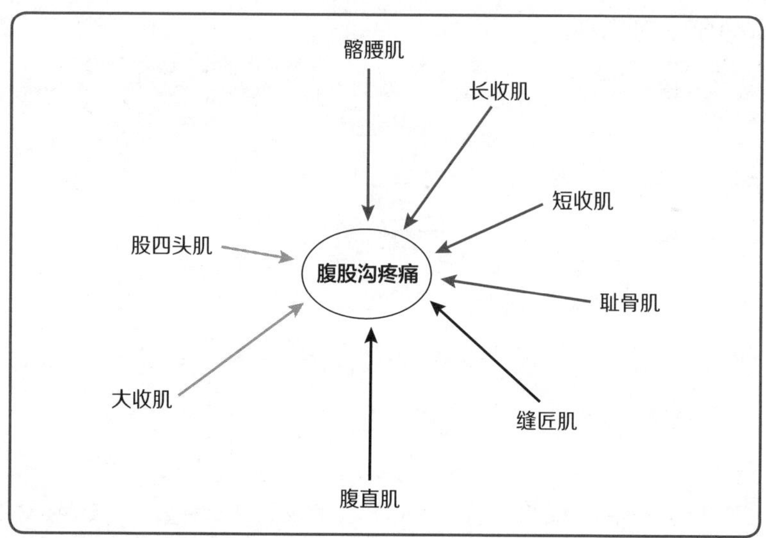

图 14.25 腹股沟疼痛

→—很常见；→—常见；→—少见

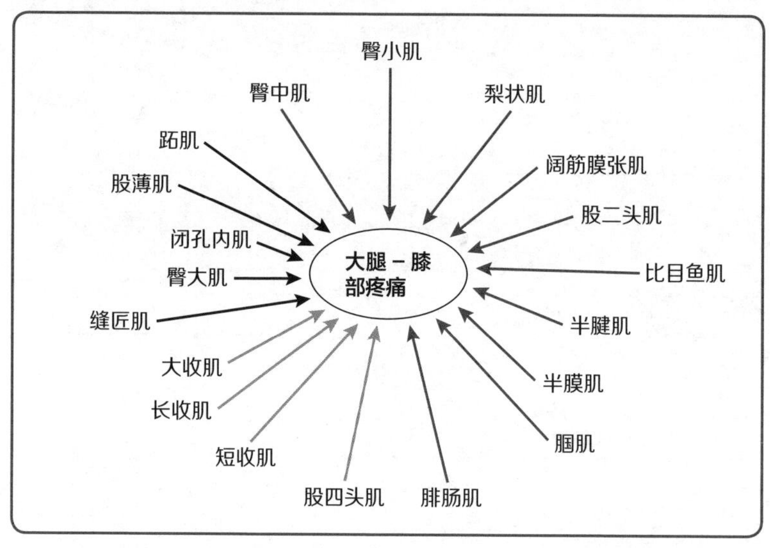

图 14.26 大腿－膝部疼痛

→—很常见；→—常见；→—少见

15 小腿、踝部和足部疼痛

15.1 胫骨前肌

图 15.1。

解剖图：图 16.34。

15.1.1 解剖和疼痛辐射

起点

- 胫骨外侧面（近半段）。
- 骨间膜。

止点

- 内侧楔骨（足底面）。
- 第 1 跖骨底。

功能

- 足背伸。
- 足内翻。
- 稳定足部纵弓。

神经支配

腓深神经（L4 ~ L5）。

触发点的位置

在肌腹的上 1/3（从小腿近侧到中段 1/3 过渡处）。

疼痛辐射

- 上踝关节前内侧区。
- 踇趾背侧和内侧。
- 从触发点前内侧经过小腿到踇趾的一条狭窄带状区域。

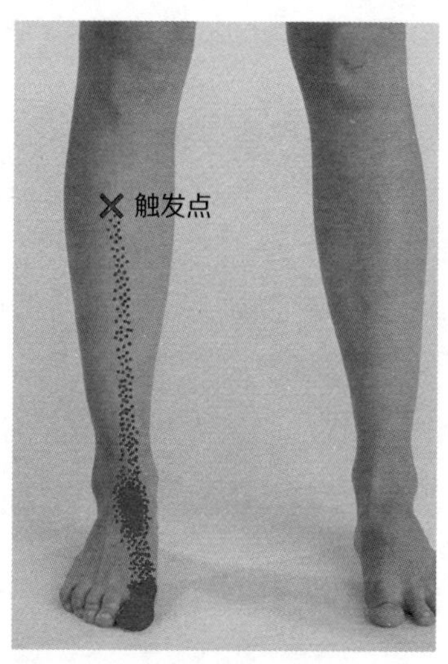

图 15.1 胫骨前肌的触发点及其疼痛辐射区域

15.1.2 整骨疗法

既往史

由于小腿肌肉短缩，足部背伸肌长期从被拉长的位置开始工作而出现超负荷。因此，必须始终检查这两个肌群。

检查结果

通过对触发点加压进行疼痛激惹，可以在牵伸肌肉的同时重复此操作来提高其易激惹性。如果疼痛非常剧烈，牵伸肌肉就足以作为一种刺激。

测试和技术

触发点的拉伸和按压触诊（图 15.2）。

技术

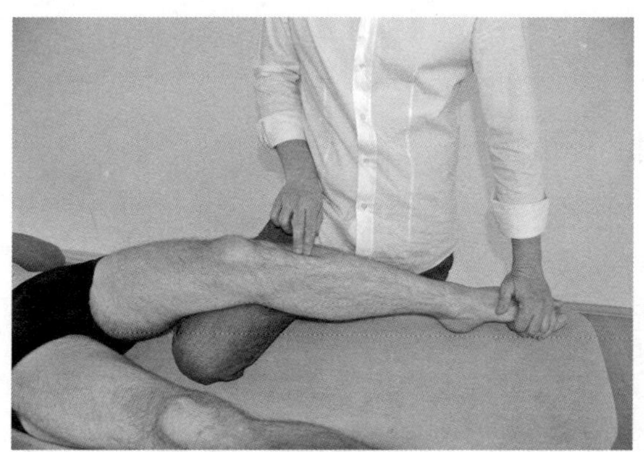

图 15.2　采用抑制法和深层摩擦按摩对肌肉进行治疗。通过跖屈和外翻进行肌肉的预拉伸

15.2　胫骨后肌

图 15.3。

解剖图：图 16.35。

15.2.1 解剖和疼痛辐射

起点

胫骨和腓骨的后表面（内侧嵴、骨间缘和骨间膜之间）。

止点

- 舟骨粗隆。
- 所有跗骨（距骨除外）。
- 足内侧的跗骨骨间韧带（如三角韧带）。

功能

- 跖屈。
- 足内翻。
- 稳定足部纵弓。

神经支配

胫神经（L4～L5）。

触发点的位置

胫骨后缘外侧和骨间膜近端1/4处。只能通过比目鱼肌触诊。

疼痛辐射

- 跟腱（主要疼痛部位）。
- 从触发点向尾侧辐射到小腿中部，经足跟和足底到第1～5趾。

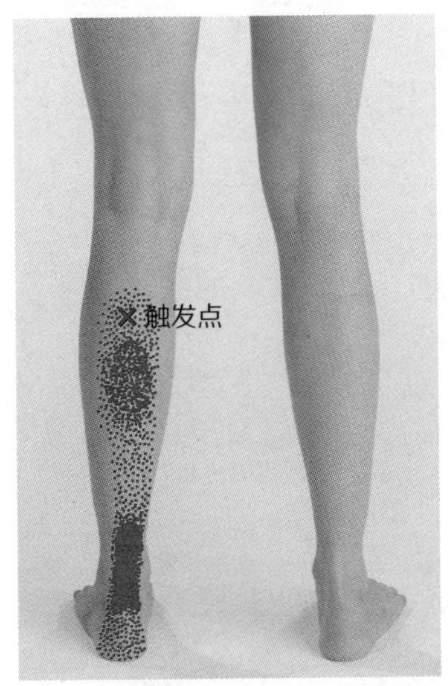

图 15.3 胫骨后肌的触发点及其疼痛辐射区域

15.2.2 整骨疗法

既往史

所有跖屈肌都可能因慢跑、有大量跳跃动作的体育项目（有氧运动、田径运动）或长距离徒步（特别是上坡和下坡）而产生急性超负荷。慢性超负荷常发生在如穿高跟鞋时或在健身房进行小腿肌肉训练时。

检查结果

通过对触发点加压进行疼痛激惹，可以在牵伸肌肉的同时重复此操作来提高其易激惹性。如果疼痛非常剧烈，牵伸肌肉就足以作为一种刺激。

测试和技术

触发点的拉伸和按压触诊（图 15.4）。

鉴别诊断提示

跖屈肌短缩并存在触发点时，足跟骨刺的症状通常是足跟疼痛。

技术

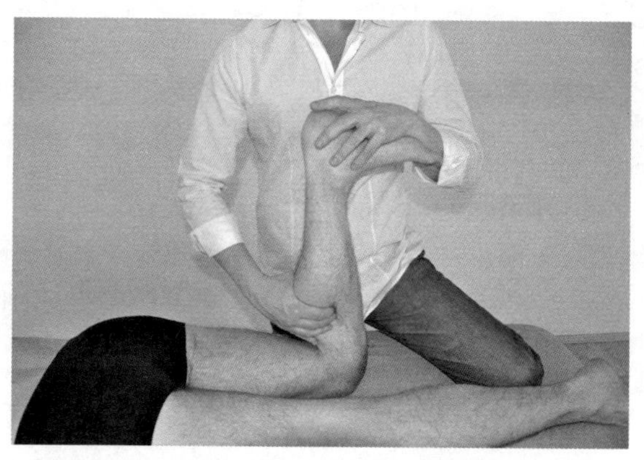

图 15.4　采用抑制法和深层摩擦按摩进行触发点治疗。通过足背伸和外翻进行肌肉的预拉伸

15.3　腓骨长肌、腓骨短肌和第三腓骨肌

图 15.5，15.6。

解剖图：图 16.34。

15.3.1 解剖和疼痛辐射

腓骨长肌

起点

- 胫骨外侧面（近端 2/3）。
- 腓骨头。
- 胫腓关节。

止点

- 第 1 跖骨基底部。
- 内侧楔骨。

功能

- 跖屈。
- 足外翻。
- 稳定足部横弓。

神经支配

腓浅神经（L5 ~ S1）。

触发点的位置和疼痛辐射

见下文“腓骨短肌”。

腓骨短肌

起点

胫骨外侧面（远端 2/3）。

止点

第 5 跖骨粗隆。

功能

- 足背伸。
- 足外翻。
- 稳定足部横弓。

神经支配

腓浅神经（L5 ~ S1）。

触发点的位置

- 腓骨长肌的触发点：腓骨头远端 2 ~ 4 cm 的腓骨干。
- 腓骨短肌的触发点：在小腿中、远端 1/3 交界处，腓骨长肌肌腱两侧。

疼痛辐射

- 外踝，也包括它的上部、下部和后部。
- 小腿外侧中间 1/3。
- 足的外侧面。

第三腓骨肌

起点

腓骨前缘（远端 1/3）。

止点

第 5 跖骨。

功能

- 足背伸。
- 足外翻。

神经支配

腓深神经（L5 ~ S1）。

触发点的位置

位于腓骨短肌的触发点的稍远侧前面。

疼痛辐射

- 上踝关节前外侧和足背。
- 外踝后侧，并延伸到足跟外侧。

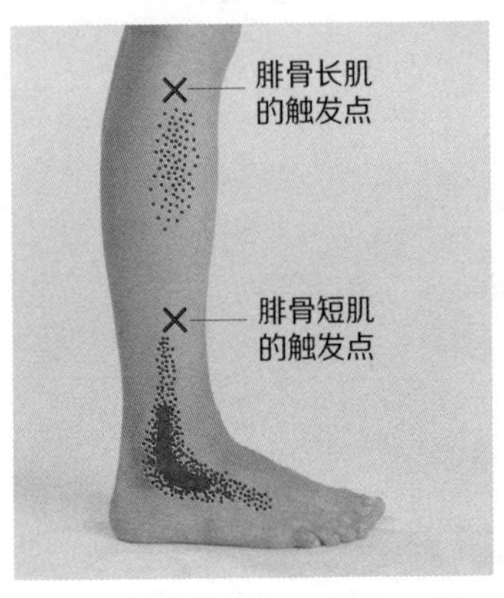

图 15.5　腓骨长肌、腓骨短肌的触发点及其疼痛辐射区域

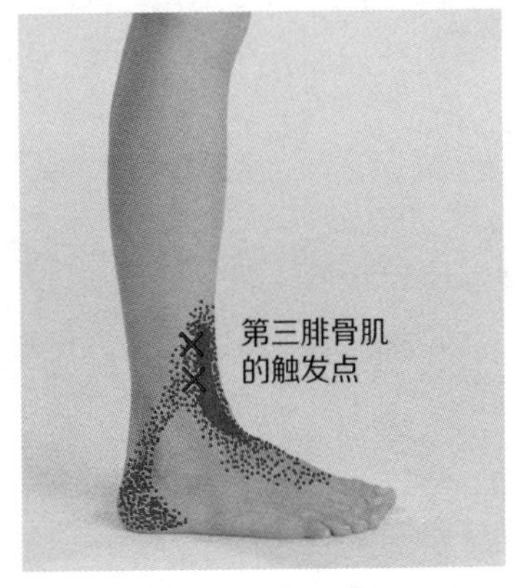

图 15.6　第三腓骨肌的触发点及其疼痛辐射区域

15.3.2 整骨疗法

既往史

足内翻创伤会造成腓骨肌的急性压力负荷。

所有跖屈肌都可能因慢跑、有大量跳跃动作的体育项目（有氧运动、田径运动）或长距离徒步（特别是上坡和下坡）而产生急性超负荷。慢性超负荷常发生在如穿高跟鞋时或在健身房进行小腿肌肉训练时。

检查结果

通过对触发点加压进行疼痛激惹，可以在牵伸肌肉的同时重复此操作来提高其易激惹性。如果疼痛非常剧烈，牵伸肌肉就足以作为一种刺激。

测试和技术

触发点的拉伸和按压触诊（图 15.7）

鉴别诊断提示

当跖屈肌短缩并存在触发点时，足跟骨刺的症状通常是足跟疼痛。

内脏关联

膀胱。

技术

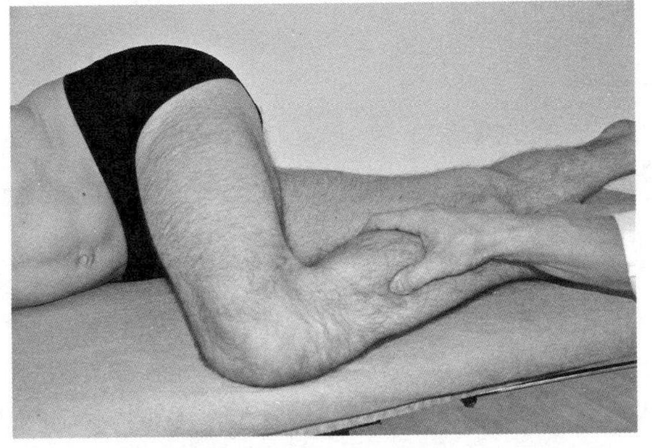

图 15.7　利用抑制法和深层摩擦按摩治疗腓骨长肌。通过跖屈进行肌肉的预拉伸。其余腓骨肌的治疗在相同的起始位置进行

15.4　腓肠肌

图 15.8，15.9。

解剖图：图 16.33。

15.4.1　解剖和疼痛辐射

起点

股骨内侧髁和外侧髁。

止点

跟骨结节（通过跟腱）。

功能

- 跖屈。
- 膝关节屈曲。

神经支配

胫神经（S1 ~ S2）。

触发点的位置

- 触发点 1 和 2：肌腹中间稍近端，在腓肠肌内侧和外侧头部各有一个触发点。
- 触发点 3 和 4：靠近内、外侧髁的腓肠肌内侧头和外侧头处。

疼痛辐射

- 触发点 1：
  - 足底内侧。
  - 小腿后内侧。
  - 腘窝处和大腿后侧的一部分。
- 触发点 2 ~ 4：这三个触发点的疼痛辐射区域位于触发点周围。

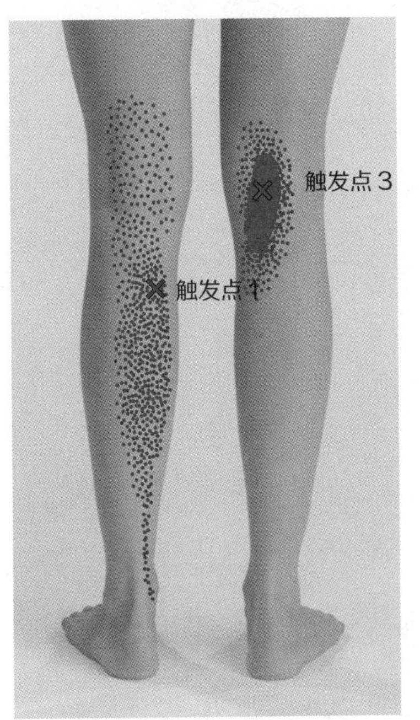

图 15.8　腓肠肌的触发点 1、3 及其疼痛辐射区域

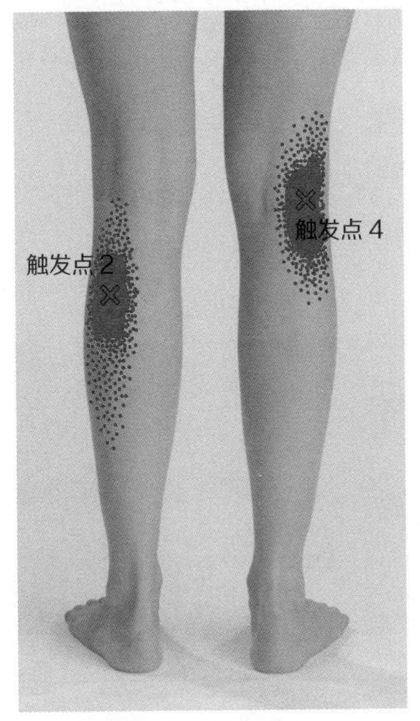

图 15.9　腓肠肌的触发点 2、4 及其疼痛辐射区域

15.4.2　整骨疗法

既往史

所有跖屈肌都可能因慢跑、有大量跳跃动作的体育项目（有氧运动、田径运动）或长距离徒步（特别是上坡和下坡）而产生急性超负荷。慢性超负荷常发生在如穿高跟鞋时或在健身房进行小腿肌肉训练时。

检查结果

通过对触发点加压进行疼痛激惹，可以在牵伸肌肉的同时重复此操作来提高其易激惹性。如果疼痛非常剧烈，牵伸肌肉就足

以作为一种刺激。

测试和技术

触发点的拉伸和按压触诊（图 15.10）。

鉴别诊断提示

跖屈肌短缩并有触发点时，足跟骨刺的症状通常是足跟疼痛。

技术

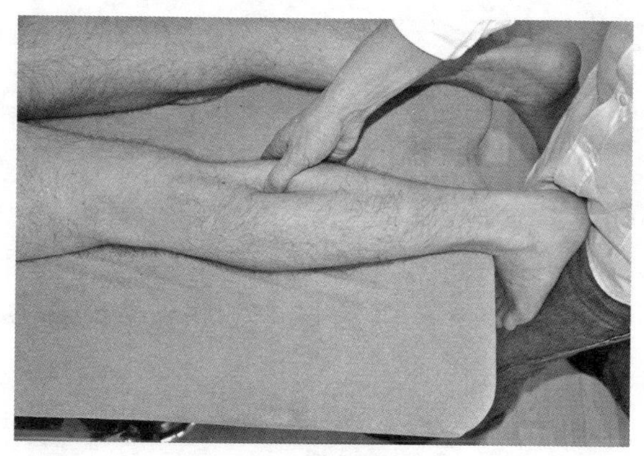

图 15.10 利用抑制法和深层摩擦按摩来治疗触发点。通过背伸进行肌肉的预拉伸

15.5 比目鱼肌

图 15.11。

解剖图：图 16.33。

15.5.1 解剖和疼痛辐射

起点

- 比目鱼肌线。
- 胫骨后面（中间 1/3）。
- 腓骨颈和腓骨后面（近端 1/4）。

止点

跟骨结节（通过跟腱）。

功能

跖屈。

神经支配

胫神经（S1 ~ S2）。

触发点的位置

- 触发点 1：腓肠肌头远端 2 ~ 3 cm，中线稍内侧。
- 触发点 2：靠近腓骨头（小腿外侧）。
- 触发点 3：比触发点 1 更近，中线外侧。

疼痛辐射

- 触发点 1：
  - 跟腱。
  - 足跟后部和底部。
  - 足底。
  - 触发点的近心端。

- 触发点 2：小腿上半部分。
- 触发点 3：同侧骶髂关节。

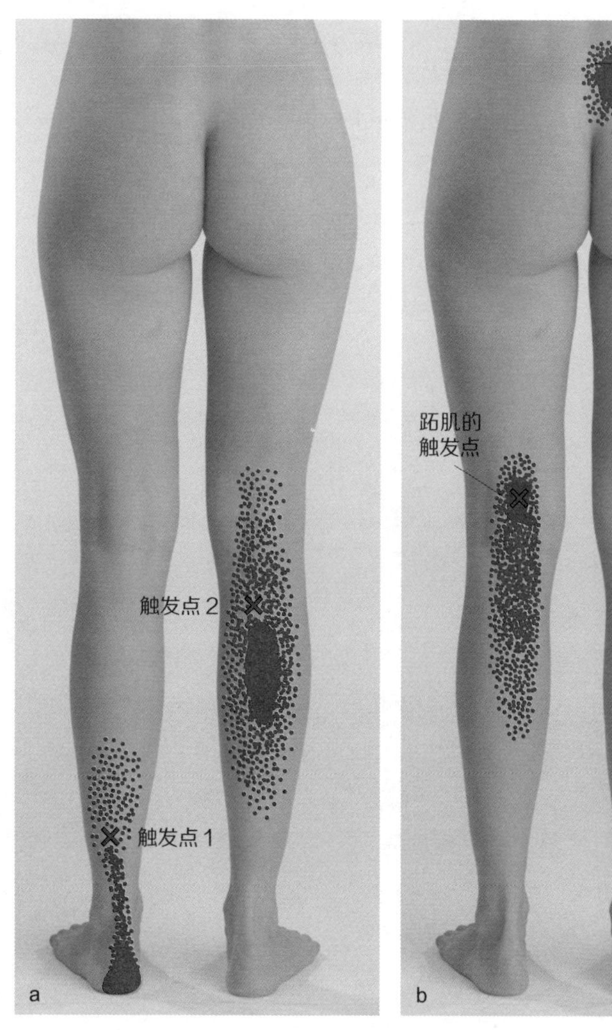

图 15.11　比目鱼肌的触发点及其疼痛辐射区域

a. 触发点 1、2；b. 触发点 3

15.5.2 整骨疗法

既往史

所有跖屈肌都可能因慢跑、有大量跳跃动作的体育项目（有氧运动、田径运动）或长距离徒步（特别是上坡和下坡）而产生急性超负荷。慢性超负荷常发生在如穿高跟鞋时或在健身房进行小腿肌肉训练时。

检查结果

通过对触发点加压进行疼痛激惹，可以在牵伸肌肉的同时重复此操作来提高其易激惹性。如果疼痛非常剧烈，牵伸肌肉就足以作为一种刺激。

测试和技术

触发点的拉伸和按压触诊（图 15.12）。

鉴别诊断提示

跖屈肌短缩并有触发点时，足跟骨刺的症状通常是足跟疼痛。

技术

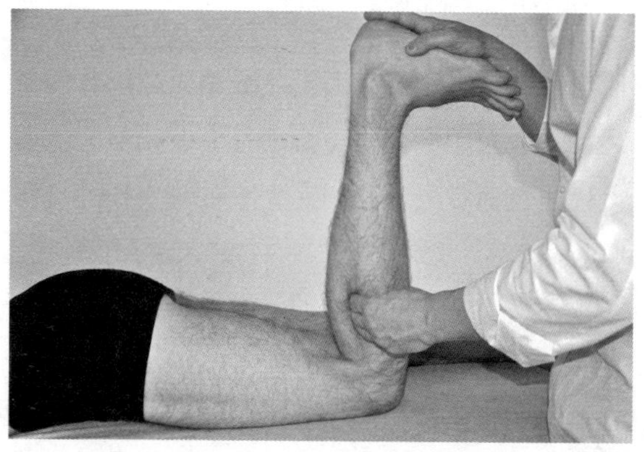

图 15.12　利用抑制法和深层摩擦按摩来治疗触发点。通过将同侧腿定位在足背伸位来进行肌肉的预拉伸。膝关节屈曲使腓肠肌松弛，利于比目鱼肌的触诊

15.6　跖肌

图 15.13。

解剖图：图 16.33。

15.6.1　解剖和疼痛辐射

起点

股骨外上髁（腓肠肌头近端）。

止点

跟腱（内侧，腓肠肌肌腱下）。

功能

- 跖屈。
- 膝关节屈曲。

神经支配

胫神经（S1 ~ S2）。

触发点的位置

腘窝中间。

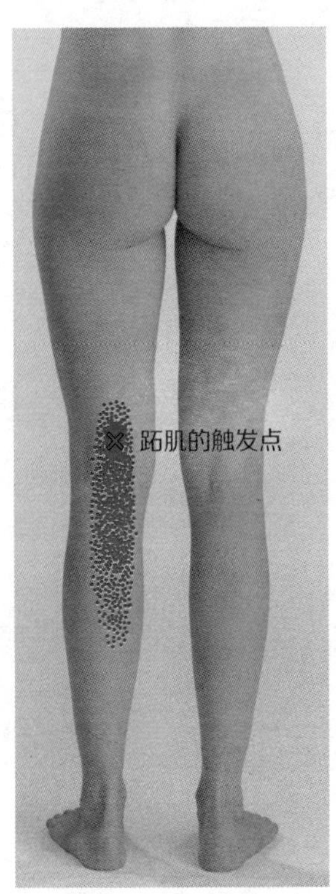

图 15.13　跖肌的触发点及其疼痛辐射区域

疼痛辐射

腘窝和小腿肚，下方大约到小腿中部。

15.6.2 整骨疗法

既往史

所有跖屈肌都可能因慢跑、有大量跳跃动作的体育项目（有氧运动、田径运动）或长距离徒步（特别是上坡和下坡）而产生急性超负荷。慢性超负荷常发生在如穿高跟鞋时或在健身房进行小腿肌肉训练时。

检查结果

通过对触发点加压进行疼痛激惹，可以在牵伸肌肉的同时重复此操作来提高其易激惹性。如果疼痛非常剧烈，牵伸肌肉就足以作为一种刺激。

测试和技术

触发点的拉伸和按压触诊（图 15.14）。

鉴别诊断提示

跖屈肌短缩并有触发点时，足跟骨刺的症状通常是足跟疼痛。

技术

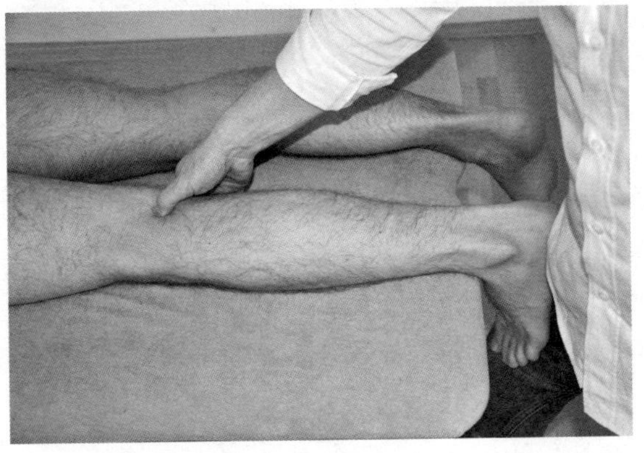

图 15.14 采用抑制法进行肌肉的治疗。通过伸膝和跖屈进行肌肉的预拉伸

15.7 趾长伸肌

图 15.15。

解剖图：图 16.36。

15.7.1 解剖和疼痛辐射

起点

- 腓骨（前面近端 2/3）。
- 骨间膜。
- 胫腓关节。

止点

第 2 ~ 5 趾的趾背腱膜。

功能

足趾和足的背伸。

神经支配

腓深神经（L5 ~ S1）。

触发点的位置

腓骨头远端约 8 cm，腓骨长肌和胫骨前肌之间。

疼痛辐射

- 足背，包括第 2 ~ 4 趾。

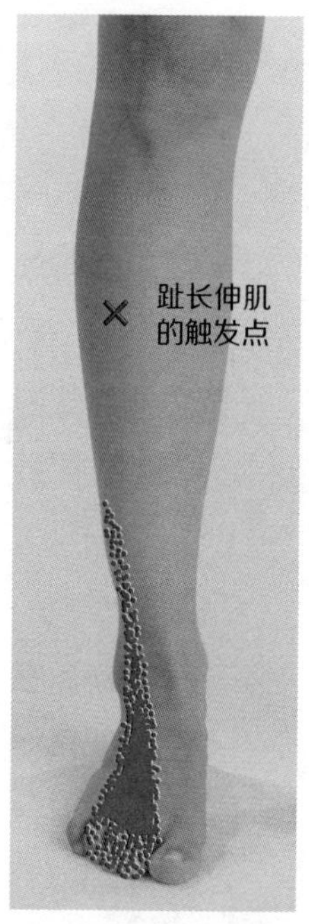

图 15.15　趾长伸肌的触发点及其疼痛辐射区域

- 小腿前侧（远端 1/2）。

15.7.2 整骨疗法

既往史

由于小腿肌肉短缩，足部背伸肌长期从被拉长的位置开始工作而出现超负荷。因此，必须始终检查这两个肌群。

检查结果

通过对触发点加压进行疼痛激惹，可以在牵伸肌肉的同时重复此操作来提高其易激惹性。如果疼痛非常剧烈，牵伸肌肉就足以作为一种刺激。

测试和技术

触发点的拉伸和按压触诊（图 15.16）。

技术

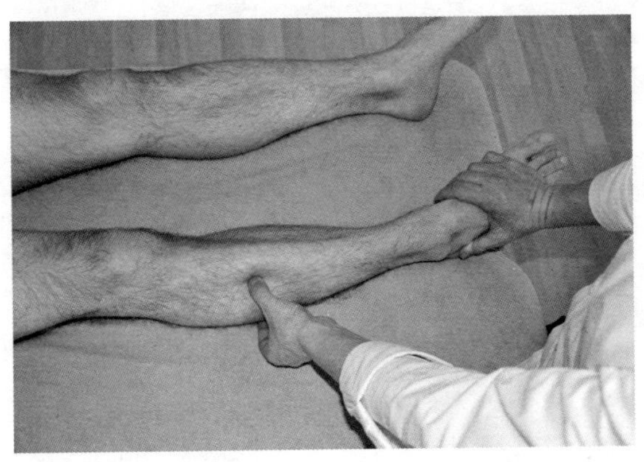

图 15.16 采用抑制法进行肌肉的治疗。通过跖屈实现肌肉的预拉伸。预拉伸可以通过足趾屈曲进一步加强

15.8 跗长伸肌

图 15.17。

解剖图：图 16.36。

15.8.1 解剖和疼痛辐射

起点

- 腓骨（中间前面部分）。

止点

跗趾远节趾骨底。

功能

- 跗趾和足的背伸。
- 足内翻。

神经支配

腓深神经（L5 ~ S1）。

触发点的位置

腓骨前面从小腿中部到尾端 1/3 的过渡处稍远处，位于趾长伸肌和胫骨前肌之间。

疼痛辐射

足背，第 1 跖骨和跗趾区域，有时以狭窄的带状辐射到触发点。

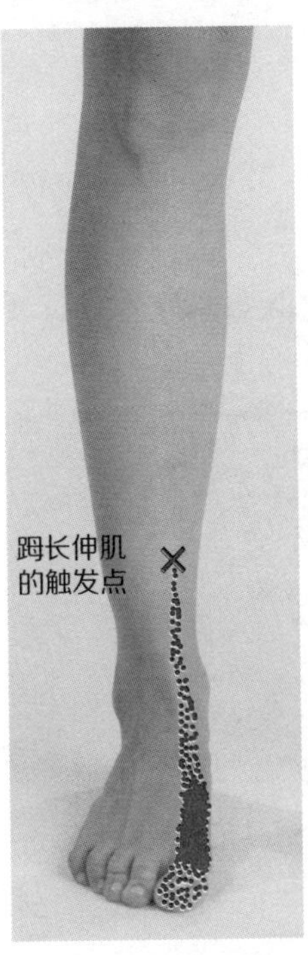

图 15.17 踇长伸肌的触发点及其疼痛辐射区域

15.8.2 整骨疗法

既往史

由于小腿肌肉短缩，足部背伸肌长期从被拉长的位置开始工作而出现超负荷。因此，必须始终检查这两个肌群。

检查结果

通过对触发点加压进行疼痛激惹，可以在牵伸肌肉的同时重复此操作来提高其易激惹性。如果疼痛非常剧烈，牵伸肌肉就足以作为一种刺激。

测试和技术

触发点的拉伸和按压触诊（图 15.18）。

技术

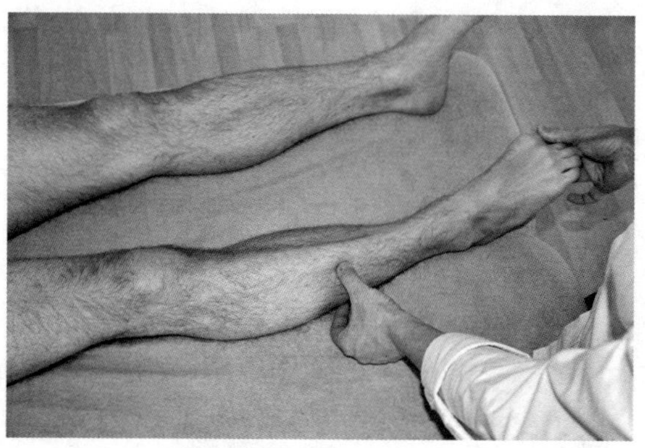

图 15.18　采用抑制法进行肌肉的治疗。通过足跖屈和踇趾屈曲进行肌肉的预拉伸

15.9　趾长屈肌

图 15.19，15.20。

解剖图：图 16.35。

15.9.1　解剖和疼痛辐射

起点

- 胫骨后面（比目鱼肌线远端）。
- 腓骨（比目鱼肌腱弓）。

止点

第 2 ~ 5 趾的远节趾骨底。

功能

- 足趾末节的屈曲。
- 跖屈。
- 稳定足部纵弓。

神经支配

胫神经（S1 ~ S2）。

触发点的位置

将内侧腓肠肌肌腹推开，触发点位于小腿内侧区域近 1/3 处的胫骨后表面。

疼痛辐射

- 足底（中间外侧）至第 2 ~ 5 趾（主要疼痛辐射区域）。
- 外踝和外侧小腿区域至触发点。

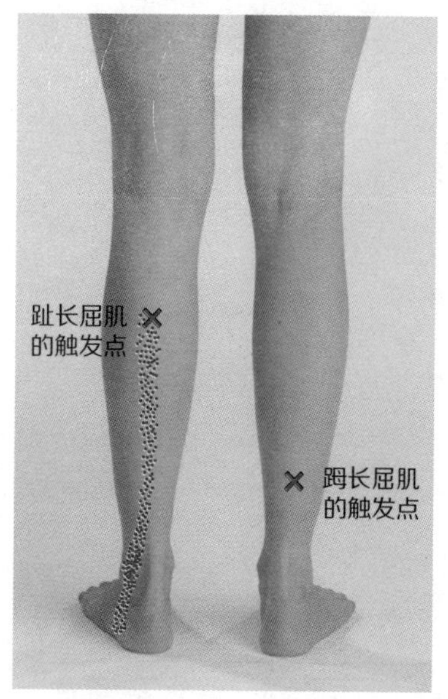

图 15.19 趾长屈肌的触发点及其疼痛辐射区域

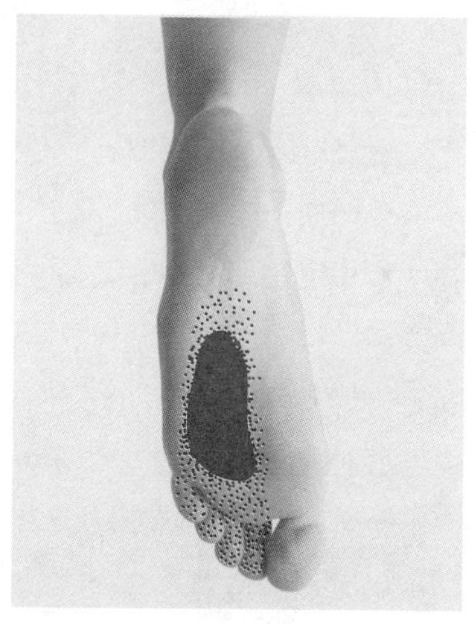
图 15.20 趾长屈肌触发点的疼痛辐射区域（下面观）

15.9.2 整骨疗法

既往史

所有足底屈肌都可能因慢跑、有大量跳跃动作的体育项目（有氧运动、田径运动）或长距离徒步（特别是上坡和下坡）而产生急性超负荷。慢性超负荷常发生在如穿高跟鞋时或在健身房进行小腿肌肉训练时。

检查结果

通过对触发点加压进行疼痛激惹，可以在牵伸肌肉的同时重复此操作来提高其易激惹性。如果疼痛非常剧烈，牵伸肌肉就足以作为一种刺激。

测试和技术

触发点的拉伸和按压触诊（图 15.21）。

鉴别诊断提示

当趾屈肌短缩并有触发点时，足跟骨刺的症状通常是足跟疼痛。

技术

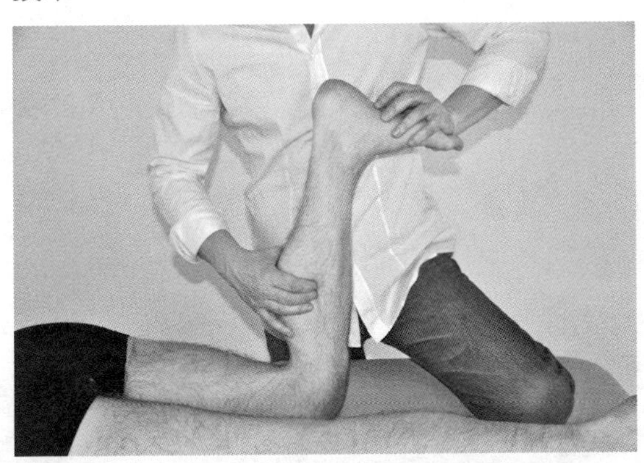

图 15.21 通过抑制法和深层摩擦按摩治疗肌肉。通过足背伸进行肌肉的预拉伸。也可以通过足趾伸展加强预拉伸

15.10 踇长屈肌

图 15.22，15.23。

解剖图：图 16.35。

15.10.1 解剖与疼痛辐射

起点

- 腓骨后面（远端 2/3）。
- 肌间隔膜。
- 趾长屈肌腱膜。

止点

- 踇趾近节趾骨底。
- 趾长屈肌内侧两个肌腱纤维。

功能

- 屈曲踇趾近节趾骨。
- 跖屈。
- 稳定足部纵弓。

神经支配

胫神经（S2 ~ S3）。

触发点的位置

小腿中部到尾侧 1/3 的交界处，腓骨背侧表面中线稍外侧的位置。可以通过小腿浅层肌肉触到。

疼痛辐射

踇趾和第 1 跖骨的足底面。

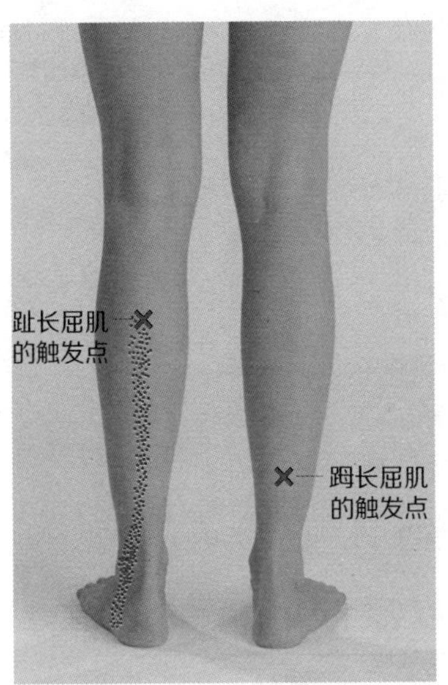

图 15.22 踇长屈肌的触发点

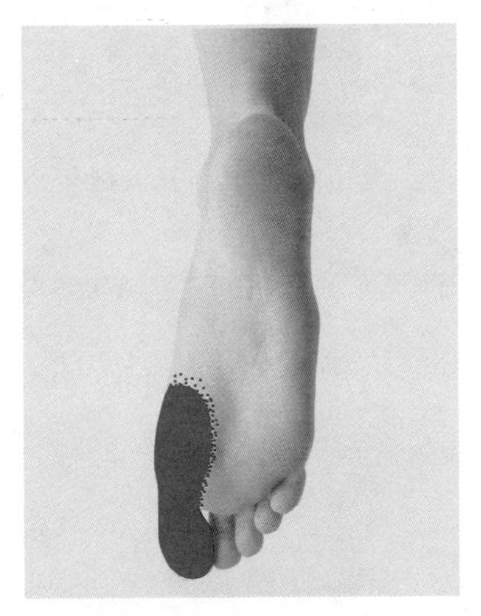
图 15.23 踇长屈肌触发点的疼痛辐射区域

15.10.2 整骨疗法

既往史

所有足底屈肌都可能因慢跑、有大量跳跃的体育运动项目（有氧运动、田径运动）或长距离徒步（尤其是上坡和下坡）而产生急性超负荷。慢性超负荷常发生在如穿高跟鞋或在健身房进行小腿肌肉训练时。

检查结果

通过对触发点加压进行疼痛激惹，可以在牵伸肌肉的同时重复此操作来提高其易激惹性。如果疼痛非常剧烈，牵伸肌肉就足以作为一种刺激。

测试和技术

触发点的拉伸和按压触诊（图 15.24）。

鉴别诊断提示

当跖屈肌短缩并有触发点时，足跟骨刺的症状通常是足跟疼痛。

技术

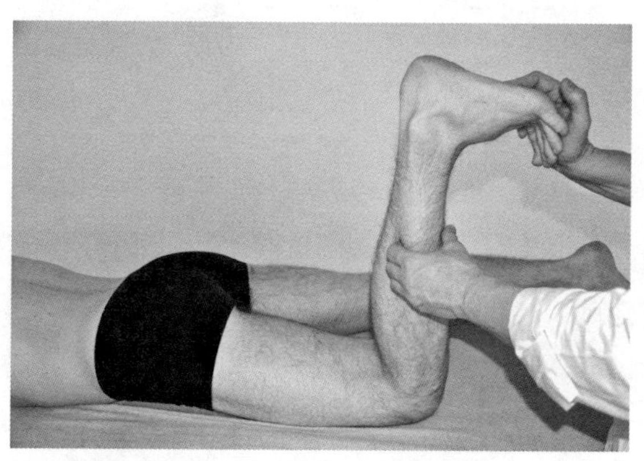

图 15.24　通过抑制法和深层摩擦按摩治疗肌肉。通过足背伸和蹰趾伸展进行肌肉的预拉伸

15.11　趾短伸肌

图 15.25。

解剖图：图 16.36。

15.11.1　解剖与疼痛辐射

起点

跟骨（背面）。

止点

- 踇趾近节趾骨。
- 第 2 ~ 4 趾（到趾长伸肌腱上）。

功能

伸展足趾。

神经支配

腓深神经（L5 ~ S1）。

触发点的位置

在肌腹的近端 1/3。

疼痛辐射

足背中间的踝关节附近区域。

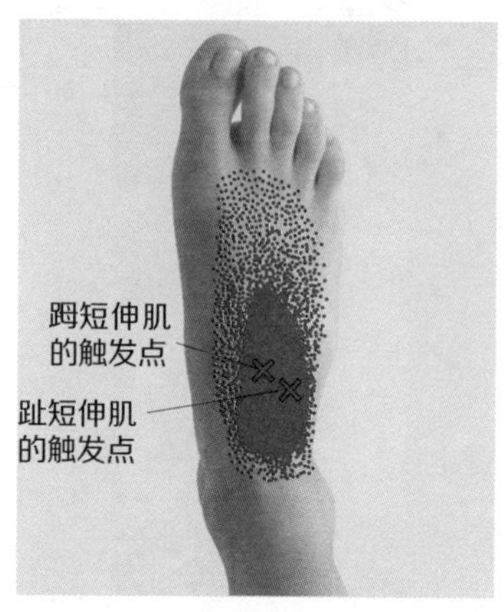

图 15.25　跗短伸肌、趾短伸肌的触发点及其疼痛辐射区域

15.11.2　整骨疗法

既往史

如果重物落在脚上，这种创伤可能是触发点形成的原因。过窄的鞋子及足背的鞋带太紧都会造成短的足肌局部缺血和慢性超负荷。从这个意义上来说，滑雪靴太紧也会产生问题。

检查结果

通过对触发点加压进行疼痛激惹，可以在牵伸肌肉的同时重复此操作来提高其易激惹性。如果疼痛非常剧烈，牵伸肌肉就足以作为一种刺激。

测试和技术

触发点的拉伸和按压触诊（图 15.26）。

技术

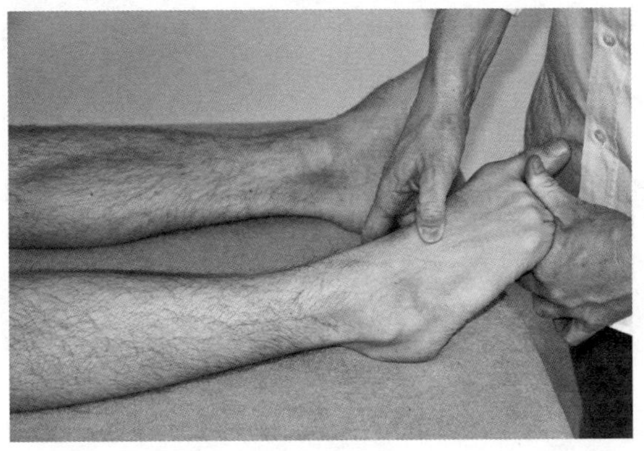

图 15.26　通过抑制法治疗肌肉。通过足趾屈曲进行肌肉的预拉伸

15.12　䠀短伸肌

图 15.27。

解剖图：图 16.36。

15.12.1　解剖与疼痛辐射

起点

跟骨背面。

止点

- 䠀趾背侧腱膜。
- 䠀趾近节趾骨底部。

功能

蹈趾跖趾关节背伸。

神经支配

腓深神经（L5 ~ S1）。

触发点的位置

在肌腹的近端 1/3。

疼痛辐射

足背中间的踝关节附近区域。

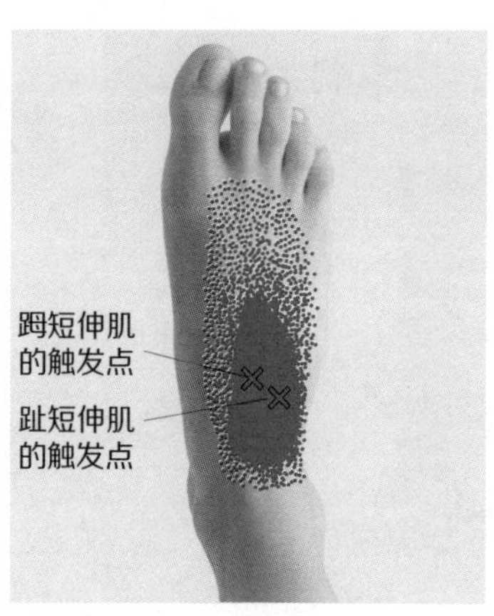

图 15.27 蹈短伸肌、趾短伸肌的触发点及其疼痛辐射区域

15.12.2 整骨疗法

既往史

如果重物落在脚上，这种创伤可能是触发点形成的原因。过

窄的鞋子及足背的鞋带太紧都会造成短的足肌局部缺血和慢性超负荷。从这个意义上来说，滑雪靴太紧也会产生问题。

检查结果

通过对触发点加压进行疼痛激惹，可以在牵伸肌肉的同时重复此操作来提高其易激惹性。如果疼痛非常剧烈，牵伸肌肉就足以作为一种刺激。

测试和技术

触发点的拉伸和按压触诊（图 15.28）。

技术

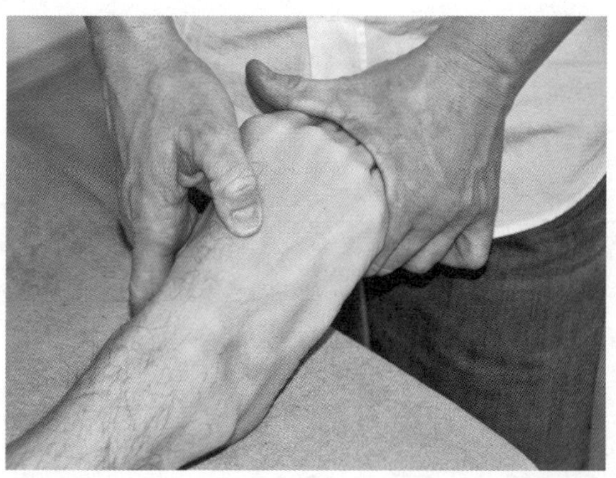

图 15.28　通过抑制法治疗肌肉。通过踇趾屈曲进行肌肉的预拉伸

15.13 踇展肌

图 15.29。

解剖图：图 16.37。

15.13.1 解剖与疼痛辐射

起点

- 跟骨结节内侧突。
- 屈肌支持带。

止点

踇趾近节趾骨（内侧）。

功能

- 踇趾外展。
- 跖屈。

神经支配

足底内侧神经（S1 ~ S2）。

触发点的位置

分布在足内侧缘的肌腹。

疼痛辐射

足跟内侧和足内侧缘。

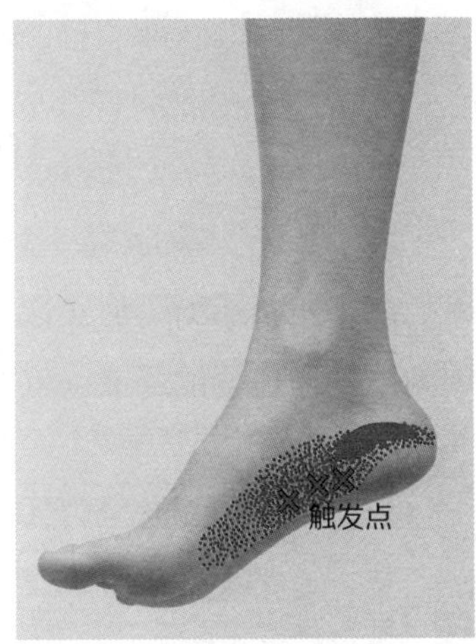

图 15.29　踇展肌的触发点及其疼痛辐射区域

15.13.2　整骨疗法

既往史

过窄的鞋子会造成短暂的足部肌肉局部缺血和慢性超负荷。从这个意义上来说，滑雪靴太紧也会产生问题。

如果足趾必须抓紧才能把鞋保持在脚上，这种长期性的活动，特别是对于短的屈趾肌群，会导致它们超负荷。对于过度使用足趾屈肌的运动也是如此，这些运动例如：前足慢跑、芭蕾舞、短跑。

检查结果

通过对触发点加压进行疼痛激惹，可以在牵伸肌肉的同时重复此操作来提高其易激惹性。如果疼痛非常剧烈，牵伸肌肉就足以作为一种刺激。

测试和技术

触发点的拉伸和按压触诊（图 15.30）。

鉴别诊断提示

如果所进行的运动需要很强的足趾屈肌活动，那么认真地进行牵伸活动是非常重要的。否则，进行这项体育锻炼就会有危险。

技术

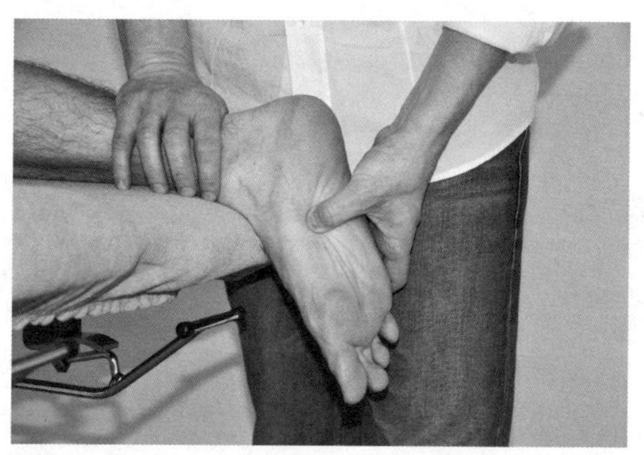

图 15.30 通过抑制法和深层摩擦按摩进行肌肉的治疗

15.14 趾短屈肌

图 15.31。

解剖图：图 16.37。

15.14.1 解剖与疼痛辐射

起点

跟骨结节（足底）。

止点

第 2 ~ 5 趾的中节趾骨（肌腱分叉）。

功能

- 第 2 ~ 5 趾屈曲。
- 稳定足弓。

神经支配

足底内侧神经（S1 ~ S2）。

触发点的位置

在足底近端中部的肌腹区域。

疼痛辐射

第 2 ~ 4 跖骨头，仅有轻微向外辐射的趋势。

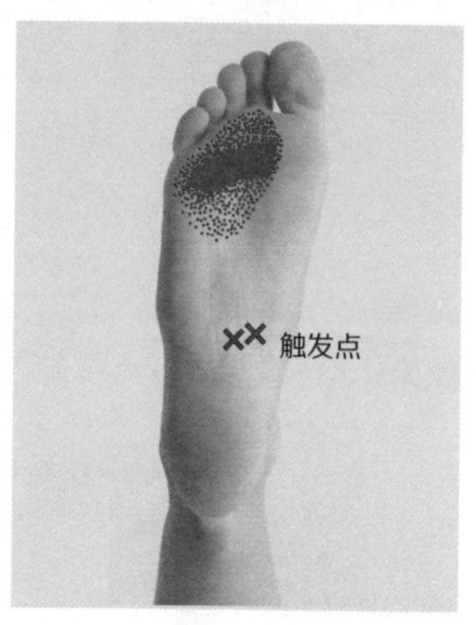

图 15.31　趾短屈肌的触发点及其疼痛辐射区域

15.14.2　整骨疗法

既往史

过窄的鞋子会造成短暂的足部肌肉局部缺血和慢性超负荷。从这个意义上来说，滑雪靴太紧也会产生问题。

如果足趾必须抓紧才能把鞋保持在脚上，这种长期性的活动，特别是对于短的屈趾肌群，会导致它们超负荷。对于过度使用足趾屈肌的运动也是如此，这些运动例如：前足慢跑、芭蕾舞、短跑。

检查结果

通过对触发点加压进行疼痛激惹，可以在牵伸肌肉的同时重复此操作来提高其易激惹性。如果疼痛非常剧烈，牵伸肌肉就足以作为一种刺激。

测试和技术

触发点的拉伸和按压触诊（图 15.32）。

鉴别诊断提示

如果所进行的运动需要很强的足趾屈肌活动，那么认真地进行牵伸活动是非常重要的。否则，进行这项体育锻炼就会有危险。

技术

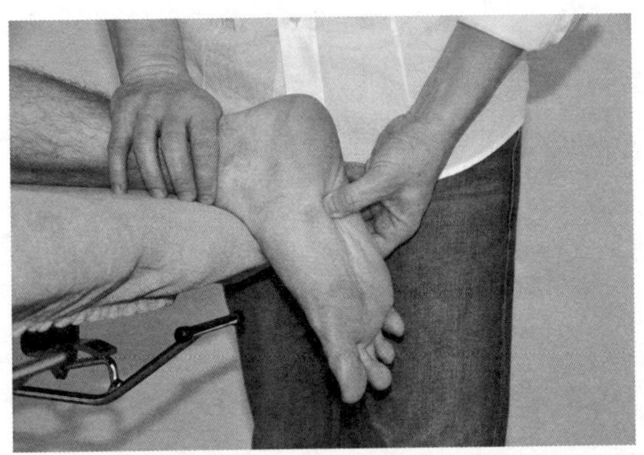

图 15.32　通过抑制法和深层摩擦按摩进行肌肉的治疗

15.15 小趾展肌

图 15.33。

解剖图：图 16.37。

15.15.1 解剖与疼痛辐射

起点

跟骨结节内侧和外侧突。

止点

- 第 5 趾的近节趾骨底（外侧）。
- 第 5 跖骨。

功能

- 第 5 趾屈曲。
- 第 5 趾外展。
- 稳定足部纵弓。

神经支配

足底外侧神经（S2 ~ S3）。

触发点的位置

分布于足底外侧的肌腹。

疼痛辐射

第 5 跖骨头，仅有轻微向外侧足底区域辐射的趋势。

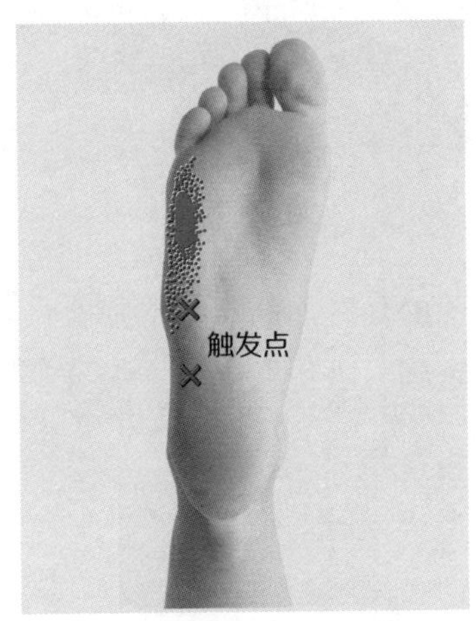

图 15.33 小趾展肌的触发点及其疼痛辐射区域

15.15.2 整骨疗法

既往史

过窄的鞋子会造成短暂的足部肌肉局部缺血和慢性超负荷。从这个意义上来说，滑雪靴太紧也会产生问题。

如果足趾必须抓紧才能把鞋保持在脚上，这种长期性的活动，特别是对于短的屈趾肌群，会导致它们超负荷。对于过度使用足趾屈肌的运动也是如此，这些运动例如：前足慢跑、芭蕾舞、短跑。

检查结果

通过对触发点加压进行疼痛激惹，可以在牵伸肌肉的同时重复此操作来提高其易激惹性。如果疼痛非常剧烈，牵伸肌肉就足以作为一种刺激。

测试和技术

触发点的拉伸和按压触诊（图 15.34）。

鉴别诊断提示

如果所进行的运动需要很强的足趾屈肌活动，那么认真地进行牵伸活动是非常重要的。否则，进行这项体育锻炼就会有危险。

技术

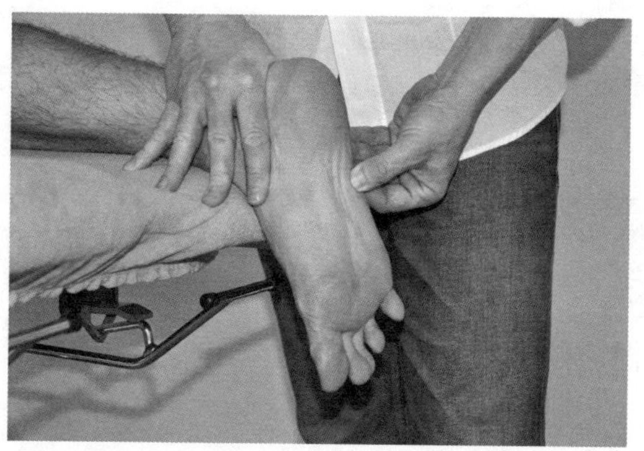

图 15.34　通过抑制法和深层摩擦按摩进行肌肉的治疗

15.16　足底方肌

图 15.35。

解剖图：图 16.38。

15.16.1 解剖与疼痛辐射

起点

沿跟骨边缘的两个头。

止点

趾长屈肌肌腱。

功能

协助屈曲第 2 ~ 5 趾。

神经支配

足底外侧神经（S2 ~ S3）。

触发点的位置

通过足底腱膜紧邻着足跟前面可触及。

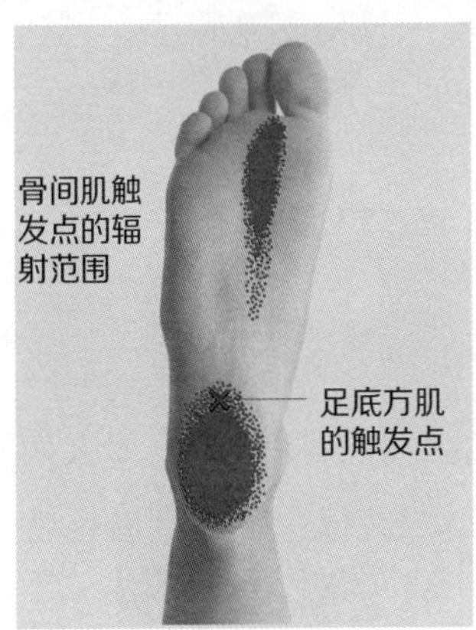

图 15.35 足底方肌的触发点及其疼痛辐射区域

疼痛辐射

足跟的足底表面。

15.16.2 整骨疗法

既往史

过窄的鞋子会造成短暂的足部肌肉局部缺血和慢性超负荷。从这个意义上来说，滑雪靴太紧也会产生问题。

如果足趾必须抓紧才能把鞋保持在脚上，这种长期性的活动，特别是对于短的屈趾肌群，会导致它们超负荷。对于过度使用足趾屈肌的运动也是如此，这些运动例如：前足慢跑、芭蕾舞、短跑。

检查结果

通过对触发点加压进行疼痛激惹，可以在牵伸肌肉的同时重复此操作来提高其易激惹性。如果疼痛非常剧烈，牵伸肌肉就足以作为一种刺激。

测试和技术

触发点的拉伸和按压触诊（图 15.36）。

鉴别诊断提示

如果所进行的运动需要很强的足趾屈肌活动，那么认真地进行牵伸活动是非常重要的。否则，进行这项体育锻炼就会有危险。

技术

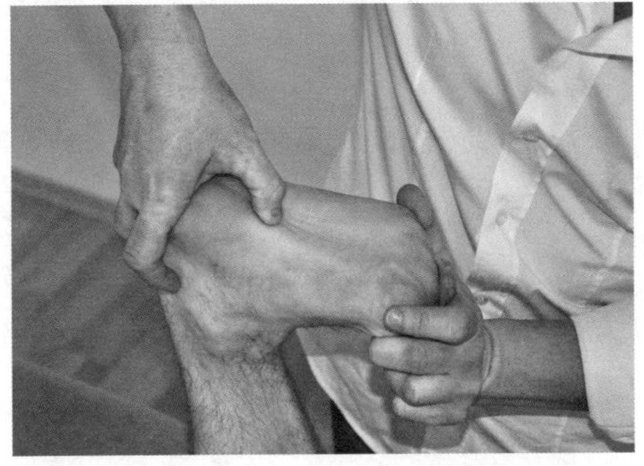

图 15.36 通过抑制法和深层摩擦按摩进行肌肉的治疗。通过足趾伸展进行肌肉的预拉伸

15.17 骨间背侧肌和骨间足底肌

图 15.37，15.38。

解剖图：图 16.39。

15.17.1 解剖与疼痛辐射

骨间背侧肌

起点

所有跖骨内侧面的两个头。

止点

- 近节趾骨底（第 2 趾的内侧和外侧，第 3、第 4 趾的外侧）。

- 足趾的趾背腱膜。

功能

第 2 ~ 4 趾的外展。

神经支配

足底外侧神经（S2 ~ S3）。

触发点的位置和疼痛辐射

见下文“骨间足底肌”。

骨间足底肌

起点

第 3 ~ 5 跖骨的单头。

止点

- 第 3 ~ 5 趾近节趾骨底部。
- 足趾的趾背腱膜。

功能

第 3 ~ 5 趾的内收。

神经支配

足底外侧神经（S2 ~ S3）。

触发点的位置

在足底和足背的跖骨间可以触及。

疼痛辐射

可以沿着足趾的侧面，在肌肉的肌腱附着点旁找到这些触发点的疼痛辐射区域。疼痛既可以投射到足背，也可以投射到足底。

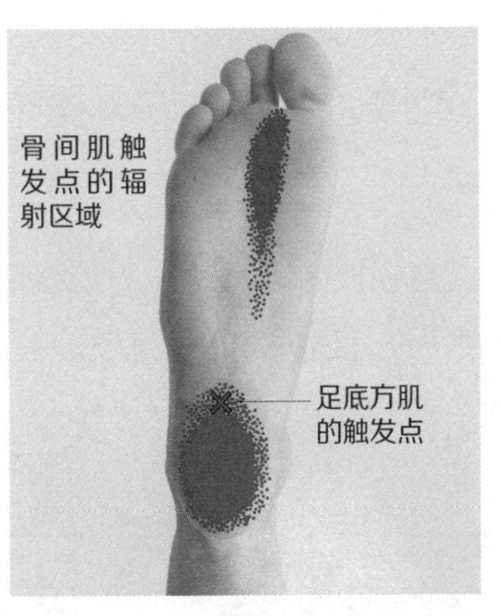

图 15.37 骨间肌的触发点及其疼痛辐射区域，下面观

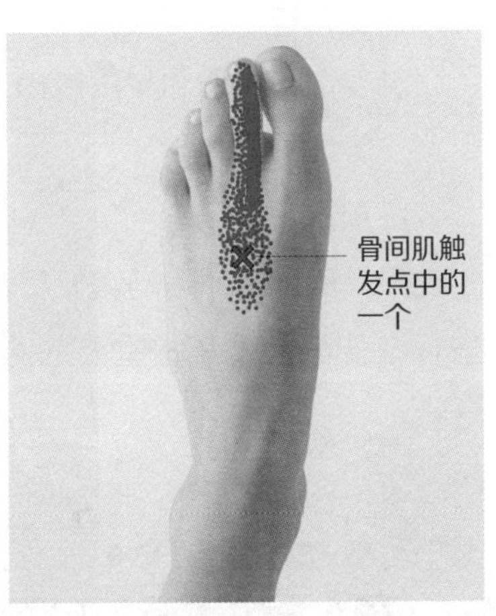

图 15.38 其中一个骨间肌的触发点及其疼痛辐射区域，上面观

15.17.2 整骨疗法

既往史

过窄的鞋子会造成短暂的足部肌肉局部缺血和慢性超负荷。从这个意义上来说，滑雪靴太紧也会产生问题。

如果足趾必须抓紧才能把鞋保持在脚上，这种长期性的活动，特别是对于短的屈趾肌群，会导致它们超负荷。对于过度使用足趾屈肌的运动也是如此，这些运动例如：前足慢跑、芭蕾舞、短跑。

检查结果

通过对触发点加压进行疼痛激惹，可以在牵伸肌肉的同时重复此操作来提高其易激惹性。如果疼痛非常剧烈，牵伸肌肉就足以作为一种刺激。

测试和技术

触发点的拉伸和按压触诊（图 15.39，15.40）。

鉴别诊断提示

如果所进行的运动需要很强的足趾屈肌的活动，那么认真地进行牵伸活动是非常重要的。否则，进行这项体育锻炼就会有危险。

技术

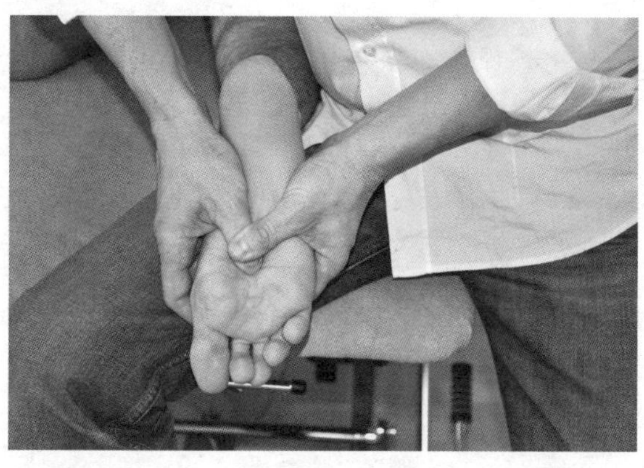

图 15.39　通过抑制法和深层摩擦按摩进行骨间足底肌的治疗

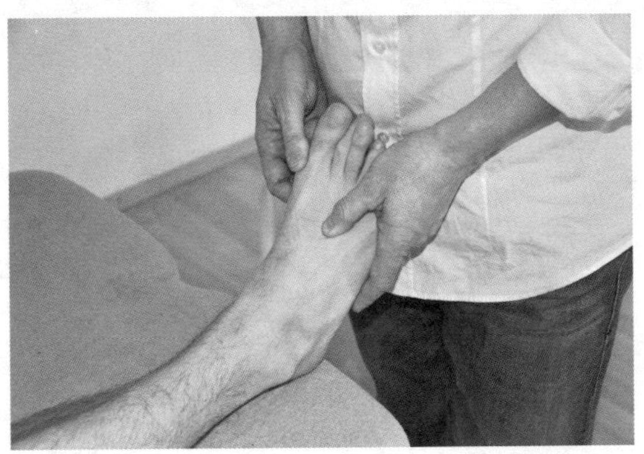

图 15.40 通过抑制法和深层摩擦按摩进行骨间背侧肌的治疗

15.18 踇收肌

图 15.41。

解剖图：图 16.39。

15.18.1 解剖与疼痛辐射

起点

- 斜头：第 2～4 跖骨底部。
- 横头：第 4～5 跖趾关节的关节囊韧带和跖骨深横韧带。

止点

- 外侧籽骨。
- 踇趾近节趾骨（外侧）。

功能

- 踇趾内收。
- 踇趾屈曲。
- 稳定足弓。

神经支配

足底外侧神经（S2 ~ S3）。

触发点的位置

通过腱膜在第 1 ~ 4 跖骨头的区域可触及。

疼痛辐射

第 1 ~ 4 跖骨头周围的区域。

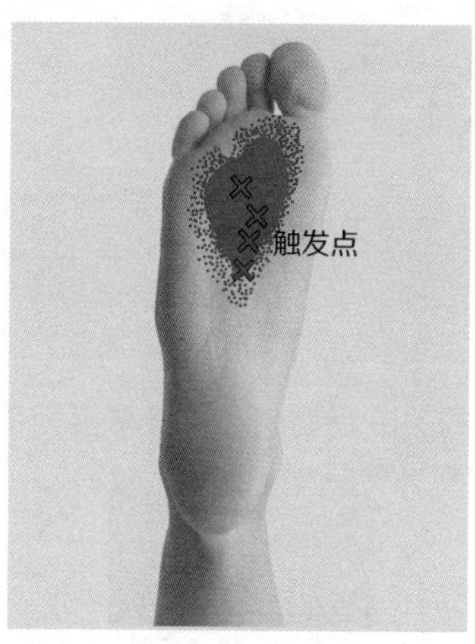

图 15.41　踇收肌的触发点及其疼痛辐射区域

15.18.2 整骨疗法

既往史

过窄的鞋子会造成短暂的足部肌肉局部缺血和慢性超负荷。从这个意义上来说，滑雪靴太紧也会产生问题。

如果足趾必须抓紧才能把鞋保持在脚上，这种长期性的活动，特别是对于短的屈趾肌群，会导致它们超负荷。对于过度使用足趾屈肌的运动也是如此，这些运动例如：前足慢跑、芭蕾舞、短跑。

检查结果

通过对触发点加压进行疼痛激惹，可以在牵伸肌肉的同时重复此操作来提高其易激惹性。如果疼痛非常剧烈，牵伸肌肉就足以作为一种刺激。

测试和技术

触发点的拉伸和按压触诊（图 15.42）。

鉴别诊断提示

如果所进行的运动需要很强的足趾屈肌的活动，那么认真地进行牵伸活动是非常重要的。否则，进行这项体育锻炼就会有危险。

技术

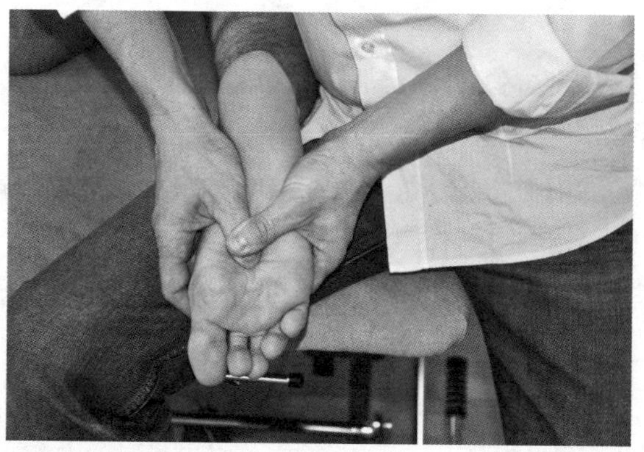

图 15.42　通过抑制法和深层摩擦按摩进行足底骨间肌群的治疗

15.19　踇短屈肌

图 15.43，15.44。

解剖图：图 16.39。

15.19.1　解剖与疼痛辐射

起点

- 骰骨。
- 第 1 ~ 3 楔骨。

止点

踇趾跖趾关节的底部（内、外侧各有一条肌腱越过籽骨与之相连）。

功能

- 踇趾的屈曲。
- 稳定足弓。

神经支配

胫神经（S2 ~ S3）。

触发点的位置

在足内缘的中间，约为第 1 跖骨头的近端。

疼痛辐射

第 1 跖骨头周围的足底和内侧，以及第 1 和第 2 趾。

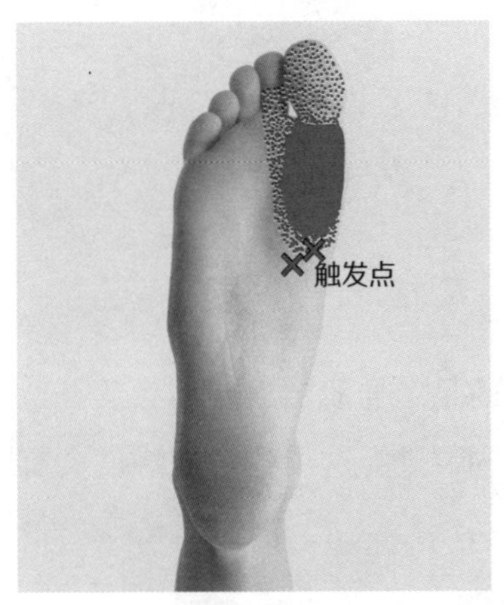

图 15.43 踇短屈肌的触发点及其疼痛辐射区域，下面观

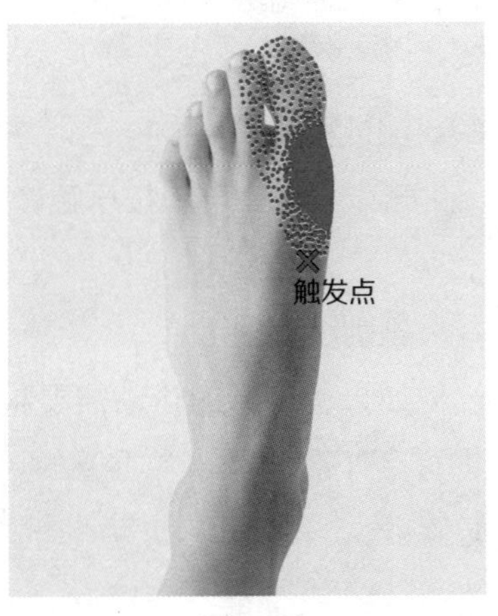

图 15.44 踇短屈肌的触发点及其疼痛辐射区域，上面观

15.19.2 整骨疗法

既往史

过窄的鞋子会造成短暂的足部肌肉局部缺血和慢性超负荷。从这个意义上来说，滑雪靴太紧也会产生问题。

如果足趾必须抓紧才能把鞋保持在脚上，这种长期性的活动，特别是对于短的屈趾肌群，会导致它们超负荷。对于过度使用足趾屈肌的运动也是如此，这些运动例如：前足慢跑、芭蕾舞、短跑。

检查结果

通过对触发点加压进行疼痛激惹，可以在牵伸肌肉的同时重复此操作来提高其易激惹性。如果疼痛非常剧烈，牵伸肌肉就足以作为一种刺激。

测试和技术

触发点的拉伸和按压触诊（图 15.45）。

鉴别诊断提示

如果所进行的运动需要很强的足趾屈肌活动，那么认真地进行牵伸活动是非常重要的。否则，进行这项体育锻炼就会有危险。

技术

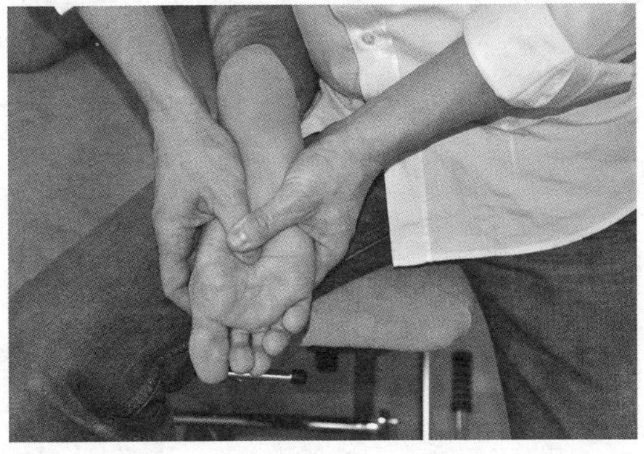

图 15.45　通过抑制法和深层摩擦按摩进行足底骨间肌群的治疗

15.20　疼痛指南

表 15.1、15.2 和图 15.46、15.47。

表 15.1　腿部疼痛

肌肉	频率	章节
腓肠肌	很常见	15.4
比目鱼肌	很常见	15.5
臀小肌	常见	13.6
胫骨前肌	常见	15.1
胫骨后肌	常见	15.2
腓骨长肌	常见	15.3
腓骨短肌	常见	15.3
趾长伸肌	常见	15.7
踇长伸肌	常见	15.8

（续表）

肌肉	频率	章节
股四头肌	少见	14.4
股二头肌	少见	14.9
半腱肌	少见	14.10
半膜肌	少见	14.10
第三腓骨肌	少见	15.3
跖肌	少见	15.6
趾长屈肌	少见	15.9
踇长屈肌	少见	15.10

表 15.2　足部疼痛

肌肉	频率	章节
趾短伸肌	常见	15.11
踇展肌	常见	15.13
趾短屈肌	常见	15.14
小趾展肌	常见	15.15
足底方肌	常见	15.16
踇收肌	常见	15.18
踇短屈肌	常见	15.19
骨间背侧肌	常见	15.17
骨间足底肌	常见	15.17
腓骨长肌	少见	15.3
腓骨短肌	少见	15.3
第三腓骨肌	少见	15.3
趾长伸肌	少见	15.7
踇长伸肌	少见	15.8
趾长屈肌	少见	15.9
踇长屈肌	少见	15.10
胫骨前肌	少见	15.1

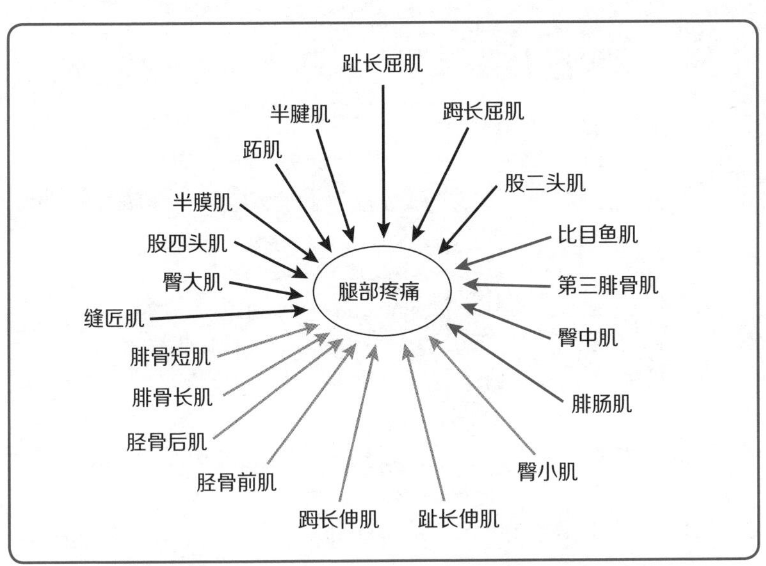

图 15.46 腿部疼痛

→—很常见；→—常见；→—少见

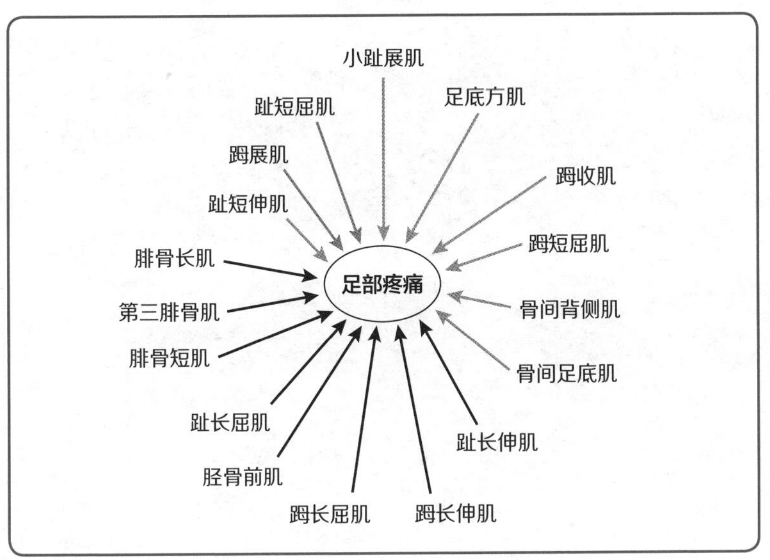

图 15.47 足部疼痛

→—常见；→—少见

16 解剖图

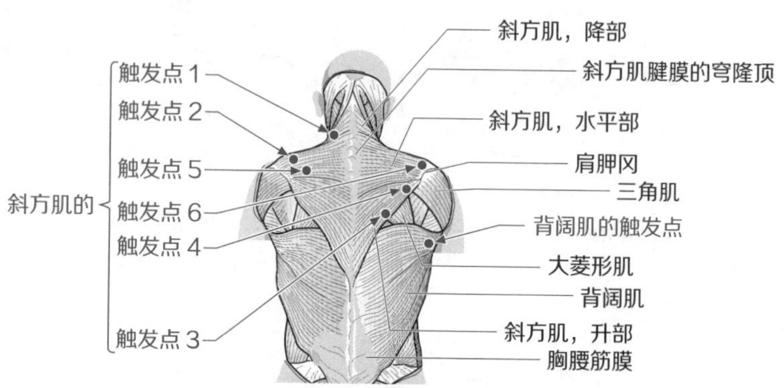

图 16.1 斜方肌（▶ 9.1）和背阔肌（▶ 10.7）

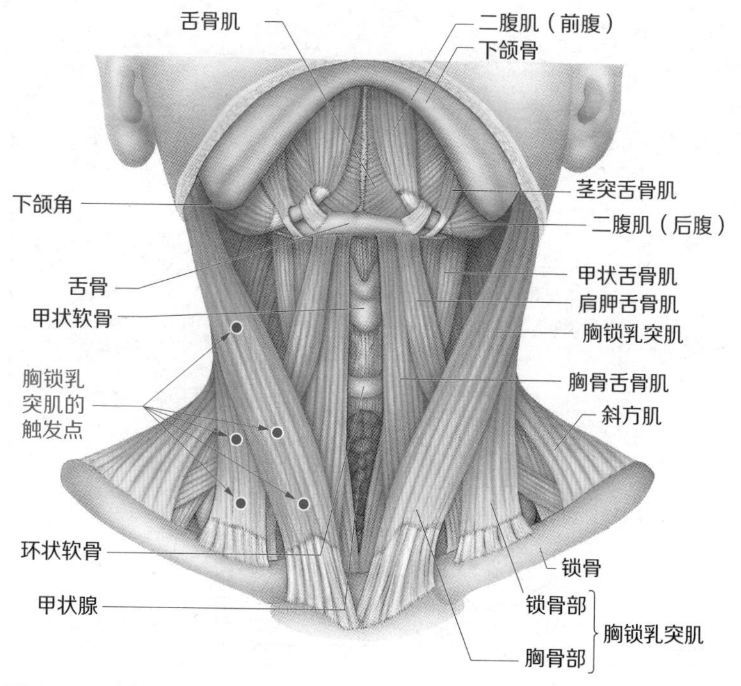

图 16.2 胸锁乳突肌（▶ 9.2）

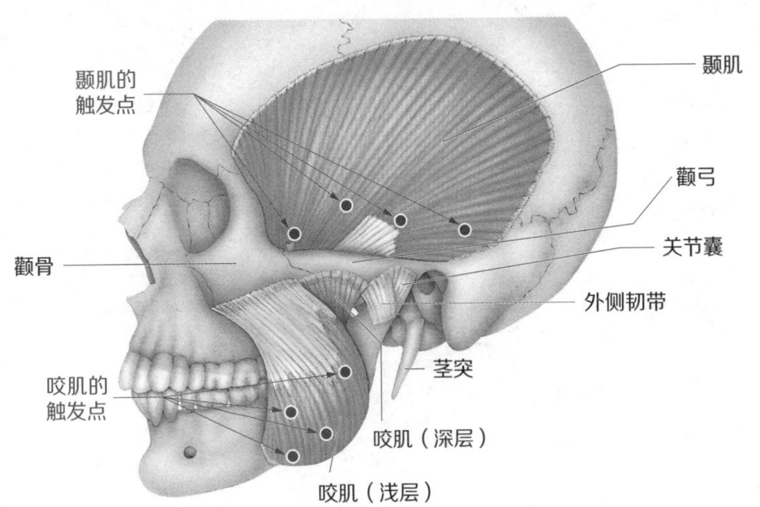

图 16.3 咬肌（▶ 9.3）和颞肌（▶ 9.4）

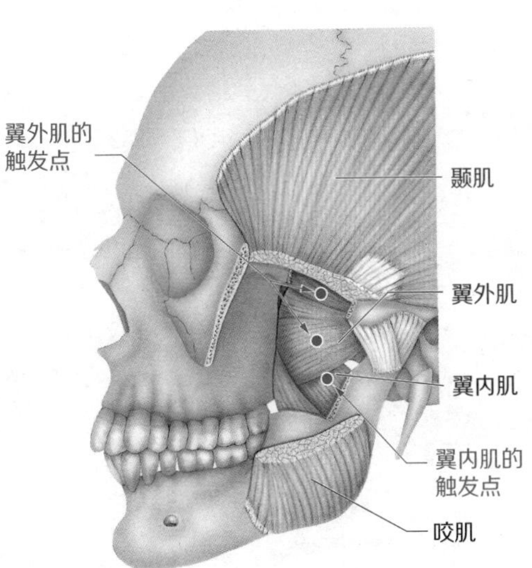

图 16.4 翼外肌（▶ 9.5）和翼内肌（▶ 9.6）

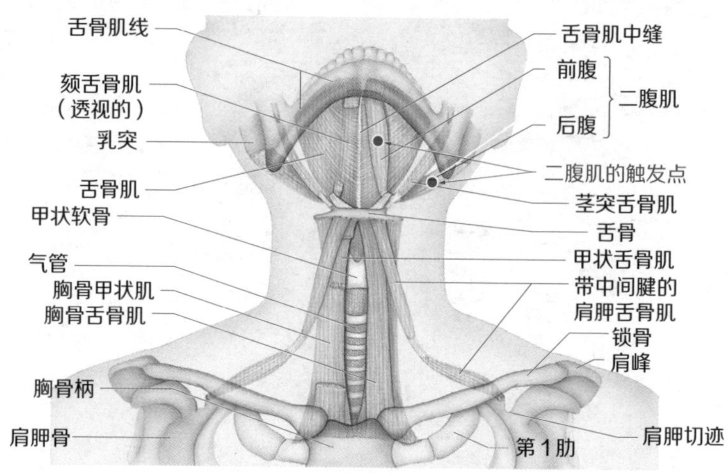
舌骨肌线
颏舌骨肌
（透视的）
乳突
舌骨肌
甲状软骨
气管
胸骨甲状肌
胸骨舌骨肌
胸骨柄
肩胛骨
舌骨肌中缝
前腹
后腹
二腹肌
二腹肌的触发点
茎突舌骨肌
舌骨
甲状舌骨肌
带中间腱的
肩胛舌骨肌
锁骨
肩峰
肩胛切迹
第1肋

图 16.5　二腹肌（▶9.7）

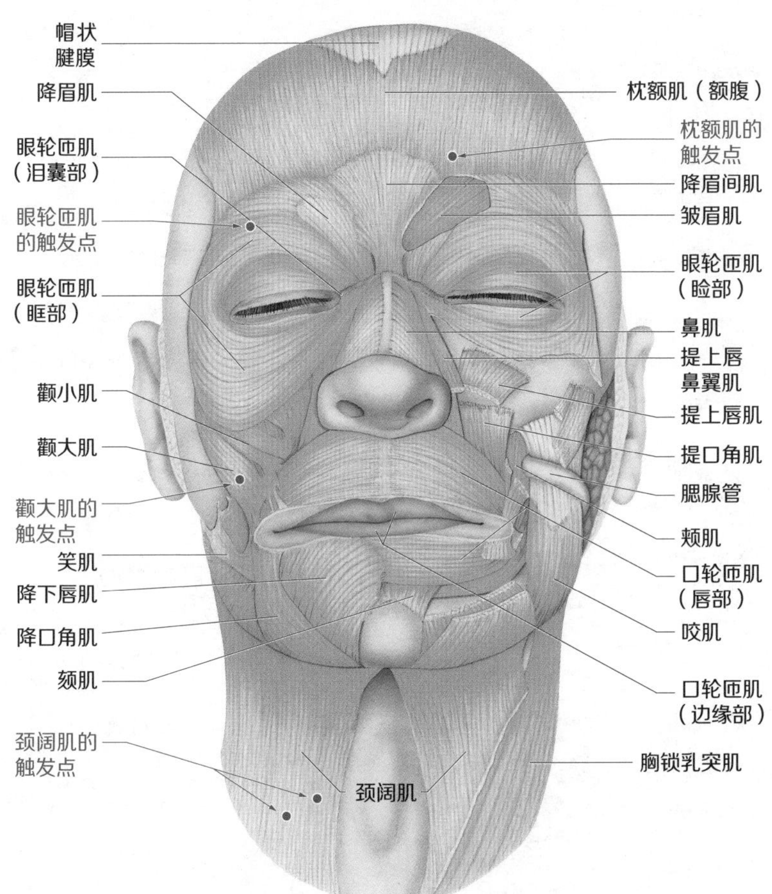

图 16.6 眼轮匝肌、颧大肌、颈阔肌（▶ 9.8）和枕额肌（▶ 9.9）

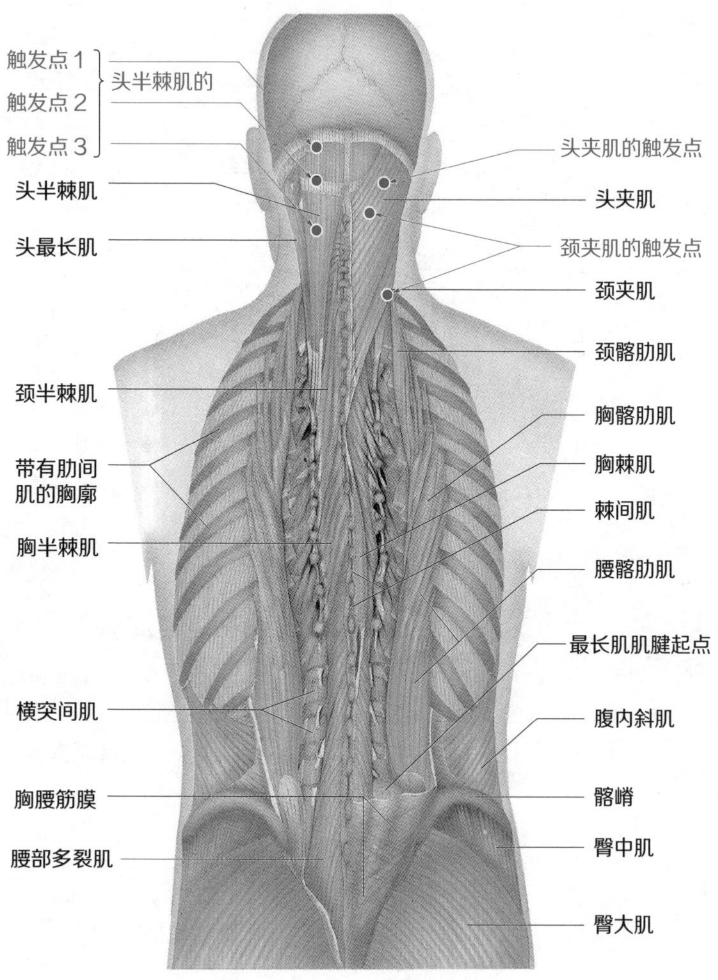

图 16.7　头夹肌、颈夹肌（▶9.10）、头半棘肌、颈半棘肌和多裂肌（▶9.11）

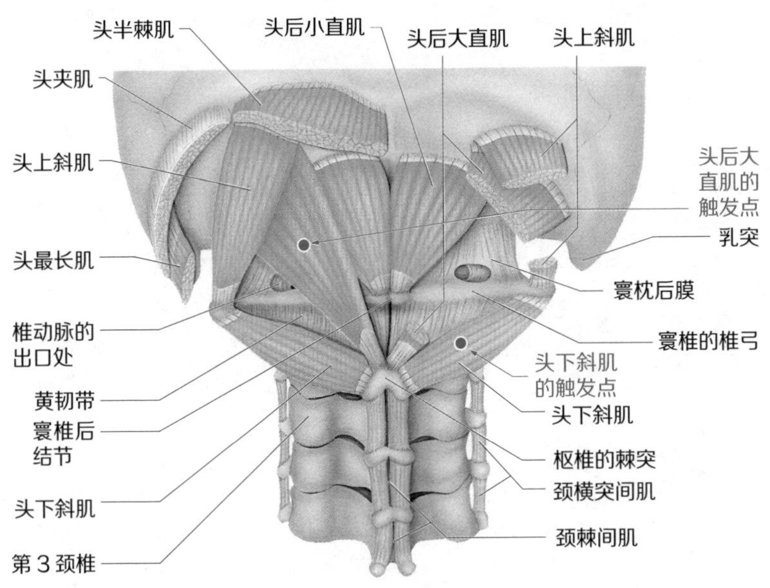

图 16.8 头后大直肌和头后小直肌，头下斜肌和头上斜肌（▶9.12）

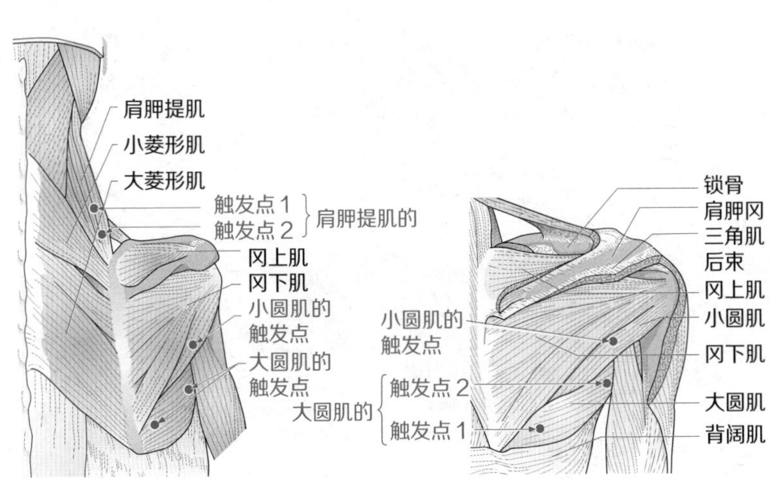

图 16.9 肩胛提肌（▶10.1）、小圆肌（▶10.5）和大圆肌（▶10.6）

图 16.10 小圆肌（▶10.5）和大圆肌（▶10.6）

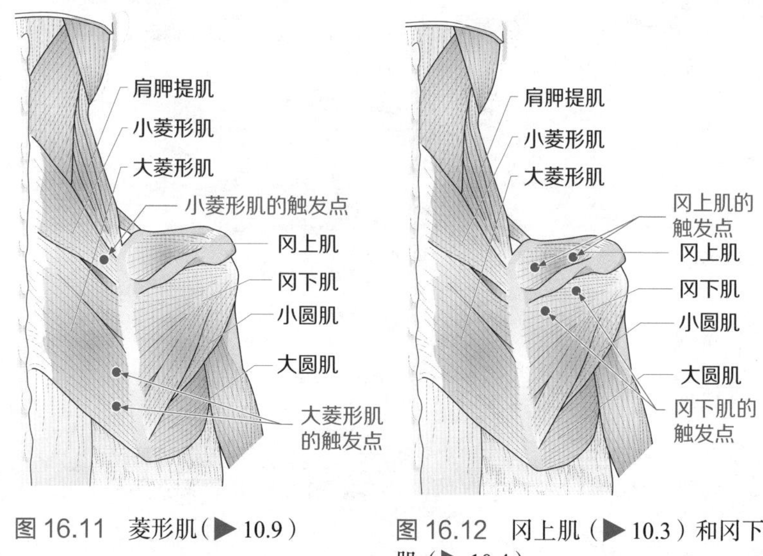

图 16.11　菱形肌（▶ 10.9）

图 16.12　冈上肌（▶ 10.3）和冈下肌（▶ 10.4）

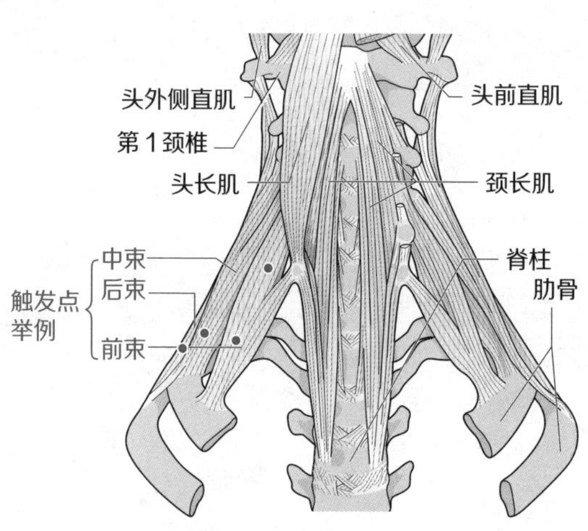

图 16.13　斜角肌（▶ 10.2）

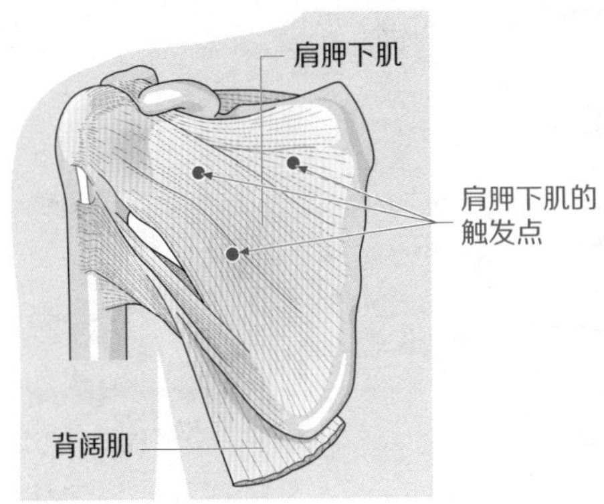

图 16.14 肩胛下肌（▶ 10.8）

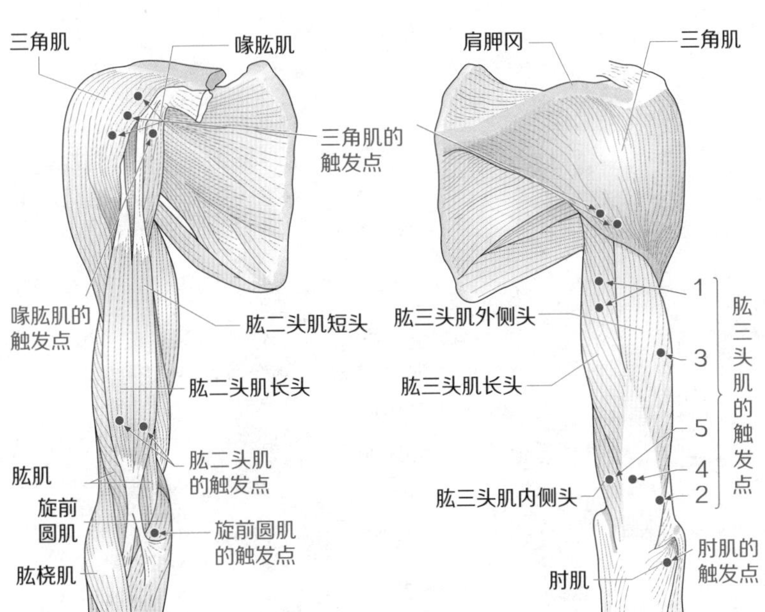

图 16.15 三角肌（▶ 10.10）、喙肱肌（▶ 10.11）、肱二头肌（▶ 10.12）、肱三头肌（▶ 10.14）、肘肌（▶ 10.15）和旋前圆肌（▶ 11.13）

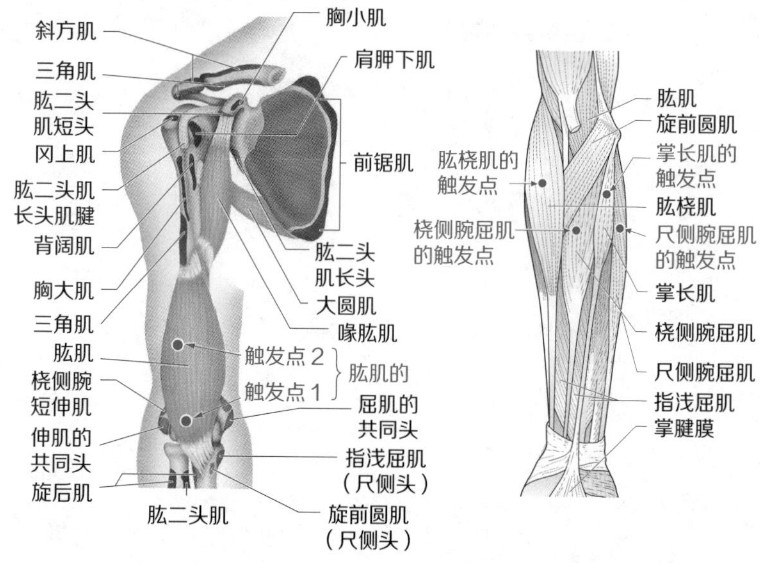

图 16.16 肱肌（▶ 10.13）

图 16.17 肱桡肌（▶ 11.1）、掌长肌（▶ 11.8）、桡侧腕屈肌（▶ 11.9）和尺侧腕屈肌（▶ 11.10）

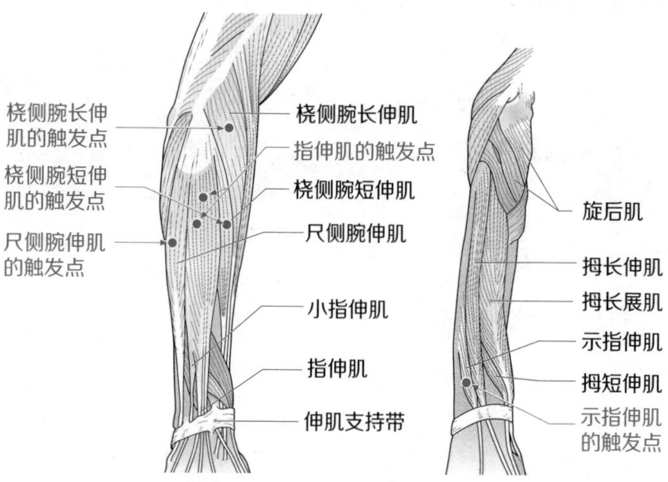

图 16.18 桡侧腕长伸肌（▶ 11.2）、桡侧腕短伸肌（▶ 11.3）、尺侧腕伸肌（▶ 11.4）、指伸肌（▶ 11.5）和示指伸肌（▶ 11.6）

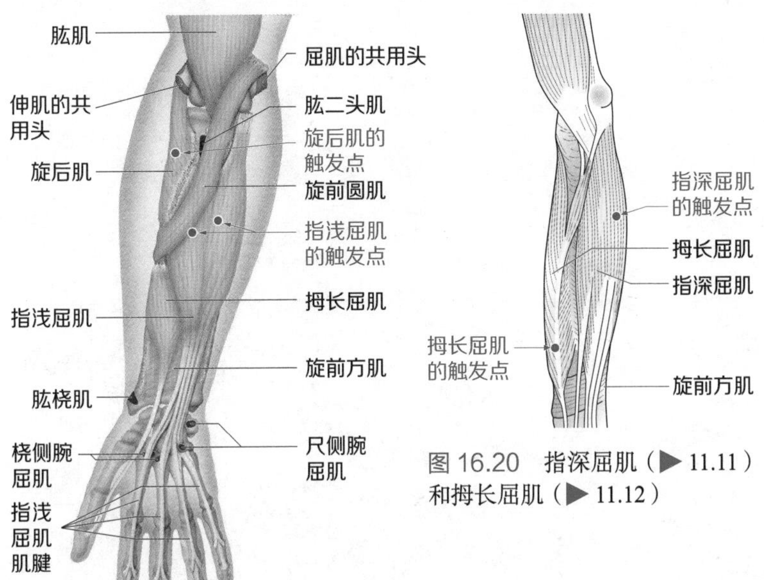

图 16.20 指深屈肌（▶ 11.11）和拇长屈肌（▶ 11.12）

图 16.19 旋后肌（▶ 11.7）和指浅屈肌（▶ 11.11）

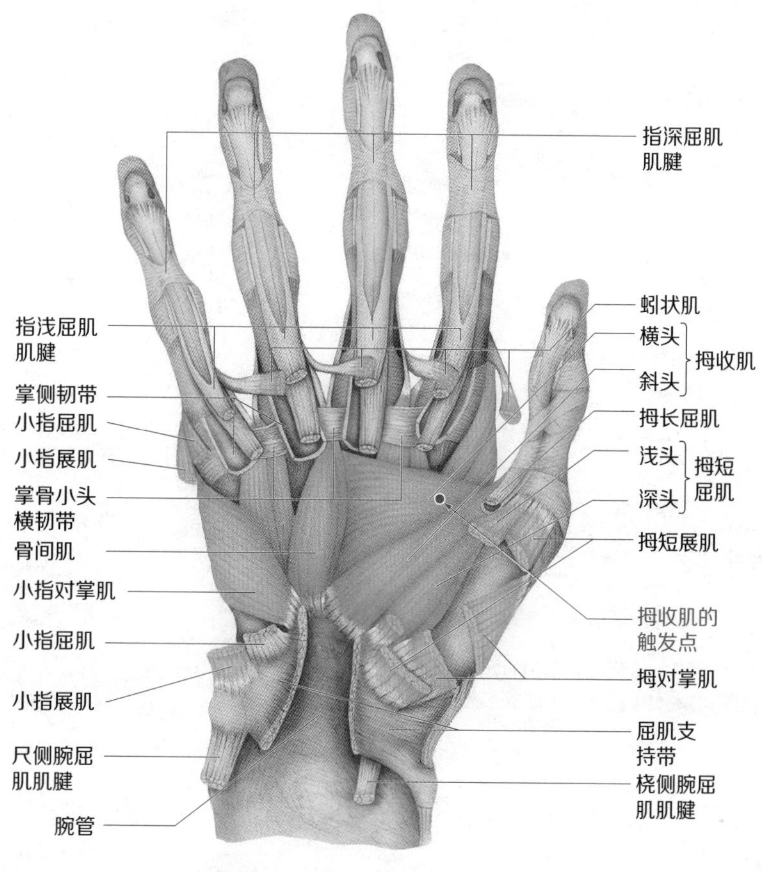

图 16.21　拇收肌（▶ 11.14）

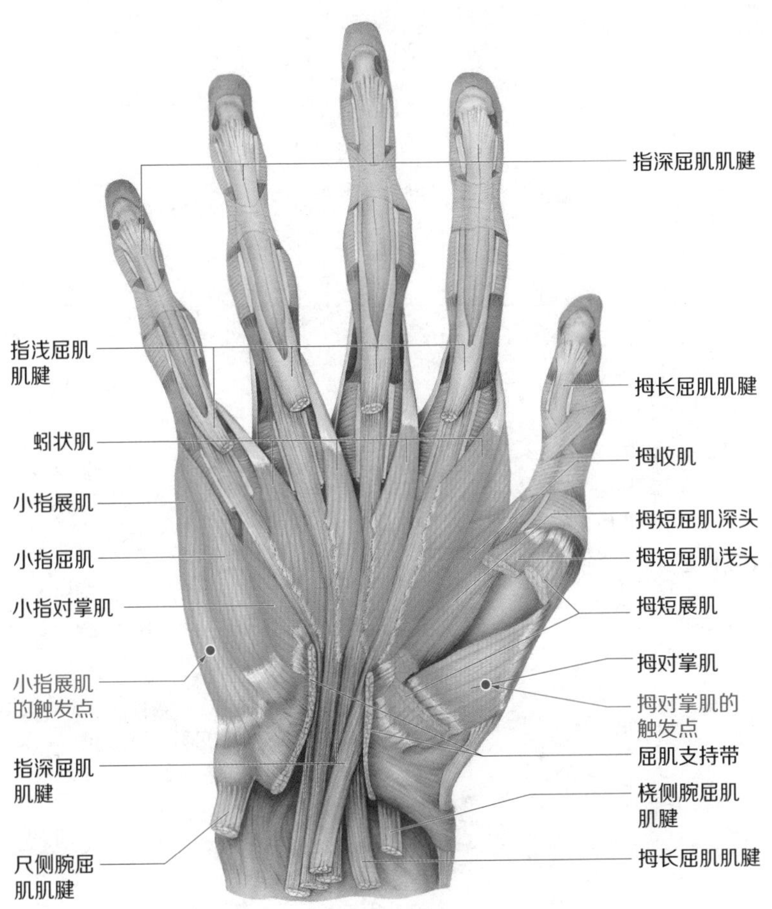

图 16.22 拇对掌肌（▶ 11.15）和小指展肌（▶ 11.16）

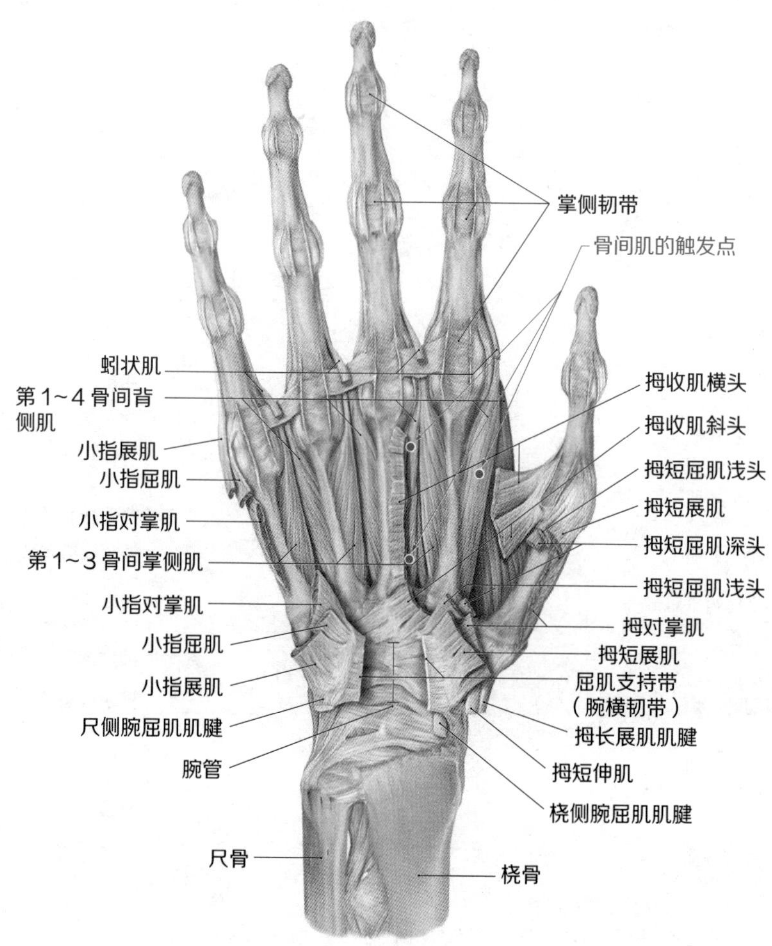

图 16.23　骨间肌（▶ 11.17）

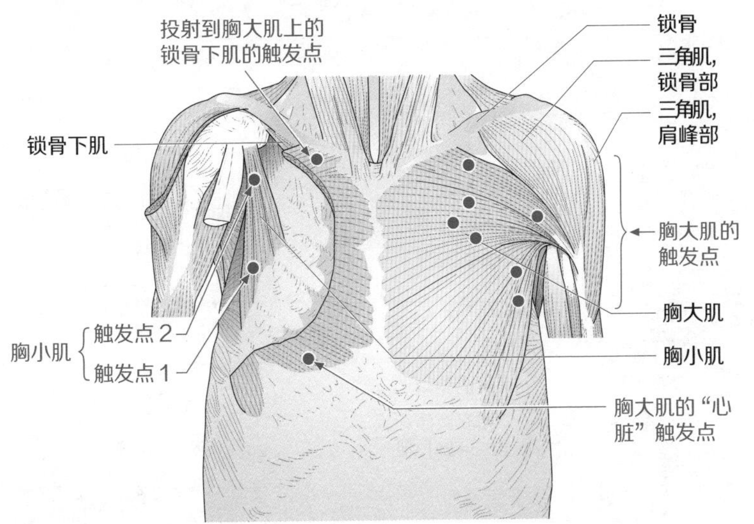

图 16.24　胸大肌（▶ 12.1）、胸小肌（▶ 12.2）、锁骨下肌（▶ 12.3）和胸骨肌（▶ 12.4）

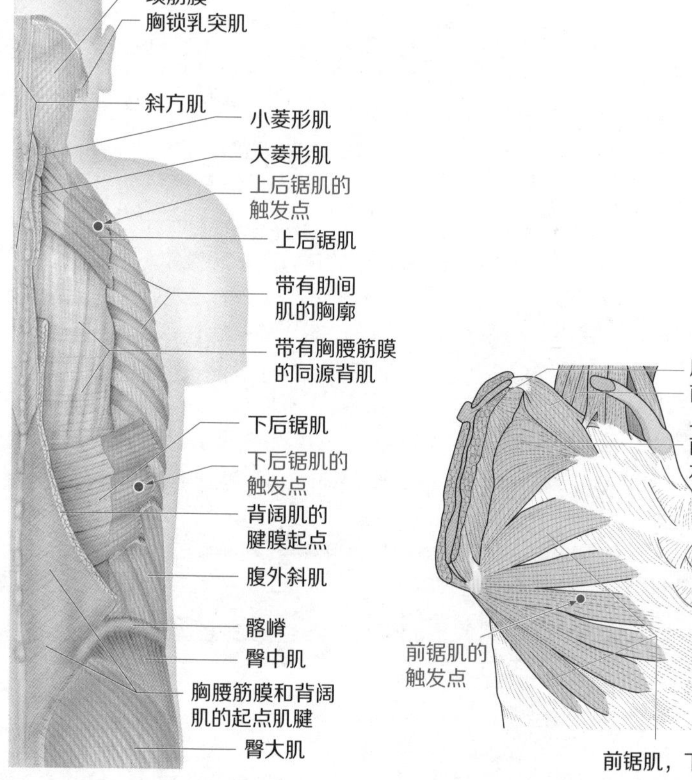

图 16.25　上后锯肌（▶ 12.5）和下后锯肌（▶ 12.6）

图 16.26　前锯肌（▶ 12.7）

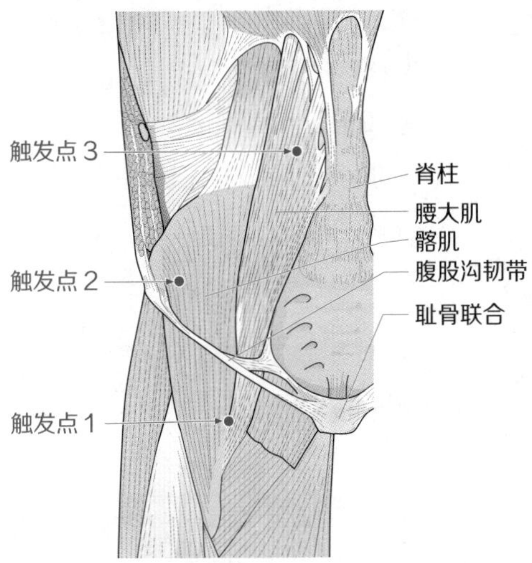

图 16.27 髂腰肌（▶ 13.2）

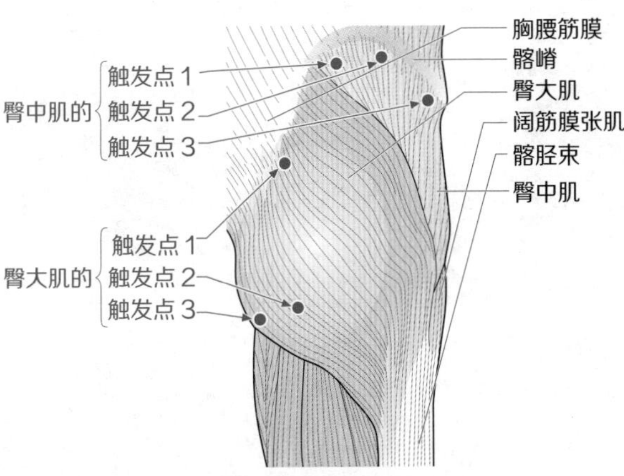

图 16.28 臀大肌（▶ 13.4）和臀中肌（▶ 13.5）

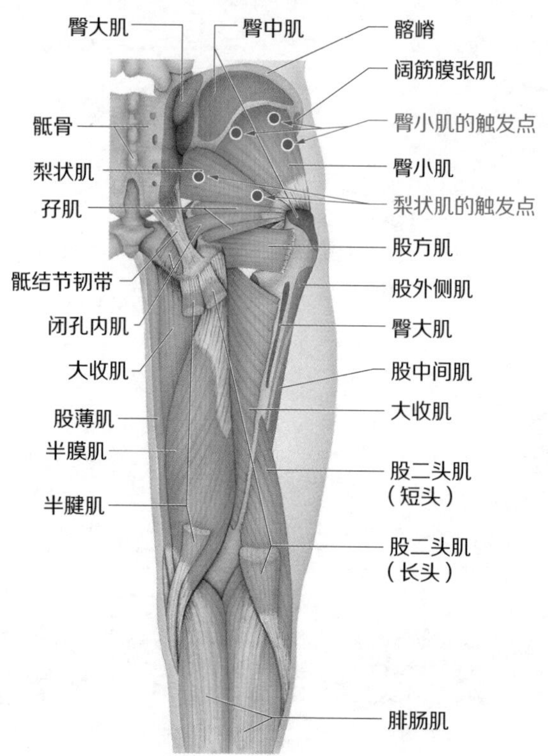

图 16.29 臀小肌（▶13.6）和梨状肌（▶13.7）

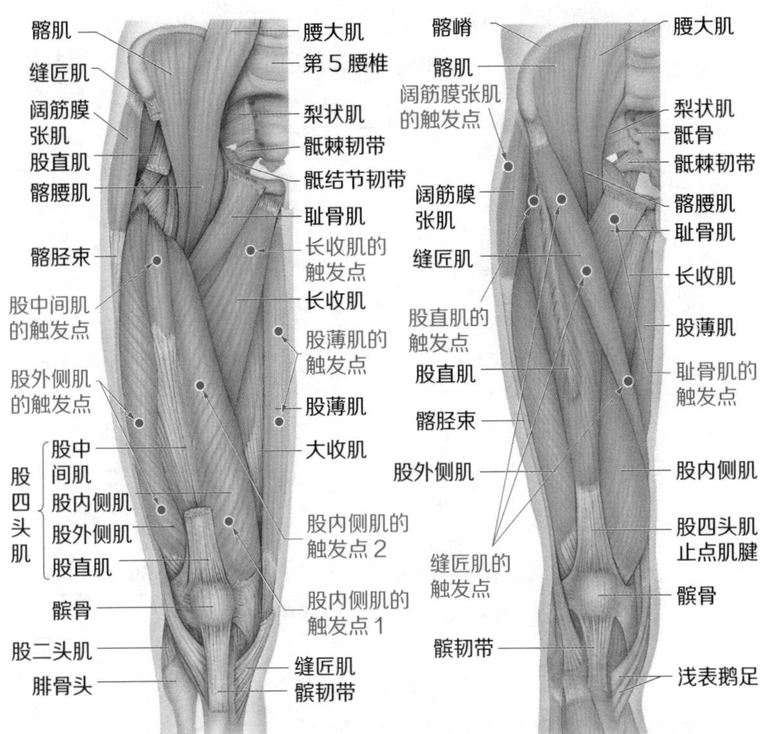

图 16.30 阔筋膜张肌（▶ 14.1）、缝匠肌（▶ 14.2）、耻骨肌（▶ 14.3）、股四头肌（▶ 14.4）、股薄肌（▶ 14.5）和长收肌（▶ 14.6）

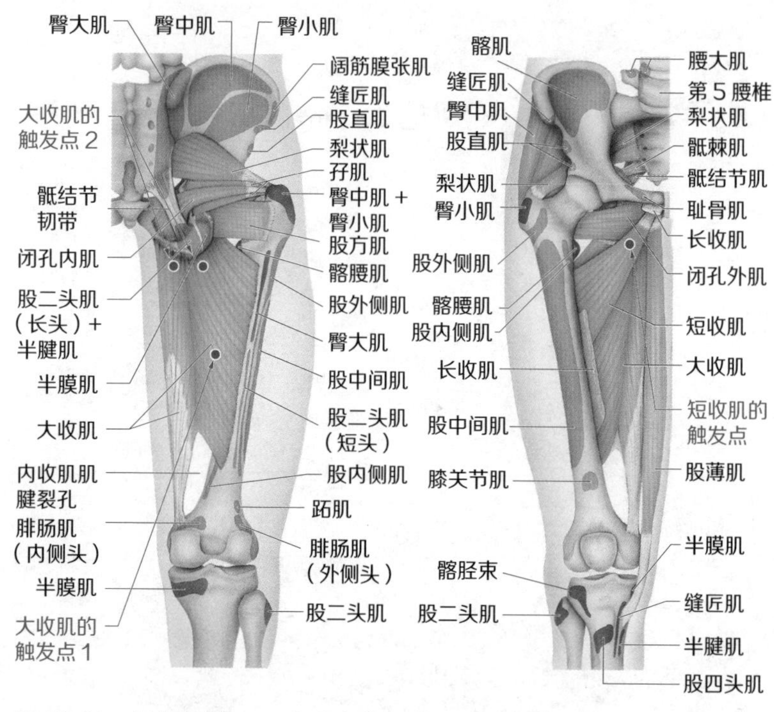

图 16.31　短收肌（▶ 14.7）和大收肌（▶ 14.8）

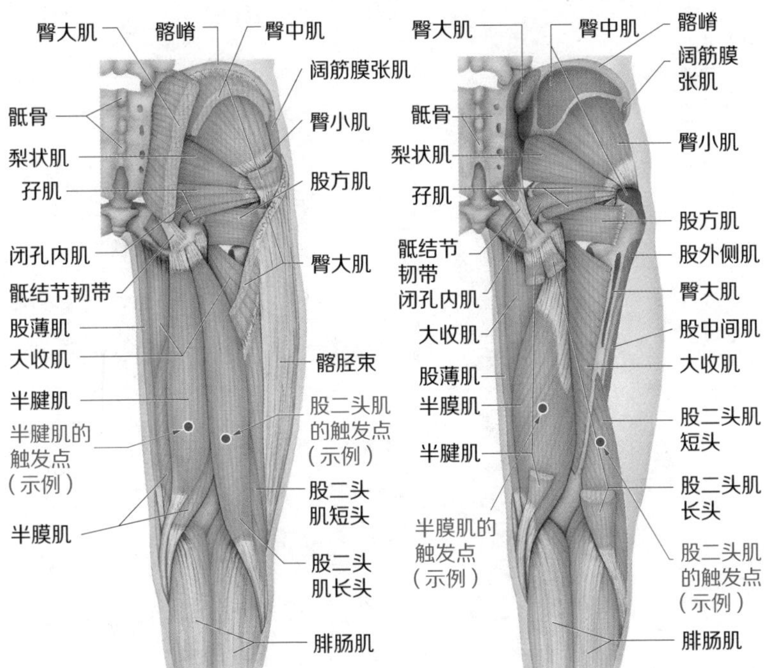

图 16.32 股二头肌（▶ 14.9）、半腱肌和半膜肌（▶ 14.10）

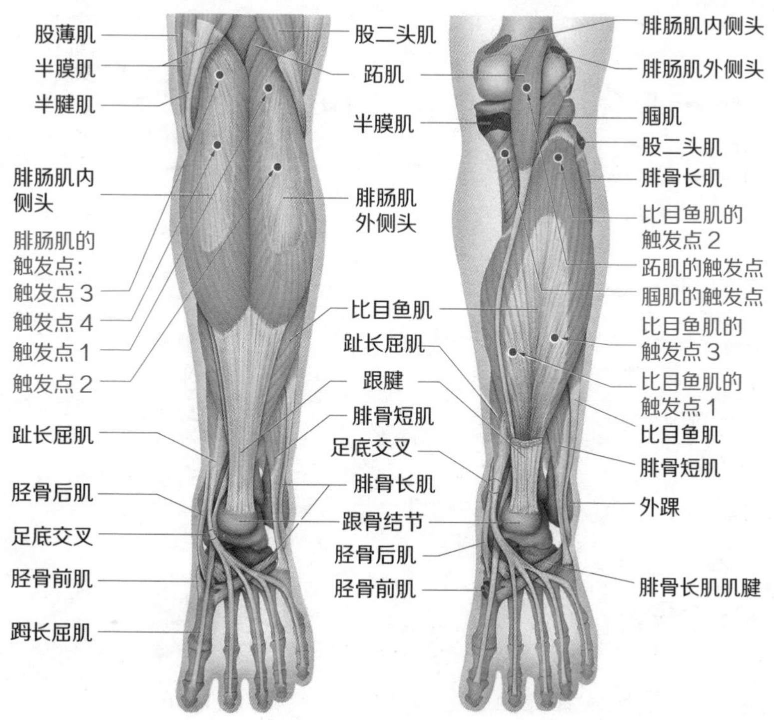

图 16.33　腘肌（▶ 14.11）、腓肠肌（▶ 15.4）、比目鱼肌（▶ 15.5）和跖肌（▶ 15.6）

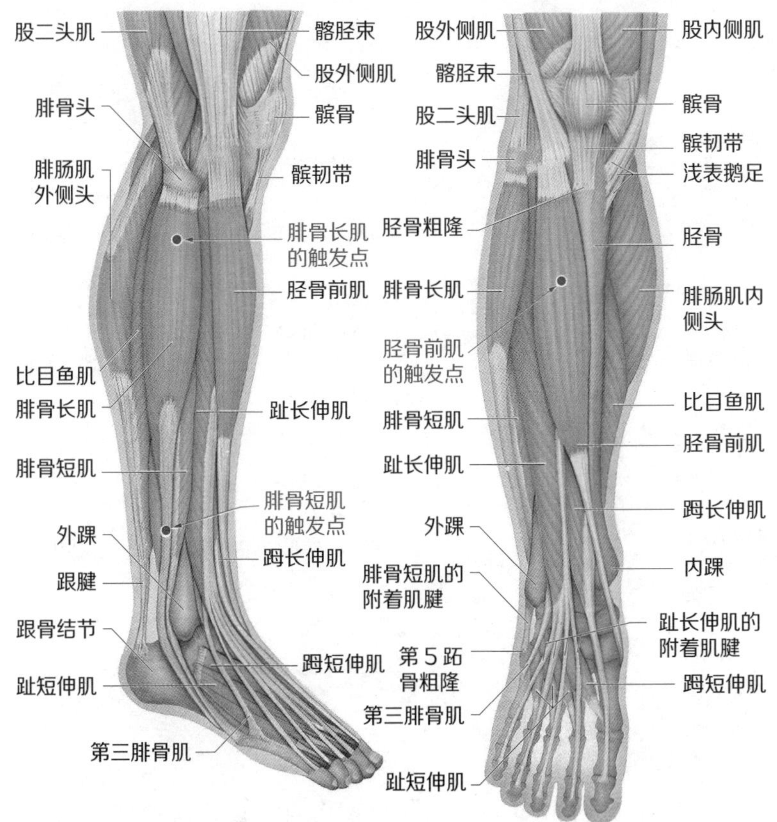

图16.34 胫骨前肌（▶15.1）、腓骨长肌、腓骨短肌和第三腓骨肌（▶15.3）

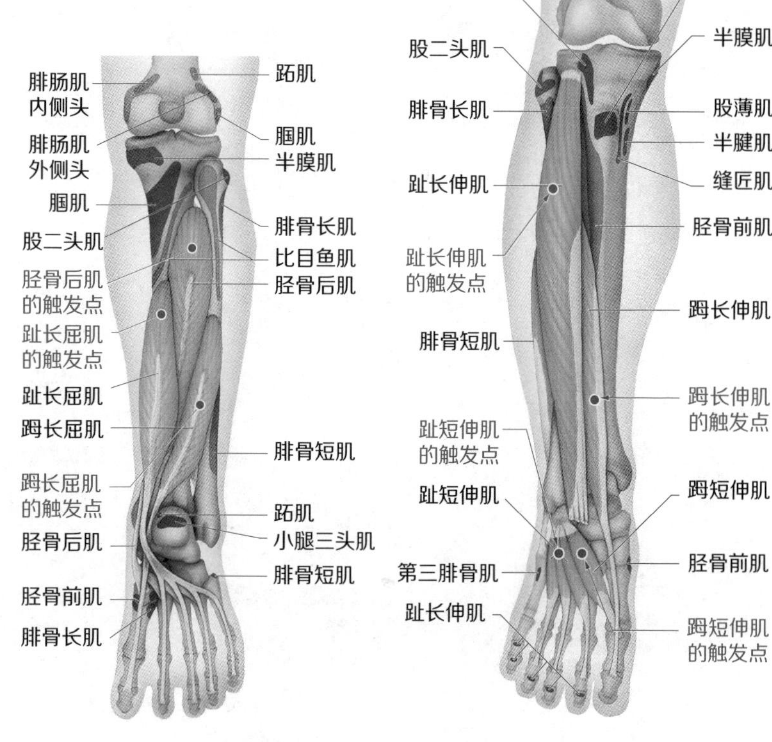

图 16.35 胫骨后肌（▶ 15.2）、趾长屈肌（▶ 15.9）和踇长屈肌（▶ 15.10）

图 16.36 趾长伸肌（▶ 15.7）、踇长伸肌（▶ 15.8）、趾短伸肌（▶ 15.11）和踇短伸肌（▶ 15.12）

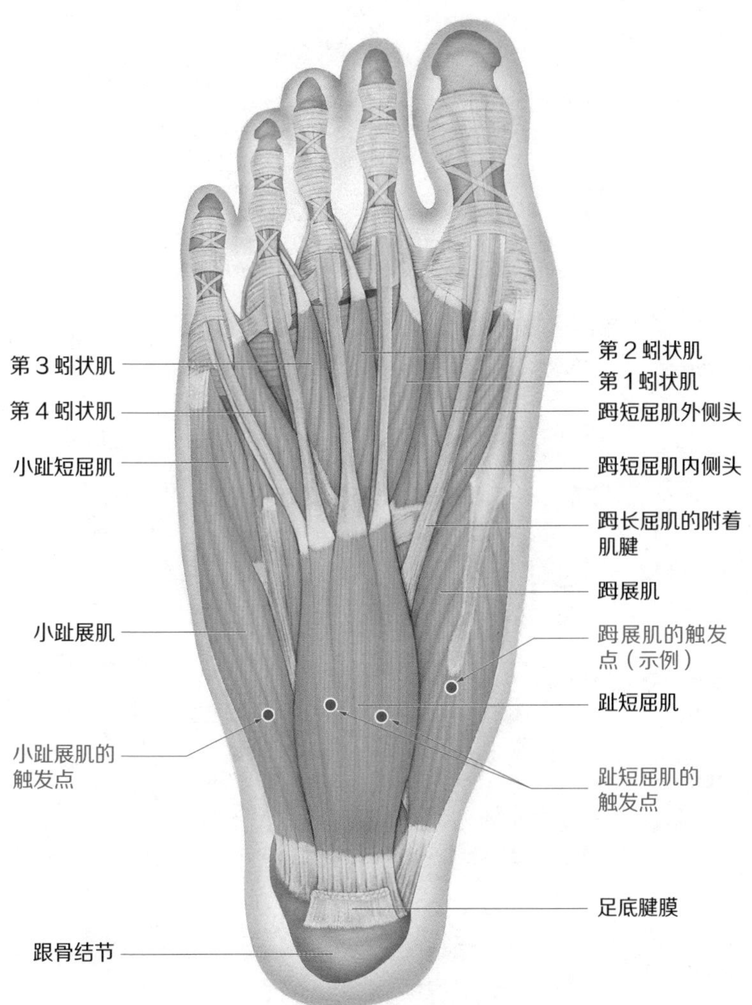

图 16.37 踇展肌（▶15.13）、趾短屈肌（▶15.14）和小趾展肌（▶15.15）

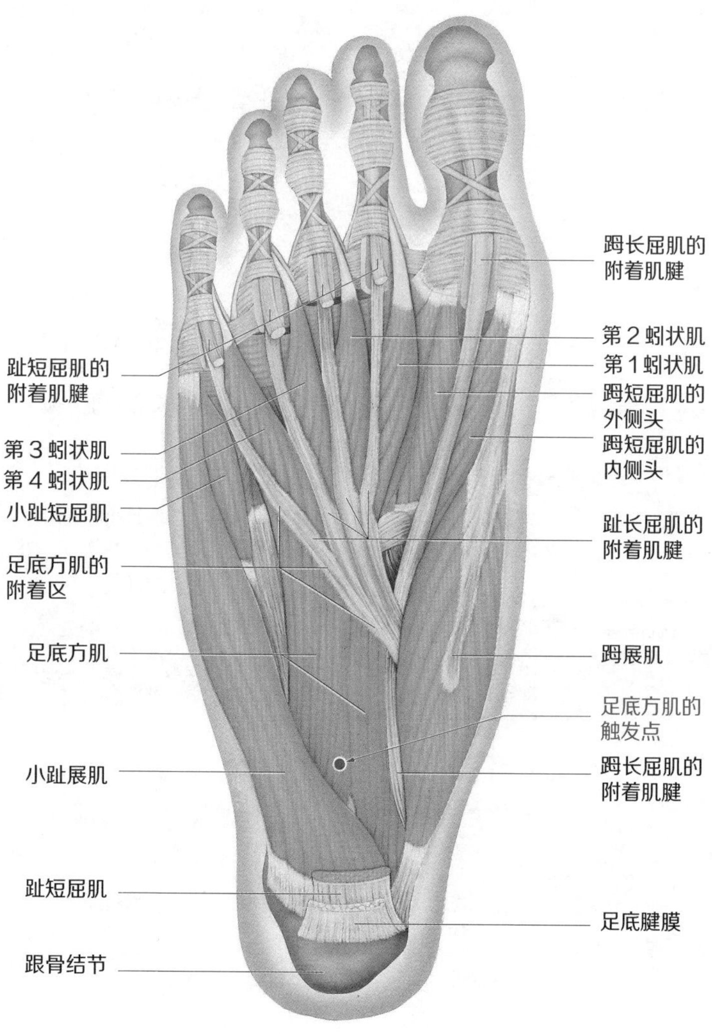

图 16.38　足底方肌（▶ 15.16）

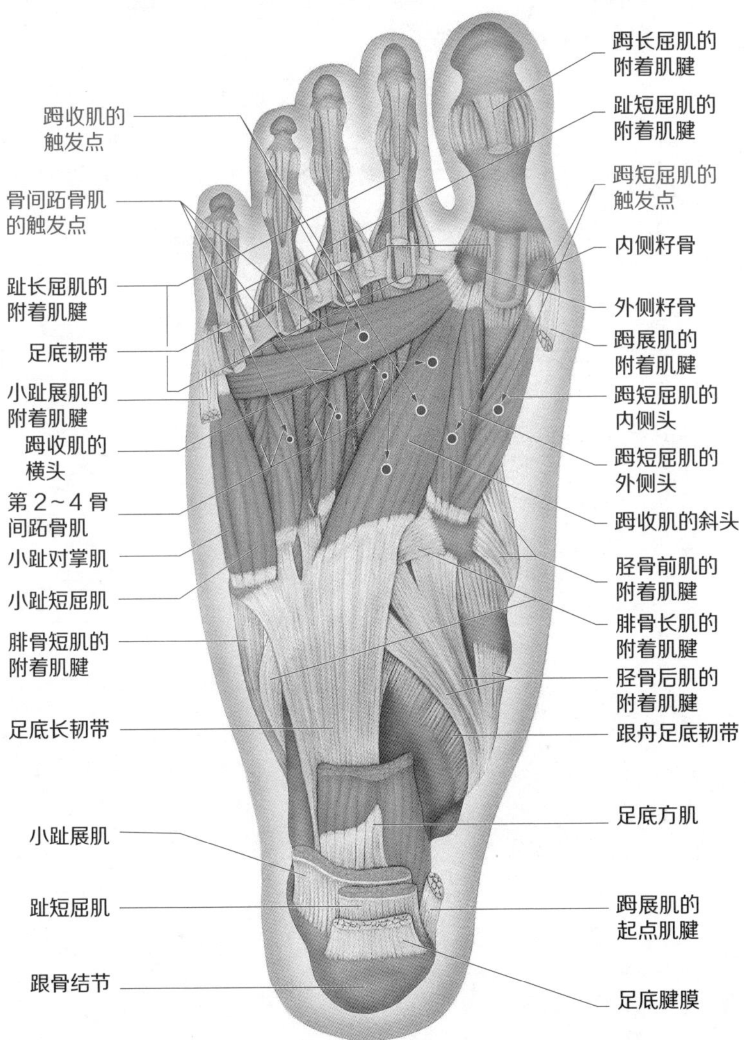

图 16.39　骨间足底肌（▶ 15.17）、踇收肌（▶ 15.18）和踇短屈肌（▶ 15.19）

第三部分
附录

17 参考文献

Baldry P. Akupunktur, Triggerpunkte und muskuloskelettale Schmerzen. 1. Aufl. Uelzen：Medizinisch Literarische Verlagsgesellschaft; 1993

Dvorak J. Manuelle Medizin – Diagnostik. 4. Aufl. Stuttgart：Thieme; 2001

Fleischhauer K, Hrsg. Benninghoff Anatomie：Makroskopische und mikroskopische Anatomie des Menschen – Band 2. 13./14. Aufl. München：Urban & Schwarzenberg; 1985

Gautschi R. Manuelle Triggerpunkttherapie. 1. Aufl. Stuttgart：Thieme; 2010

Klinke R, Pape HC, Kurtz A, Silbernagl S, Hrsg. Physiologie. 6. Aufl. Stuttgart：Thieme; 2009

Kostopoulos D, Rizopoulos K. The Manual of Trigger Point and Myofascial Therapy. 1st ed. Thorofare：Slack Incorporated; 2001

Kuchera ML, Kuchera WA. Osteopathic Considerations in Systemic Dysfunction. 2nd ed. Columbus：Greyden Press; 1994

Kuchera ML. Integrating Trigger Points into Osteopathic Approaches. Berlin：IFAO Fortbildung; 2004

Lang F. Pathophysiologie – Pathobiochemie. 3. Aufl. Stuttgart：Enke; 1987

Lindel K. Muskeldehnung. 1. Aufl. Heidelberg：Springer; 2006

Netter FH. Atlas der Anatomie des Menschen. 2. Aufl. Basel：Ciba-Geigy; 1994

Pöntinen P, Gleditsch J, Pothmann R. Triggerpunkte und Triggermechanismen. 4. Aufl. Stuttgart：Hippokrates; 2007

Putz R, Pabst R, Hrsg. Sobotta：Atlas der Anatomie des Menschen – Band 2. 20. Aufl. München：Urban & Schwarzenberg; 1993

Schmidt RF, Thews G, Hrsg. Physiologie des Menschen. 29. Aufl. Berlin：Springer; 2004

Schünke M et al. Prometheus – LernAtlas der Anatomie. Allgemeine Anatomie und Bewegungssystem. 2. Aufl. Stuttgart：Thieme; 2007

Schünke M. Topographie und Funktion des Bewegungssystems. 1. Aufl. Stuttgart：Thieme; 2000

Schwegler J. Der Mensch – Anatomie und Physiologie. 4. Aufl. Stuttgart: Thieme; 2006

Silbernagl S, Despopoulos A. Taschenatlas Physiologie. 7. Aufl. Stuttgart: Thieme;2007

Simons D. Myofascial Pain Syndrome Due to Trigger Points. 1st ed. Cleveland: Gebauer Company; 1987

Staubesand J, Hrsg. Benninghoff Anatomie: Makroskopische und mikroskopische Anatomie des Menschen – Band 1. 13. Aufl. München: Urban & Schwarzenberg; 1985

Staubesand J, Hrsg. Sobotta: Atlas der Anatomie des Menschen – Band 1. 19. Aufl. München: Urban & Schwarzenberg; 1988

Travell J, Simons D. Myofascial Pain and Dysfunction – The Trigger Point Manual,Vol. 2. 1st ed. Baltimore: Williams & Wilkins; 1992

Travell J, Simons D. Myofascial Pain and Dysfunction – The Trigger Point Manual, Vol. 1. 1st ed. Baltimore: Williams & Wilkins; 1983

Whitaker RH, Borley NR. Anatomiekompaß: Taschenatlas der anatomischen Leitungsbahnen. 1. Aufl. Stuttgart: Thieme; 1997

www.naturheilkunde-volkmann.de

www.shiatsu-info.de/muskelmeridiane.html

Zenker W, Hrsg. Benninghoff Anatomie: Makroskopische und mikroskopische Anatomie des Menschen – Band 3. 13./14. Aufl. München: Urban & Schwarzenberg; 1985

18 插图来源

图 3.1 来自：Richter R, Hebgen E. Triggerpunkte und Muskelfunktionsketten. 3. Aufl. Stuttgart：Haug; 2011. Nach：Schmidt RF, Lang F, Heckmann M, Hrsg. Physiologie des Menschen. 31. Aufl. Berlin：Springer; 2011. Mit freundlicher Genehmigung von Springer Science + Business Media.

图 3.2 来自：Richter R, Hebgen E. Triggerpunkte und Muskelfunktionsketten. 3. Aufl. Stuttgart：Haug; 2011. Nach：Travell J, Simons D Myofascial Pain and Dysfunction – The Trigger Point Manual, Vol. 2.1 ed. Baltimore：Williams & Wilkins; 1983

图 3.3 来自：Richter R, Hebgen E. Triggerpunkte und Muskelfunktionsketten. 3. Aufl. Stuttgart：Haug; 2011. Nach：Simons D. Myofascial Pain Syndrome Due To Trigger Points. In：Rehabilitation Medicine. Goodgold J, ed. St. Louise：Mosby Year Book; 1988：686–723

图 3.4 来自：Richter R, Hebgen E. Triggerpunkte und Muskelfunktionsketten. 3. Aufl. Stuttgart：Haug; 2011. Nach：Silbernagel S, Despopoulos A. Tachenatlas Physiologie. 7. Aufl. Stuttgart：Thieme; 2007：67

图 3.5 来自：Richter R, Hebgen E. Triggerpunkte und Muskelfunktionsketten. 3. Aufl. Stuttgart：Haug; 2011. Nach：Travell J, Simons D Myofascial Pain and Dysfunction – The Trigger Point Manual, Vol. 2.1 ed. Baltimore：Williams & Wilkins; 1983

图 4.1 来自：Richter R, Hebgen E. Triggerpunkte und Muskelfunktionsketten. 3. Aufl. Stuttgart：Haug; 2011. Nach：Travell J, Simons D Myofascial Pain and Dysfunction – The Trigger Point Manual, Vol. 2.1 ed. Baltimore：Williams & Wilkins; 1983

图 4.2 来自：Richter R, Hebgen E. Triggerpunkte und Muskelfunktionsketten. 3. Aufl. Stuttgart：Haug; 2011. Nach：Travell J, Simons D Myofascial Pain and Dysfunction – The Trigger Point Manual, Vol. I–II. 2. Aufl. Lippincott：Williams & Wilkins; 1999

图 9.1 ~ 9.3，9.6，9.7，9.9，9.11，9.13，9.15，9.17，9.19，9.22，9.23，9.26，9.30，9.31，9.33，10.1，10.4，10.5，10.8，10.9，10.11，10.12，10.14，10.16，10.18，10.20，10.22，10.24，10.25，10.28，10.30，10.32，10.34，10.35，10.38，11.1，11.3，11.5，11.7，11.9，11.11，11.13，11.15，11.17，11.19，11.21，11.23，11.25，11.27，11.29，11.31，11.33，12.1，12.4，12.6，12.8，12.10，12.11，12.13，12.15，12.17 ~ 12.19，12.21 ~ 12.24，13.1，13.2，13.4，13.6，13.8，13.9，13.11，13.12，13.14，13.15，13.17，14.1，14.3，14.5，14.7 ~ 14.9，14.11，14.13，14.15，14.17，14.19，14.21，14.23，15.1，15.3，15.5，15.6，15.8，15.9，15.11，15.13，15.15，15.17，15.19，15.20，15.22，15.23，15.25，15.27，15.29，15.31，15.33，15.35，15.37，15.38，15.41，15.43，15.44，16.1 ~ 16.39 均来自：Richter R，Hebgen E. Triggerpunkte und Muskelfunktionsketten. 3. Aufl. Stuttgart：Haug; 2011，Fotos von Ullrich + Company，Renningen。

其他所有照片：来自 Heike Kostrzewa-Hebgen，Königswinter。

其他所有解剖图：来自 Christine Lackner，Ittlingen。